세 계 에   하 나 뿐 인   건 강 법

사람을 살리는 막대요법

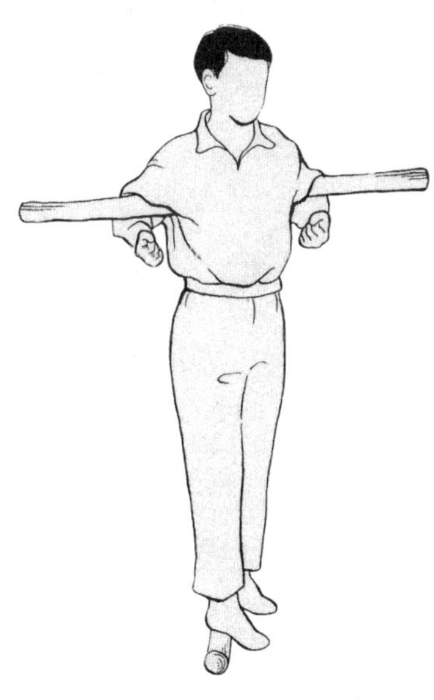

세계에 하나뿐인 건강법

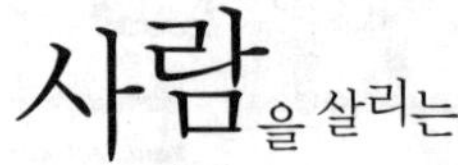

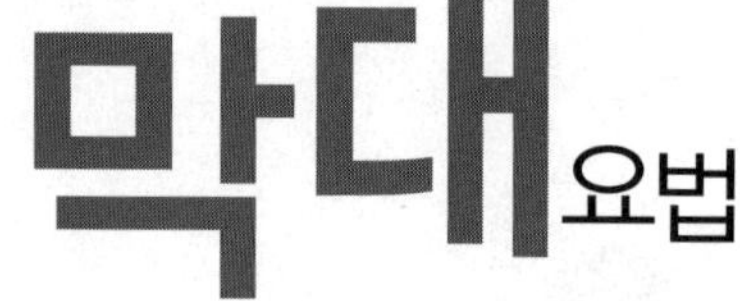

저자 / 김유재

1판 1쇄 발행 / 2006년 3월 30일
1판 2쇄 발행 / 2012년 2월 2일

발행처 / 건강다이제스트사
발행인 / 이 정 숙

출판등록 / 1996. 9. 9
등록번호 / 03 - 935호
주소 / 서울특별시 용산구 효창동 5-3호 대신 B/D 3층(우편번호 140-896)
TEL / (02) 702 - 6333 FAX / (02) 702 - 6334

○ 이 책의 판권은 건강다이제스트사에 있습니다.
○ 본사의 허락없이 임의로 이 책의 일부 또는 전체를 복사하거나
   전재하는 등의 저작권 침해행위를 금합니다.
○ 잘못된 책은 바꾸어 드립니다.
○ 저자와의 협의하에 인지는 생략합니다.

값 9,000 원
ISBN 89 - 7587 - 044 - 8 03510

세 계 에 하 나 뿐 인 건 강 법

사람을 살리는 막대요법

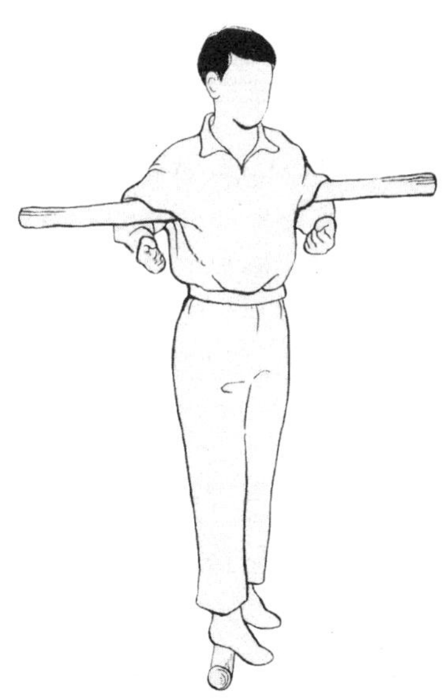

건강다이제스트 社

◦목 차◦

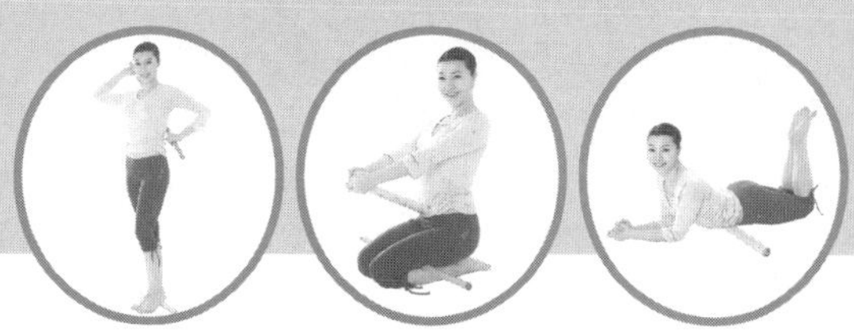

제 6 장 신기한 연필 자극요법

제 7 장 하루 10분
막대요법의 '힘'

부작용 없이 뼛속까지 시원해지는 '막대요법'
근육통 · 피로회복에 최고!

"나무 막대의 긴 표면으로 몸을 자극하면 혈관반사반응으로 혈액순환을 도와주며 뭉친 근육을 풀어주는 이완작용과 함께 통증 완화 효과를 볼 수 있습니다." (대체의학센터 재활의학 전문의)

"막대요법을 하면 자율신경을 자극하여 신경장애로 오는 여러 증상들을 개선하는 데 큰 도움이 되고, 지나친 자극만 조심하면 근육통 등 여러 가지 치료 효과에도 큰 기여를 할 것입니다." (스포츠의학 전문의)

"중풍 예방은 물론이고 피로회복과 복부 비만 등 여러 가지 질환 예방 차원에서도 매우 좋을 것입니다." (건강보감 전문한의사)

"하찮은 막대 하나가 어떤 수기 전문가보다 뛰어납니다. 수기요법이나 지압 경락마사지로는 결코 풀 수 없는 속근육을 빠르게 풀 수 있습니다." (카이로프랙틱 전문가)

이것은 통쾌법과 막대요법을 배워본 의료인들의 공통적인 체험 소감이다.

SBS '잘 먹고 잘 사는 법', MBC '일요일 일요일밤에-건강보감', KBS '백세인' 건강코너 등에서 소개된 필자의 나무 막대요법을 지켜보거나 체험을 한 뒤에 건강 의료인들은 한결같이 막대요법의 효과에 동의를 하였다.

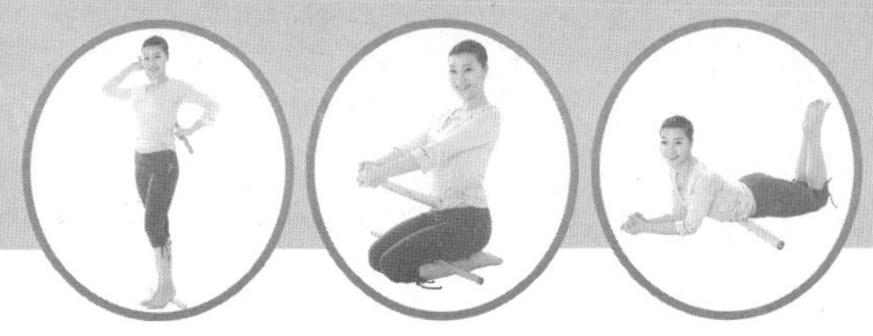

즉 막대요법은 제대로만 배우고 익혀서 하면 근육통은 물론 가벼운 요통이나 어깨결림, 스트레스나 만성피로 해결에도 많은 도움이 된다고 했다.

이 막대요법은 지구상 어느 나라에도 소개된 적이 없는 초유의 건강법이다. 쓸모없이 버려진 나뭇가지나 내쳐둔 지팡이 하나가 우리들의 지친 몸을 충분히 풀어줄 수 있다는 것을 알리고 싶었다.

막대요법을 배우고 체험한 사람들은 모두가 막대의 딱딱한 첫 느낌이 지나자 의외로 몸이 가볍고 시원하다는 것에 놀랐다고 한다.

막대요법의 원리는 단순하다. 인체는 뼈와 체모, 치아를 제외하면 전부가 근육이다. 이 근육을 풀어서 혈관과 신경기능을 정상적으로 작동시키면 건강은 저절로 따라온다.

막대요법은 남이 풀어주는 것이 아니라 스스로 근육을 풀어주는 '자가 근육풀이법'이다. 시간도 돈도 필요하지 않다. 이를 닦듯이, 휴식을 취하듯이, 혹은 일하는 의자 뒤에 막대를 대고 잠시 몸을 기대주기만 해도 피로가 사라지고 몸은 가벼워진다.

일반적으로 열심히 공부를 하고 돈을 버는 목적은 좀더 편안하고 풍족하게 삶을 보내는 것이다. 그러나 막상 성공을 하고 부와 명예를 거머쥐고 나면 '철들자 노망이 든다.'고 병에 걸리는 사람이 많다.

사실 인간이 추구하는 쾌락과 안락이 지속, 반복되면 몸은 쉽게 망가지고 기력이 떨어지기 쉽다. 그런 면에서 쾌락과 안락은 건강의 적이라 할 수 있다. 쾌快가 있으면 적당한 통痛이 따라야 오히려 건강을 유지할 수 있다. 그것을 나타내는 말이 통쾌痛快이다. 막대요법은 스스로 근육을 시원하게 풀고 뼈를 자극하는 간단하지만 무엇보다 빠른 '자가 근육풀이 건강법'이라고 자부한다.

막대요법은 병원에서 쓰는 치료법으로 개발한 것이 아니다. 막대요법은 충치 예방을 위해 칫솔질을 하듯이 뭉친 근육을 풀고 근육경화를 예방하는 자기 손질법이자, 가정 건강법이다. 긴장된 근육을 스스로 풀어서 건강을 증진시키고 질병을 예방하는 목적으로 연구한 것이다.

돈이 없어도 스스로 건강을 지킬 수 있다는 것을 보여주고 싶었다.

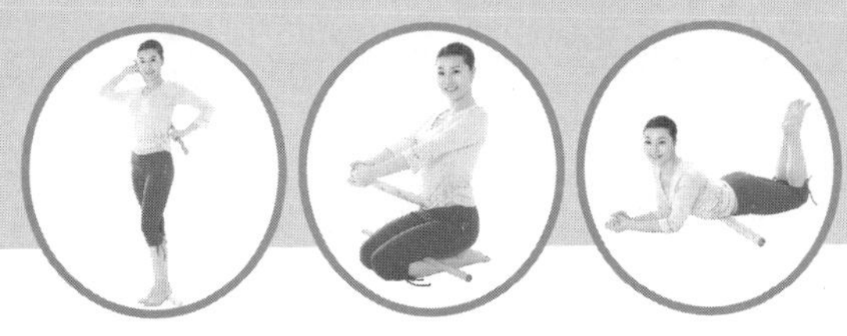

　그러나 이미 병이 들었다면 무턱대고 막대를 사용할 것이 아니라 우선 전문가나 의사의 지시를 따라야 위험성이 없다. 그것이 더욱 당연하고 안전한 자기 관리인 것이다.

　부디 한 사람이라도 막대요법을 통해 남의 도움이나 손을 빌리지 않고서도 아픔과 피로를 떨치고 상쾌하게 살아가실 수 있다면 막대요법을 연구한 저자로서 작은 보람이자 기쁨이라 하겠다.

　이 책이 탄생되기까지 힘써주고 격려해준 주위 분들과 가족, 그리고 세상의 나무들에게 고마움을 드린다. 특히 마음씨만큼이나 예쁜 그림을 그려준 김은희 화백과 건강다이제스트 편집부 직원 여러분에게도 깊은 고마움을 드린다.

創案者 運功 金宥在

질병을 예방하는 데 막대요법은 아주 유익해요!

■ 서현정 (경희한솔한의원장)

운공 김유재 선생님은 지난 20여 년간 근육에 대한 전문적인 연구를 거쳐 '근육풀이 통쾌법'이란 치료법으로 일가를 이룬 분으로 깊숙이 있는 근육이 완고하게 뭉친 곳을 시원하고 통쾌하게 풀어주는 그의 방법은 직접 배우고 시술해볼수록 얼마나 좋은 방법인가를 점점 알게 된다. 이 책에서 주로 다루어질 막대요법은 김유재 선생님의 근육풀이 통쾌법을 전수받던 중 배우게 된 방법이다.

사람은 근육에 아픈 곳이 생기면 본능적으로 그곳에 손이 가게 되어 있다. 아픈 부위를 문지르고 눌러서 통증을 완화하려는 의도일 것이다. 이처럼 아프고 뭉친 곳이 곧 '치료점'이 된다는 이론을 한의학에서는 아시혈 요법이라고 한다. 근육에도 층차가 있어서 얕은 부위의 가벼운 통증은 경도의 자극으로 풀리거나 시간이 지남에 따라 자연 치유되지만 깊은 부위의 통증은 점점 심해져 결국 병원신세를 지게 되는 경우를 우리는 종종 경험하게 된다. 다시 말해 주변에서 흔히 구할 수 있는 나무막대를 이용하여 자기 자신의 몸에 근육풀이 통쾌법 치료를 스스로 할 수 있다는 의미로 이해하면 되겠다.

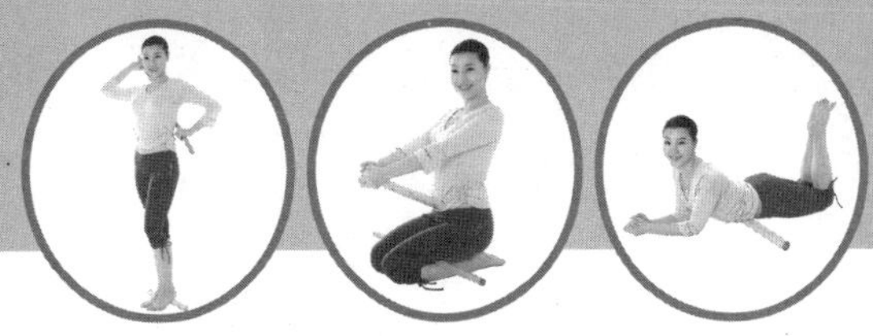

　저 또한 막대요법과 근육풀이 통쾌법을 임상에 응용하여 치료 효율을 높이고 있는데, 특히 한의사의 시각으로 눈여겨 볼 만한 것이 두 가지가 있다.

　첫 번째는 복부질환에 이용하는 막대요법 부분으로 장기능 저하로 인해 생기는 복근이나 대장 경결점을 막대로 깊숙이 자극하여 푸는 것이다. 과민성 대장염과 신경성 위장병, 변비, 복만증에 막대요법을 보조적으로 사용하여 한방임상에 있어서도 큰 효과를 보고 있음을 밝혀둔다.

　두 번째는 뒷머리를 푸는 막대요법이다. 피로로 인한 뒷목 담결림, 고혈압으로 인한 상기증, 두통, 어지러움, 불면증 등에 이용하여 역시 만족할 만한 효과를 거두고 있다. 독자분께서도 이 두 가지를 꼭 익혀서 이 책의 가치를 느껴 보시길 바란다.

　막대요법은 다른 사람의 힘이나 물리치료 기구의 도움이 없이 자신의 힘과 체중을 자연스럽게 이용하여 자가치료를 할 수 있다는 점과 근육 뭉침이 만성화되기 이전에 초기부터 시원하게 풀어줄 수 있다는 점에서 질병의 예방의학적인 면에서 매우 가치 있다고 확신한다.

　이러한 방법을 잘 익히시어 가족들의 건강관리에 큰 도움이 되시기를 진심으로 기원하며, 널리 세상을 이롭게 하는 글을 내주신 김유재 선생님께 감사함을 전한다.

근육경화는 만병의 근원이다

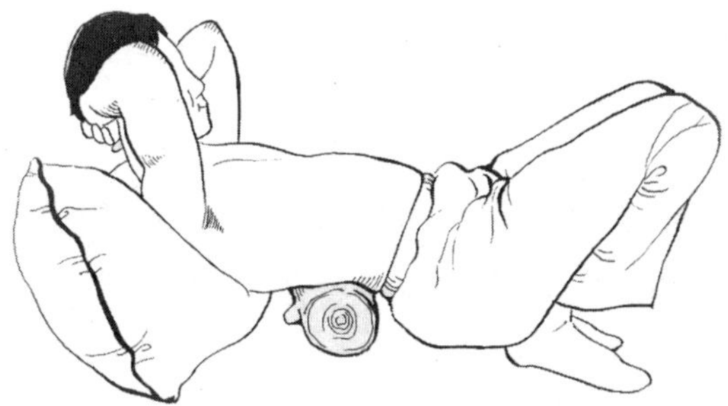

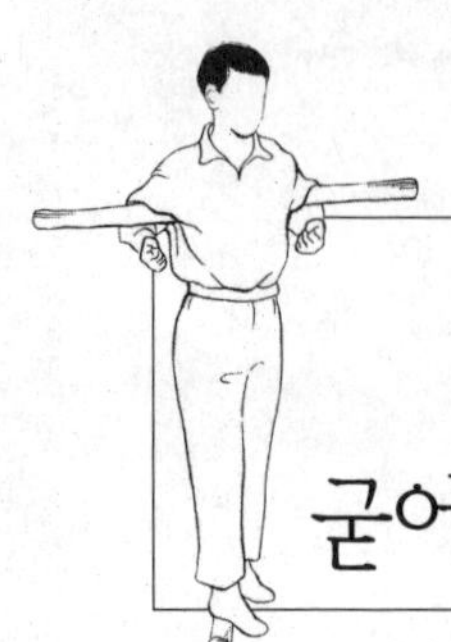

굳어진 근육은 '질병의 씨앗'

　사람을 포함한 살아있는 모든 것은 끊임없이 움직인다. 동물이란 움직이는 짐승이라는 뜻이다. 움직이게 되면 에너지가 필요하고 모든 움직임에는 피로가 따른다. 피로하다는 것은 근육이 긴장돼 있다는 것이다. 적당한 근육 긴장은 하룻밤 푹 자고나면 대부분 사라진다. 그러나 연속적이거나 과도한 긴장이 반복되면 조직이 단단해진다. 이렇게 근육이 굳어지는 현상을 근육경화筋肉硬化라고 한다.

　우리 몸은 360여 개의 근육들이 206개의 뼈를 유기적인 동작으로 움직이고 있다. 또한 체중의 50%를 차지하는 이 근육들은 반복된 동작과 나쁜 자세, 그리고 정신적인 스트레스 등에 의해 쉽게 굳어지며 염증을 일으키기도 한다.

　이런 근육들의 긴장은 혈액순환 감소와 신경장애를 일으켜서 각종 아픔과 질병의 원인이 된다. 근육이 오래 굳게 되어 혈액순환이 원활하

지 않게 되면 조그마한 외상이
나 세균의 침범에도 조직이 쉽
게 염증을 일으키기 때문이다.

널리 알려져 있듯이 대부분
의 질환은 염증에서 시작한다.
따라서 수시로 근육을 풀어주
게 되면 질병과 고통을 미연에
예방하고 건강해질 수 있다. 이
와 반대로 근육이 긴장하거나
굳어진 채로 오래 방치되면 결
국 질병의 씨앗이 되고 만다.

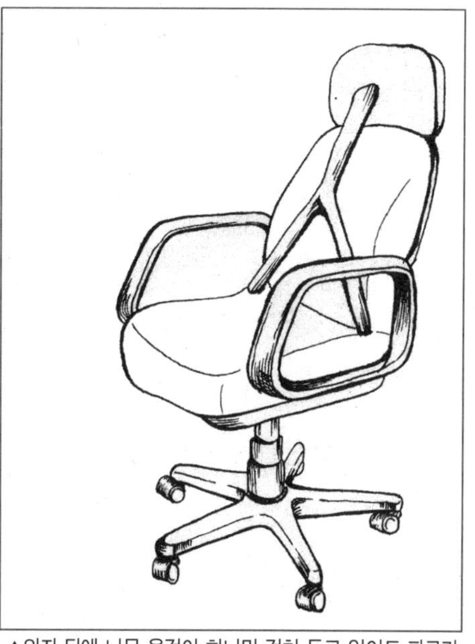

▲의자 뒤에 나무 옷걸이 하나만 걸쳐 두고 앉아도 피로가
해결된다.

근육이 굳으면 혈관, 임파관, 신경을 압박해 혈액이나 임파액의 흐름
을 나쁘게 하여 세포에 산소와 영양이 부족하게 됨으로써 세포가 충
분히 일을 할 수 없게 되기 때문이다. 이렇게 해서 세포의 기능이 떨
어지면 당연히 질병이 찾아온다.

이런 모든 것이 사실은 근육경화에서 기인한다. 지나친 과로나 격렬
한 스포츠, 극단적인 수면부족으로 근육이 굳어진다는 사실을 아는 사
람은 매우 드물다.

강남구 청담동에 사는 S(58세 사업가) 씨는 뇌졸중 수술 후유증으로

필자를 찾아왔다. 평소에 고혈압과 심장이 좋지 않았던 S 씨는 대단한 낚시광이었다고 한다. 6개월 전에 충주호로 밤낚시를 가서 3일 동안 한숨도 자지 않고 물고기 낚는 재미에 빠졌다. 값비싼 낚싯대를 물고기가 물고 가는 것도 걱정이었지만, 연신 큼지막한 월척을 낚아올리는 기쁨으로 몸이 피곤한 줄도 잊었다. 3일 밤낮을 가리지 않고 즐기던 밤낚시를 마치고 돌아와 한숨 잠을 자려고 눕자마자 곧바로 전화벨이 울렸다. 경기도 광주에 있는 물 좋은 연못을 알아두었으니 또 낚시를 가자는 다른 친구의 억지 권유에 마지못해 일어났다. 그런데 간단하게 점심을 먹고 약국에 가서 드링크제와 소화제를 사서 나오다가 정신을 잃고 쓰러지면서 뇌출혈을 일으키고 말았다.

S씨의 인생은 그 순간부터 비극으로 바뀌었다. 혼자서 대·소변을 가릴 수도 없게 되었고, 좌측편 마비(반신불수)에 걸려 절망과 짜증뿐이었다. 몇 개월 남지 않은 신축빌딩의 건물주이었지만 이젠 아무런 기쁨도 없었다. 쓰러지기 전에 왼쪽 귀밑이 몹시 뻣뻣하고 아팠으며, 목덜미와 어깻죽지가 무거웠다고 했다.

이런 현상은 심장이 좋지 않은 사람이 과로와 수면부족으로 머지않아 타격을 받는다는 강한 경고이다. 그뿐만 아니라 등판 전체가 두터운 붉은 벽돌담처럼 굳어 있었다. 근육학적인 분석으로 보면 S씨의 병은 이미 예고된 비극悲劇이었던 것이다.

근육 경화를 우습게 보지 마라

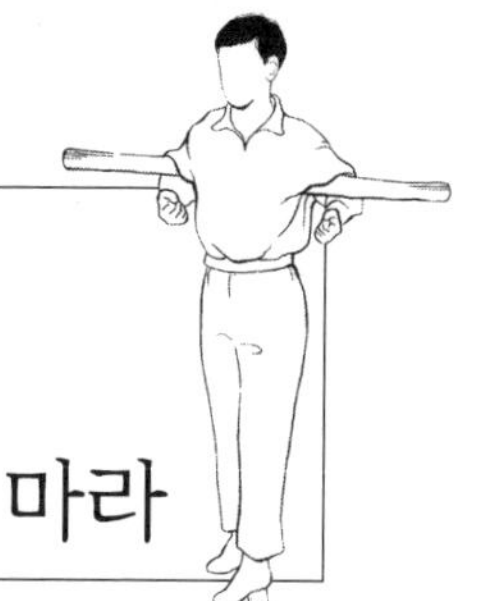

　사실 근육통은 대부분 X-ray나 MRI 등으로는 이상이 잘 발견되지 않는다. 뼈가 잘못되었거나 빠진 경우, 혹은 심한 염증으로 조직이 종양덩어리처럼 되어 있지 않다면 근육에 어떤 질병이 있다는 사실은 거의 확인을 할 수가 없다. 의·과학이 발달하여 물속의 천연색 풍경을 들여다보는 것처럼 근육들을 동영상으로 찍어 확인하기 전에는 근육이 긴장되거나 굳어서 만병의 원인이 된다는 사실을 결코 인정하려 들지 않을 것이다.

　근육에 염증이 크게 생기거나 암 덩어리가 되지 않는 이상은 잘 알아낼 수도 없고, 문제시하려고 하지 않는다. 단지, 근육의 아픔이 심할 때에는 주사나 투약을 하거나, 국소적으로 물리적인 요법을 행할 뿐이다.

　근육이 뭉치거나 아파 병원에 가면 주사나 약물을 투여하거나, 찜질이나 마사지를 하면 낫는다고 쉽게 말한다. 그러나 며칠이 지나도 통증은 사라지지 않고 심지어는 몇 달에서 몇 년씩 고생하는 사람들이 많다. 물리치료나 뜨거운 욕탕에 들어가 근육을 풀어도 할 때뿐이고 금세 또 뭉친다.

바로 여기에 문제가 있다. 근육긴장이란 나쁜 자세나 스트레스 등 정신적·육체적인 유발 요인이 더 많이 있다. 따라서 단순하게 화학적인 약물이나 주사제로 모든 문제를 해결할 수는 없다. 즉 국소적인 통증만을 해결하려 해서는 건강을 근본적으로 지킬 수가 없다. 뿌리가 되는 원인을 해결하지 않고서는 병든 열매를 고칠 수 없다.

대형 종합병원에는 정복되지 않은 각종 질환 클리닉과 조직을 세분화시킨 많은 진료과가 있다. 하지만 굳은 근육의 무서움을 알려주고 치료를 전문적으로 하는 '근육과'는 없다. 근전도실筋電度室이라는 것이 있기는 하지만 그것은 근육의 굳은 정도를 파악하는 것이 아니라 마비의 유무 정도를 파악하는 전기적 검사일 뿐이다.

요즈음 들어서는 '근육 클리닉'이라고 써붙여 놓은 진료과도 있지만 그것도 근위축성측

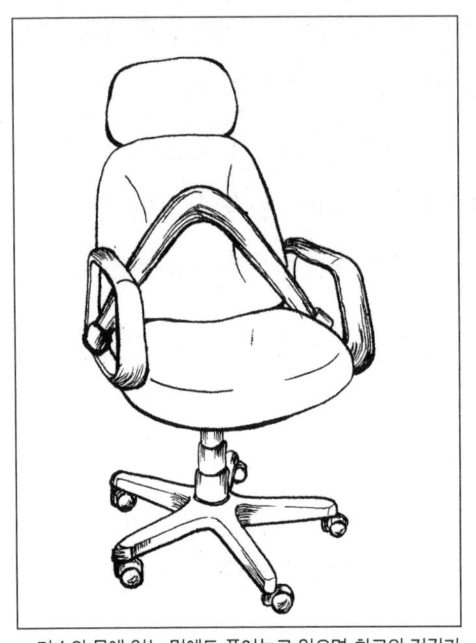

▲마소의 목에 얹는 멍에도 풀어놓고 앉으면 최고의 건강기구가 된다.

색경화증과 같은 희귀한 불치병을 다룰 뿐이다. 따라서 근육경화의 문제로 일어나는 각종질환에 대한 해결책은 없을 수밖에 없다.

현대 의학은 인공심장을 이식하고 장수 유전자를 발견하여 꿈에 부풀어 있지만, 가벼운 근육통 하나 제대로 잡아내지 못하기 때문에 많은 사람들이 고통스러워하고 있다.

한 가지 분명한 것은 원인을 알 수 없는 많은 불치병들이 하루 아침에 갑자기 생겨난 것이 아니라는 것이다. 여러 가지 다양한 원인들이 근육을 경화시켜서 신경, 동맥, 임파조직의 기능을 떨어뜨렸기 때문에 불치병이 되는 것이다.

잘 흘러가는 고무호스도 발로 밟으면 흐름이 멈춘다. 근육도 굳으면 혈액순환이 잘 되지 않는다. 옛말에도 "고인 물이 잘 썩는다."고 했다. 고여있는 썩은 물에는 병원균을 옮기는 각종 세균과 해로운 곤충들의 온상지가 된다는 것과 마찬가지이다. 근육이 굳는 것도 이와 같다.

근육이 굳으면 근육 속에 있는 혈관 자체도 눌리게 되고, 혈액순환이 원활하지 못하게 된다. 혈액순환이 잘 되지 않으면 피도 탁하게 되고 흐름도 떨어지게 된다. 혈액의 유속流速이 떨어지면 각종 세균들의 병소病巢가 자리를 잡아서 서서히 큰 질병으로 발전할 수 있는 것이다.

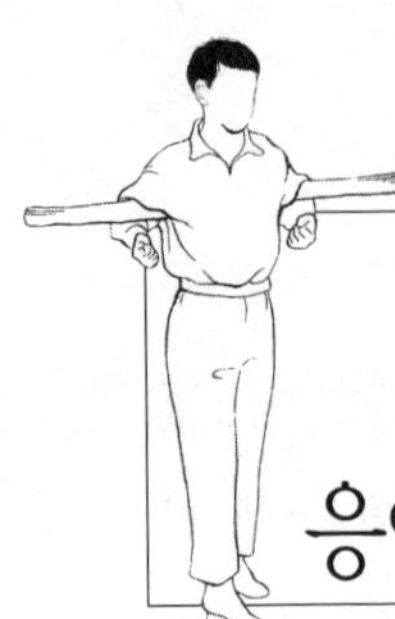

응어리를 방치하면 질병의 독소가 된다

운동을 많이 하여 어깨가 오래 굳어있는 사람들을 눌러보면 근육 깊숙한 곳에서 단단하게 뭉쳐있는 응어리를 찾아볼 수 있다. 타이어 조각이나 생고무가 굳은 것 같은 이 근육을 세게 누르면 '빠드득' 하고 소리가 난다.

이럴 경우 굳은 근육 속을 통과하고 있는 신경이나 혈관은 질식할 정도로 압박을 받게 되어 혈액 공급이 잘 되지 않을 것은 자명한 일이다. 그 결과 각 세포와 조직에 산소와 영양이 제대로 공급되지 않으면 조직의 기능이 떨어지게 되는 것은 당연하다. 따라서 근육이 굳으면 질병에 걸리기 쉽게 되는 것이다.

그렇다면 근육이 굳는다는 것은 무슨 뜻일까? 먼저 근육의 종류부터 살펴보기로 하자.

우리의 근육은 자기 뜻대로 움직일 수 있는 수의근隨意筋인 골격근과,

자기 뜻대로 움직일 수 없는 불수의근^{不隨意筋}인 평활근, 심근의 세 종류
가 있다.

① 손이나 발을 연결하고 있는 운동에 필요한 골격근^{骨格筋}
② 위나 장, 자궁 같은 내장 기관에서 볼 수 있는 평활근^{平滑筋}
③ 심장을 형성하고 있는 심근^{心筋}이 그것이다.

이중에서 막대요법을 통해 직접적으로 다루는 근육은 골격근이다.
골격근은 뼈에 붙어서 모든 일상생활과 운동을 수행한다. 즉 근육이 수
축하고 이완함에 따라서 물건을 들어 옮기는 등 많은 창작활동을 할
수 있는 것이다. 근육이 없는 인체란 해골에 지나지 않고 뼈가 없는 인
체 역시 문어와 같아서
상상할 수 없다.

그런데 이러한 골격근
에 무엇인가 자극이 가해
졌다고 가정해 보자. 예
를 들어 파이프로 강하게
타박을 입거나, 같은 근
육을 반복적으로 오래 사
용하면 근육은 반응을 일
으킨다. 자극이 강하고

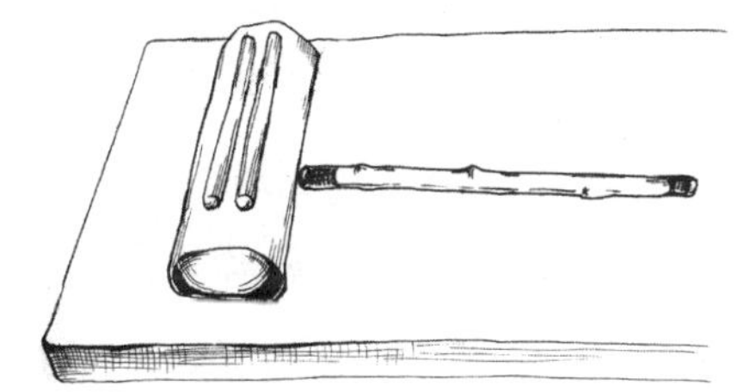

⊙ 반드시 푹신한 침대나 매트리스, 이불 등 쿠션이 있는 곳에 막대를
　놓아야 한다.
⊙ 노약자는 막대 위에 수건이나 얇은 모포를 덮어준다.
⊙ 한 곳에 너무 오래 자극 주지 않는다.
⊙ 골절이나 염증, 급성기에는 하지 않는다.

지속적인 것일수록 근육은 더욱 긴장하게 되고 울혈상태가 나타난다. 타박상을 입게 되면 혈관이 손상을 받아서 출혈을 일으키며 이것이 '피멍'으로 퍼렇게 남는 것이다.

역시 한 동작을 반복적으로 행하는 야구투수의 경우에 시합이 끝나면 눈에 보이지 않는 미세출혈微細出血이 일어난다. 이것 역시 근육을 과도하게 사용함으로써 근육 속의 모세혈관이 손상을 받기 때문이다. 이런 울혈상태가 계속되면 조직이 변하게 되어 마침내는 근육이 굳어지게 된다.

이처럼 근육경화란 자극→긴장→울혈의 세 단계를 거쳐 생기는 것이다. 이 중에서 자극이란 것은 내장체표반사內臟體表反射나 자세에 있어서 응어리 발생 조건이 된다.

심한 운동을 하거나 대단히 피로하게 몸을 쓰는 사람의 어깨를 손으로 눌러보면 근육 속에서 '빠드득' 거리는 굳은 응어리를 발견하게 된다. 이것은 근육이 오랫동안 뭉쳐서 생기는 것이다.

목이나 어깨결림이 심한 사람의 경우는 대부분 굳은 근육 응어리가 만져진다. 이것을 풀지 않고서는 결코 시원하게 회복되었다고 할 수 없다. 그리고 이런 응어리를 그대로 방치하면 그것은 반드시 질병의 독소가 된다.

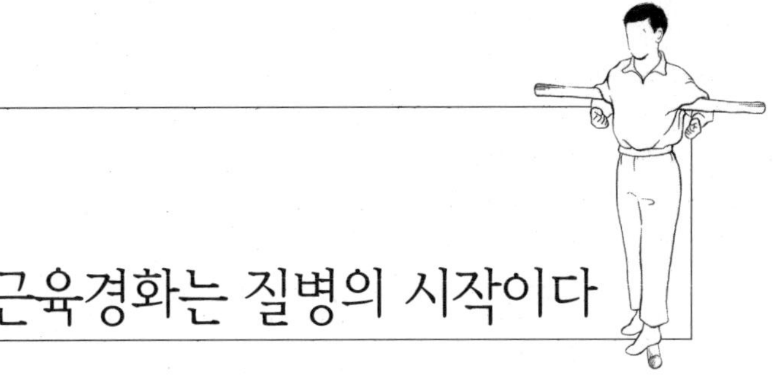

근육경화는 질병의 시작이다

인간 생활이라는 것은 결국 일하는 것과 노는 것, 즉 긴장과 이완의 연속이다. 윌리엄 제임스는 "자전거의 사슬을 너무 단단하게 조여 놓으면 도리어 편히 달릴 수 없다."는 말을 했다. 인간의 육체와 정신도 그러하다. 그러나 편한 생활이라고 해도 건강에는 도리어 나쁜 경우가 많다. 임어당이 지적하였듯이 "의자는 낮으면 낮을수록 앉는 기분이 좋아진다." 는 말은 틀림이 없다.

그러나 많은 시간을 푹신한 소파에서 보내고 난 일요일 오후에는 틀림없이 목이나 허리가 결려서 고생할 것이다.

반대로 딱딱한 온돌이나 마루에서도 역시 그런 긴장은 나타난다. 왜냐하면 뼈의 돌출부위가 단단한 바닥에 장기간 닿아 있으면 근육이 쉽게 긴장하기 때문이다. 특히 바닥이 차갑다면 몸이 빨리 식어서 건강에는 극도로 나쁘다.

부산 검역소장으로 오랫동안 일해오던 수의사 임모 씨(57세)는 아무런 이유도 없이 근육위축성경화증에 걸려 손발을 쓸 수 없었다. 이 병은 아직까지 원인이 알려져 있지 않다. 특별한 치료법도 없다. 말하자면 불치병이다.

그러나 원인이 없는 결과는 없다. 불치병이 생긴 이유는 불치의 생활이 있었기 때문이다. 이런 종류의 병은 비싼 분석기로도 밝혀지지 않는다. 나중에 안 사실이지만 문제는 근육에 있었다. 처음에는 어깨와 목덜미, 위 등이 자주 쑤시기 시작하였고 엄지손가락 밑 뿌리 부분의 살도 빠졌다. 그러면서 양손의 힘이 빠지고 말도 잘 나오지 않았다.

이렇게 몸이 망가져서 좋다는 약 다 쓰고, 중국에서 용하다는 한의사까지 데려와서 침도 맞았다. 지압사, 기공사, 안수기도까지 정성껏 받았지만 허사였다.

그러나 무엇 때문에 몸이 이 지경이 되었는지 아무도 모른다고 하였다. 그러던 어느 날 필자는 단도직입적으로 물어보았다.

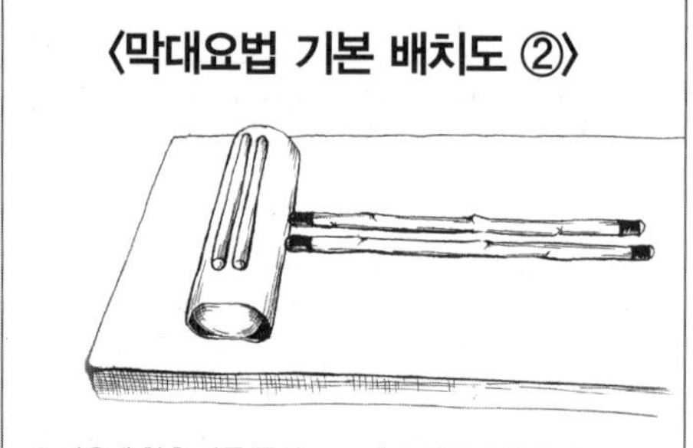

⊙가운데 척추 뼈를 중심으로 하여 양쪽의 척추기립근에 긴막대가 위치 하도록 한다.

"선생님이 전에 신경을 너무 써서 병에 걸렸다는 말은 다 거짓말이시죠? 교회 다닌 것도 거짓말이지요. 술 마시고, 놀고, 색시집 가고 그래서 몸이 망가지셨죠?"

그러자 이 분은 한숨을 푹

쉬더니 이실직고를 하였다.

"예, 너무 엉망으로 몸을 굴렸어요. 하나님한테도 그렇고 집사람한테도 죄 많이 지었어요."

임 씨는 그 동안 직장 때문에 부산에서 혼자 생활을 하는 동안 과로와 무절제한 나날의 연속이었다. 퇴근을 빨리 하니 심심하고, 친구나 아는 사람들이 낙동강 근처 바닷가로 술 한 잔 하러 가자고 매일같이 돌아가며 찾아왔다. 술에 취하여 밤늦게 집에 돌아오면 이부자리에 눕는 것이 아니라 차가운 바닥에 아무렇게나 뒹굴었다.

"매일 새벽 두세 시까지 술과 여자, 불규칙한 수면에 몸이 하루도 상쾌한 날이 없었지요. 천근만근 돌덩어리를 이고 사는 기분이었어요."

이와 같이 몸을 극단적으로 차게 한다던가, 수면부족, 지나친 과음은 시간이 지나면서 서서히 근육경화를 일으키고 척추의 이상을 초래한다.

따라서 신경줄기가 괴사壞死해서 하반신이 마비된다던가, 중증의 심장병, 천식, 디스크(추간판탈출증)가 되기 쉽다.

임모 씨는 처음에는 필자의 손을 잡지도 못하였으나 나흘이 지나자 힘차게 꽉 잡을 정도로 호전이 되어갔다. 와이셔츠 단추나 잠바의 호크도 이젠 제 손으로 입고 끼우게 되었다. 부인은 남편이 제 스스로 옷을 입자 고맙다며 눈물을 글썽였다.

이처럼 불치병이 있기 이전에는 불치의 생활이 있었다는 것을 알아야 한다. 근육이 굳어지면 반드시 질병이 찾아온다.

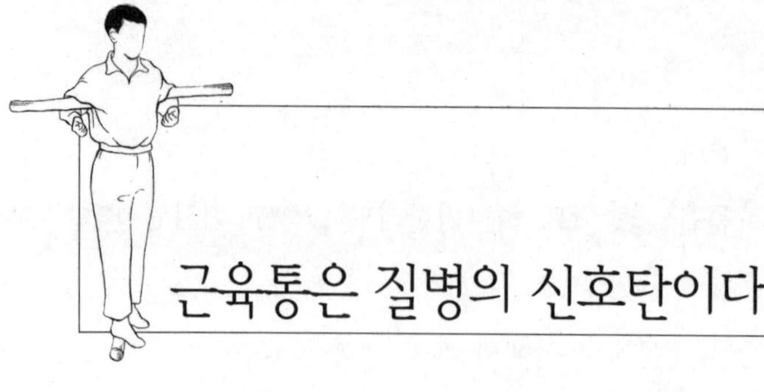

근육통은 질병의 신호탄이다

지방의 명문고 졸업생인 모 씨는 서울대 수의학과에 입학을 하여 고향의 부모님을 기쁘게 하였다. 그러나 기쁨도 잠시뿐. 학생운동으로 제적을 당한 후에 군대를 갔다가 제대 후에는 고려대 법대에 다시 입학을 하여 졸업은 하였지만 고시에는 번번이 낙방을 하였다.

그 후에 농장의 외식사업을 한다며 잔뜩 일에 쫓겨 다니다가 갑자기 심장마비로 돌연사를 당했다. 그동안 고생만 시킨 아내와 일곱살이 된 아들, 다섯살이 된 예쁜 딸을 남겨두고 세상을 떠난 것이다. 그의 나이 겨우 마흔한살이었다. 그러나 이미 그가 졸업한 고등학교 동창생 중에는 31명이나 사망을 하였다고 한다.

잠도 제대로 못 자고 서울과 대전을 오가며 저돌적으로 사업을 추진하다가 몸이 버텨내지 못하여 당한 비운이었다.

'저돌적'이란 말은 남자들에게 남성다움을 뜻하는 일종의 찬사이다.

저돌적인 추진력이란 병적인 '자아팽창'의 또 다른 표현이며, 정신의학에서 말하는 조증燥症무드의 일종이라고 한 정신과 의사는 말한 적이 있다.

젊은 사업가들은 늘 확신에 차서 저돌적으로 사업을 밀어

붙인다. 한 번 시작하면 확장에 확장을 거듭한다. 두려움도 없다. 늘 시간에 쫓기며 휴식도 없는 나날이 계속된다. 이렇게 오랫동안 과로를 하고 나면 제일 먼저 척추 근육이 굳으며 아픔으로 나타난다. 이것이 근육통이다.

죽기 전에도 자주 목덜미가 뻐근하다거나 왼쪽 어깻죽지가 결린다며 부인에게 얘기한 적도 한두 번이 아니라고 하였다. 아주 심하게 아파서 고개를 돌리지 못할 정도가 되면 병원에 들러 물리치료나 마사지를 하거나 사우나를 하였다고 한다.

자전거의 체인이나 태엽도 너무 조여서는 원활하게 회전을 할 수 없는 법이다.

우리들의 근육도 너무 오랫동안 긴장상태에 놓여 있으면 자기도 모르게 굳어지고, 그 결과 기능상실이나 40대 돌연사를 맞게 된다. 과도한 피로와 긴장된 근육은 빨리 풀어줄수록 좋다.

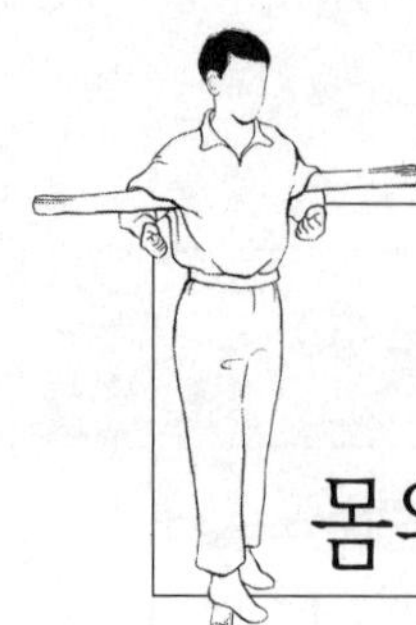

몸의 경고 신호를 무시하지 마라

사람이 산다는 것은 계속된 근육 긴장의 연속이라 할 수 있다. 육체적인 노동, 그리고 스포츠나 스트레스로 인한 정신적인 압박감도 역시 근육 긴장으로 나타날 수 있다.

이런 긴장도 적절하게 활용을 할 수 있다면 창조적인 생산을 가져다 준다. 또한 대개 일주일 이내에 근육긴장이나 아픔은 사라진다. 그러나 지속적이고 반복적으로 통증이 나타나는 경우에는 조심해야 한다.

지나친 근육 긴장이나 아픔은 뼈를 당기게 하거나 신경을 눌러서 마비를 일으키며, 건강을 잃어버리는 결과를 초래하기 때문이다.

동양의학에서는 잘 아시다시피 경혈의학이란 것이 있다. 근육의 결림이나 응어리, 함몰, 지각이상 등의 형태로 나타나는 곳의 급소에 침이나 뜸을 놓는 방법이다. 이런 원리는 내장의 체표반사(體表反射) 현상에 따라 시술을 하는 것이다.

예를 들어 지금 어느 장기(간이나 폐)에 병이 생겼다고 하자. 그러면 그 장기와 연관된 체표상에 어떤 형태로든지

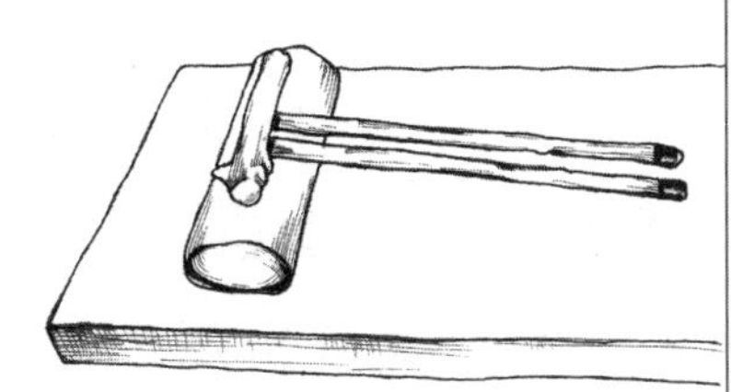

⊙ 긴 막대 두개를 베개 위에 걸쳐두고 양옆의 척추 기립근에 나란히 대고 눕는다.
⊙ 만성피로에 효과가 좋다.

그 표시가 나타나게 되어 있다. 양방에서 황달에 걸린 사람의 눈동자나 얼굴색을 살펴보는 이치와 마찬가지이다. 체표상에 나타난 근육의 급소에 침 등으로 적당한 자극을 가하면 근육이 풀어지면서 아픔이 사라지게 되는 것이다. 동양의학은 이러한 내장의 체표반사를 주로 이용한다.

이런 반사는 병이 있는 내장과 체표 사이에 한 가닥의 연결 파이프가 설치되어 있다는 증거이다. 즉 연결 파이프를 통하여 병변을 외부에 알리고, 또 체표에 적당한 자극을 주어 치료를 하는 놀라운 방법이다.

원래 인간의 몸은 여러 가지의 신호를 내보내고 있다. 근육의 뭉침은 물론이고 통증이나 체온, 땀, 가래, 대·소변 등을 모두 신호로 볼 수 있다. 그 중에서도 내장 체표에 의한 근육 긴장은 병의 발견과 예방, 치료가 동시에 이루어지는 가장 높은 레벨의 중요한 신호라고 볼 수 있다. 근육도 어느 부위가 뭉치느냐에 따라 내장의 이상 유무를 알 수가 있다. 예를 들어 왼쪽 어깨가 자주 결리는 사람들은 심장과 위장 기능

이 저하돼 있음을 의미한다.

이러한 증상은 대부분 신경이 매우 예민하거나 스트레스를 많이 받는 금융계나 사무직종에 근무하는 사람들이 많이 호소한다. 습관적인 직업의 영향을 받는 경우도 있다. 즉 미세 수술을 많이 하는 성형외과 의사나 왼손으로 내시경을 들고 들여다보면서 위장을 관찰하는 내과의사도 왼쪽 어깨 결림을 많이 호소한다.

특히 왼쪽 어깨가 많이 아프거나 결린 채로 방치해 두면 심장에 악영향을 주고 협심증이나 심장마비의 원인이 될 수도 있다.

따라서 심장이 약하거나 심장병이 있는 사람들은 왼쪽 가슴과 어깨의 주변 근육을 제대로 풀어주기만 해도 불행을 미리 예방할 수가 있다.

뚜렷한 원인이 밝혀지지 않은 협심증이나 심장마비로 인한 사망도 반드시 그 신호탄이 있다. 이렇게 신호를 하여 경고를 하였음에도 불구하고 근육을 소홀히 여긴다면 그 누구도 도와줄 수가 없다. 왜냐하면 뇌에 한 번 가해진 충격은 현대의학으로도 쉽게 해결할 수가 없기 때문이다.

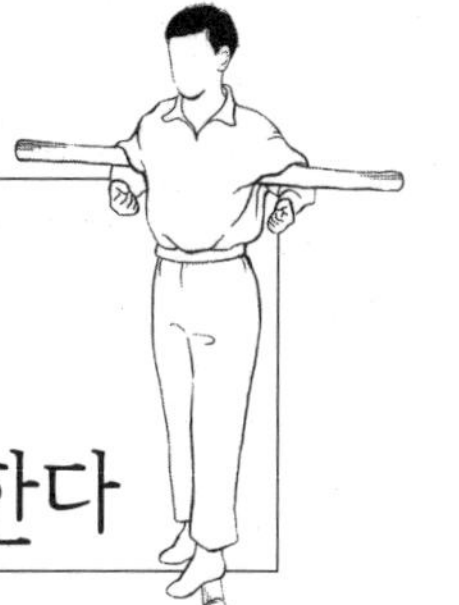

잘못된 습관이 근육 긴장을 유발한다

▶ 자세가 좋지 않다는 얘기를 들은 적이 있는가?

고양이처럼 등을 웅크리고 있으면 흉곽이 안으로 조여서 심장이나 위장을 비롯한 내장을 무기력하게 만든다. 등이 굽어 있으면 척추 기립근이 쉽게 굳어지고, 뱃심과 자신감도 없어지고 피로가 심해진다. 사람은 피로가 심해지면 목이나 어깨가 좋지 않은 쪽으로 기울어지게 된다.

▶자주 피로를 느끼는가?

피로는 가장 먼저 근육에 영향을 미친다. 몸이 피로하다는 것은 근육이 오래 긴장해 있었다는 증거이다. 근육 긴장이 오래 되면 근육 속의 혈관이나 신경이 눌리게 되어 전신의 기능이 떨어지게 된다.

▶의자에 오래 앉아 있는 시간이 많은가?

　의자에 오래 앉아 있거나 한 가지 자세를 장시간 취하고 있으면 근육 긴장이 심해진다. 사무 일을 많이 보는 사람들은 대부분 어깨나 목이 좋지 않다.

▶하루에 30분 이상 걷거나 규칙적인 운동을 하는가?

　격렬한 운동이나 노동은 근육을 긴장시키는 주요 원인이 된다. 그러나 전혀 걷거나 운동을 하지 않으면 근력이 떨어져서 조그마한 근육 운동에도 근섬유가 쉽게 피로를 느낀다. 따라서 적당한 근력 유지를 위해 최소한의 움직임은 필요하다. 그리고 운동이나 노동 후에는 반드시 근육을 풀어주는 것이 좋다.

▶잠을 자고 일어나면 목이 아픈 적이 자주 있는가?

　베개가 지나치게 높거나 낮아도 어깨나 목뼈에 압박을 준다. 옆으로 누워 잠을 잘 때 한쪽 다리만 올리고 있으면 그쪽 고관절과 골반의 근육이 늘어나게 된다. 심지어는 다리 길이가 차이가 날 수 있다. 다리 길이가 차이가 날 정도이면 근육의 불균형은 심각하다.

▶침대 쿠션이 푹신하거나 지나치게 딱딱한가?

　허리가 아픈 사람들은 침대 바닥에 나무 널빤지를 깔고 자면 좋다는 이야기를 자주 들었을 것이다. 그러나 천만의 말씀이다. 그렇지 않아도 허리가 아파서 근육이 바짝 긴장하여 있는데, 딱딱한 바닥에 누워 뼈와 닿게 되면 근육은 더욱 긴장하고 아픔은 가중될 것이다.

옛날에는 전부 온돌방을 뜨뜻하게 달구어 등을 지졌는 데도 환갑이 되기 전에 거의가 꼬부랑 노인이 되었다. 지나치게 딱딱하거나 너무 푹신하여도 척추 근육에는 도움이 되지 않는다.

▶무거운 가방이나 가사도구를 자주 들지는 않는가?

한쪽으로만 들거나 운반하는 것은 근육의 좌우 균형을 잃어버리게 만든다. 한쪽 팔로 무거운 것을 들고 있으면 근육이 지나치게 긴장을 하여 오그라들게 된다. 즉 뼈에 붙은 쪽 근육이 수축하여 바짝 말려 붙는다. 이 상태가 반복되면 뜨거운 밥알처럼 부들부들한 근육도 지나치게 긴장하거나 염증이 있으면 딱딱한 밥알처럼 굳게 된다.

▶정신적인 문제나 스트레스에 오랫동안 시달려 왔는가?

인류 최대의 난치병이라는 암도 완전정복의 날이 가까워지고 있다. 그러나 이보다 더 고치기 어려운 병이 마음의 병이다. 정신적인 문제는 수술을 할 수도 없다. 지나친 스트레스는 목과 어깨의 근육을 더욱 굳게 만들어 뇌세포와 자율신경계를 망가뜨린다.

▶불면증이나 수면부족이 계속되었는가?

인류의 역사는 밤에 이루어진다고 했던가. 밤을 세워 전략을 짜고 연서를 쓰며 괴로워 해봐야 자기 몸이 먼저 망가지는 경우가 한둘이 아니다. 낮에 일을 정열적으로 열심히 했던 사람에게 불면이란 없다. 오랜 시간 수면부족이 있던 사람은 뇌기능이 떨어져서 불치병에 걸리기 쉽다. 수면부족은 근육을 굳게 하는 지름길이다.

▶약을 오랫동안 복용했거나 약물중독이 있지는 않은가?

화학물질에 지나지 않는 각성제나 여러 가지 약물을 오랫동안 복용을 하게 되면 몸의 기능이 그것에 길들여져서 자연치유가 매우 어렵다. 의사의 처방에만 따라야지 자기 멋대로 약물을 장기간 복용하지 마라.

이외에도 몸을 차게 하는 습관이 있거나 젊은 시절 과도한 성행위를 오래 한 경우에도 척추 주위 근육과 신경을 극도로 긴장시킬 수 있다.

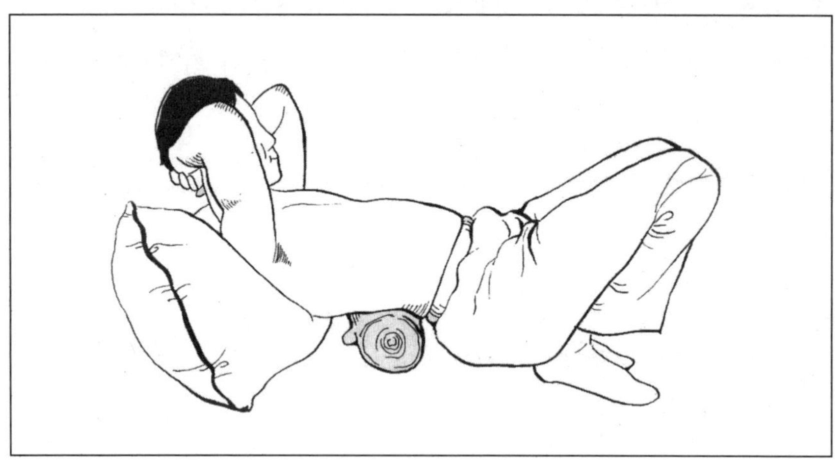

▲평소 요통과 골반통이 있는 경우에 취하면 좋은 자세.

근육을 풀 때는 속근육을 풀어야 한다

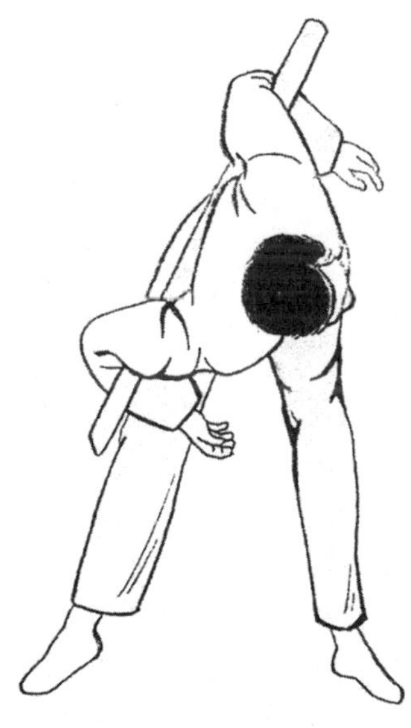

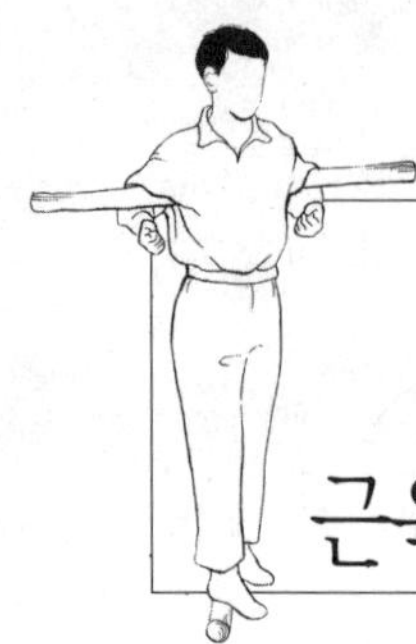

근육경화가 무서운 이유 6가지

근육경화가 오랫동안 계속 되면 혈관이 눌리어 영양과 산소가 충분하게 각 기관이나 세포에 공급되지 못하여 모든 기능이 저하된다.

따라서 세균 등에 대한 저항력도 떨어지게 된다. 저항력이 떨어지게 되면 몸에 유해한 세포가 증식하므로 몸의 상태가 나빠진다. 혈액이나 임파액의 흐름이 나빠지면 근육 자체가 필요로 하는 산소, 영양, 체온의 원활한 공급이 안 된다. 따라서 급격한 근육경화가 시작되며 반복된다.

근육경화는 또한 질병을 일으키는 촉매역할을 하기 때문에 반드시 근육경화를 막아야 한다. 굳은 근육을 풀기 위해서는 지압이나 마사지 등의 방법이 있지만 충분하게 풀지 않으면 효과가 미약하다. 또한 중요한 포인트를 빠뜨리게 되어도 소용이 없다. 근육 역시 심부深部의 근과 표재表在의 근이 있다. 비교적 바깥에 위치한 표재근은 지압이나 마사지에 의하여 피로회복 정도는 할 수 있다.

그러나 깊숙이 위치해 있는 짧고 강한 심부근은 강한 지압을 할 경우 역긴장에 의해 도리어 굳어질 수 있다. 그러므로 이러한 사실이나 해부생리학적인 지식 없이 타인의 몸을 다루어서는 절대 안 된다.

모름지기 건강에서 질병을 만드는 요인은 근육이 깊숙이 굳어서 염증을 일으키고, 따라서 그 부위에 혈액과 임파액, 신경기능이 몸 구석구석까지 제대로 미치지 못하기 때문이다.

반대로 질병에서 건강을 만드는 것 역시 몸 구석구석 세포까지 영양과 산소가 충분히 공급되어 염증을 막고 이런 상태를 신경이 충분하게 뇌에 전달함으로써 가능한 것이다.

위장병, 위궤양 등 스트레스에 의한 위 점액 등의 부조화도 몸을 풀어주면 좋아질 수 있다. 즉 위장에 대한 스트레스를 해소하고, 점액의 분비를 촉진하여 해결하는 방법이 그것이다.

따라서 근육이 굳게 되면 혈액, 임파, 신경기능이 저해를 받아 부조화 또는 질병이 시작된다. 구체적으로 어떤 문제가 생기는지 예를 들어 보면 다음과 같다.

▶각종 질병의 유발 원인이 된다

대부분의 질병은 근육이 혈관, 임파관, 신경을 압박하기 때문에 각 기관이나 세포에 필요한 산소나 영양분이 충분하게 공급되지 않아서 기능저하나 염증을 초래함으로써 온다. 염증으로 혈관이 늘어나면 빨갛게 붓고 아픈데, 이런 아픔은 다시 근육을 굳게 만든다.

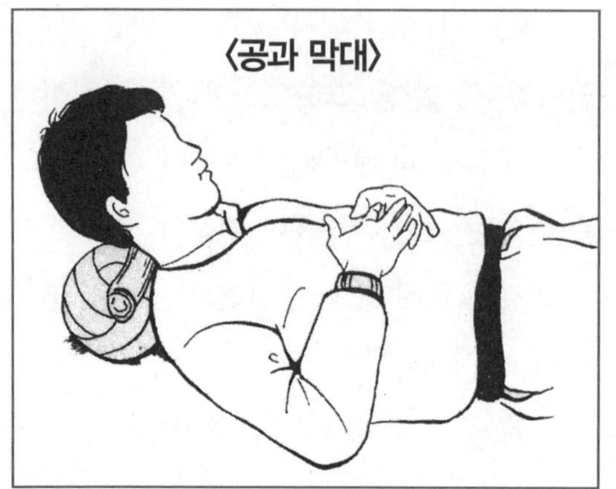

▲목뒤가 뻣뻣하게 굳을 때 공과 막대를 이용해 스스로 풀어주는 법.(3분 정도)

▶근육이 혈관을 압박하면 뇌졸중을 일으킨다

근육이 혈관을 압박하면 혈관이 좁아지기 때문에 혈압이 올라간다든가, 뇌 속에 있는 모세혈관 중에서 가장 약한 부분이 끊어져서 출혈에 의해 뇌세포가 압박받거나 사망하게 된다. 즉, 끊어진 혈관에 의하여 혈액이 공급되지 않으면 뇌세포가 죽고 뇌졸중이 된다. 이것이 뇌내출혈이다.

▶근육이 경동맥을 압박해도 뇌졸중을 일으킨다

뇌에 필요한 혈액공급이 원활하지 못하여 혈액이 부족하게 된다. 따라서 뇌세포사가 일어나서 뇌졸중이 된다. 이것이 허혈성뇌장애虛血性腦障害이다. 뇌졸중을 예방하려면 등, 어깨, 목, 목덜미 등 경동맥이 지나는 곳을 집중적으로 풀어야 한다.

▶근육이 혈관을 압박하게 되면 수족냉증이 생긴다

근육이 혈관을 압박하게 되면 손이나 발로 들어가는 혈액공급이 나빠져서 산소결핍에 의한 마비가 발생할 수 있다. 이것을 혈행불량이라고 부른다. 손발이 차가운 수족냉증은 근육을 잘 풀어주게 되면 쉽게 좋아진다.

▶근육이 신경을 압박하고 있으면 신경이 마비된다

근육이 신경을 압박하고 있으면 근육이 결리거나 신경통과 마비를 일으킨다. 압박의 강도가 지속적으로 높아지면 신경이 마비되어 말초신경의 상태를 뇌에 정확하게 전달할 수가 없다. 그렇게 되면 뇌신경은 정상적인 명령을 각 기관에 전달을 할 수 없게 된다.

따라서 각 기관이 정상적인 기능을 수행하지 못하고, 산소결핍이나 영양부족을 일으키게 된다. 압박이 오래 가면 아픔조차 느끼지 못하는 상태가 올 수 있다. 그러나 아픔을 느끼지 못하는 상태가 더 위험하다.

▶뇌세포에 산소가 공급되지 않으면 격렬한 두통이 발생한다

뇌졸중이나 고혈압으로 사망하기 직전에는 대부분 이러한 두통을 호소한다. 매우 심한 두통을 자주 느낄 때는 절대안정이 필요하다. 대부분의 두통은 목덜미 근육을 풀어주는 것만으로도 좋아진다.

따라서 어느 근육을 혹사하여 긴장과 아픔을 주게 되면 질병의 씨앗이 되고 만다. 근육을 혹사하여 병에 걸리면 하나님께 빌어도 도와주시지 않는다. 몸이 나빠지기 전에 예방하고 알아야 한다. 인간이 건강에 대한 부주의와 무시를 했기 때문에 병이 된 것이다. 근육경화를 결코 우습게 보지 마라.

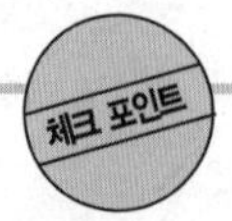

근육이 잘 굳는 장소를 알아두자!

　뇌졸중 등으로 쓰러진 사람을 구해줄 수 있는 시간은 매우 짧다. 가족 중의 한 사람이라도 위급시의 대처 방법을 알고 있으면 매우 회복이 빠르다. 쓰러진 후에 즉시 적절한 대처를 하면 그 후유증이 거의 회복이 된다.

　이런 구급법을 배우지 않은 사람들은 평소에 근육을 충분히 풀어주어야 한다. 풀어주는 순서는 말단을 충분히 풀어주고, 마지막으로 가장 굳어있는 장소(등·어깨· 목)를 풀어야 한다. 절대로 목부터 풀어서는 안 된다. 그것은 뇌 자체에 있는 혈관에 문제가 있기 때문에 갑자기 처음부터 목을 풀면 피가 한꺼번에 다량 흐르게 되므로 위험하다.

근육경화를 유발하는 주범 8가지

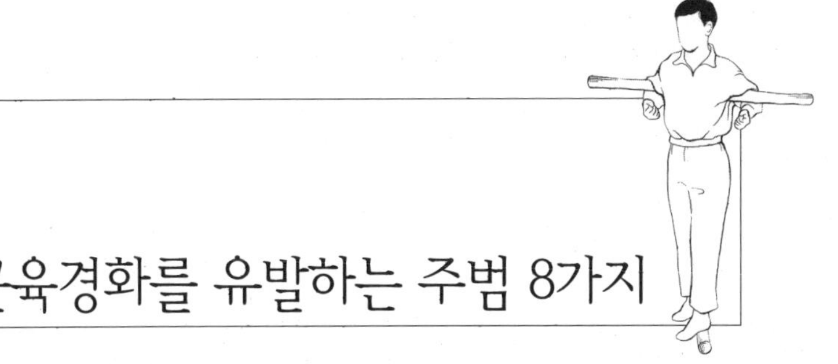

▶수면부족

밤을 새워 공부를 한다던가, 야간업무에 종사하는 사람들은 다음날 목덜미 주위가 텅 비어있는 것 같은 느낌을 종종 받을 것이다. 뒷골이 당긴다거나 목과 어깻죽지가 뻣뻣한 것은 근육이 긴장되면 나타나는 현상이다. 이런 상태가 장기간 계속되면 근육경화가 시작되어 척추에 이상을 초래한다. 심한 경우 신경줄기가 괴사壞死하여 하반신이 마비된 다던가 중증의 심장병, 천식, 추간판탈출증이 되기 쉽다. 지나친 과로와 수면부족은 과로사의 원인이 되기도 한다.

▶몸을 차게 함

몸을 차게 하면 혈액과 임파액의 흐름이 나빠져서 근육손상까지 올 수 있다. 차가운 바닥이나 벽 등에 오랫동안 몸을 접촉시키면 관절이나 근육에 강한 장애를 초래한다. 옷을 너무 얇게 입거나 미니스커트, 맨발로 차가운 실내를 돌아다니는 습관은 수족냉증이나 상습적인 변비 등의 질환을 일으킨다. 그 외에 스키, 과도한 섹스, 오토바이 폭주 등도 근육경화의 원인이 된다.

여름철에는 땀에 젖은 상태로 선풍기, 에어컨, 쿨러에 노출되는 것이 가장 위험하다. 옷을 너무 얇게 입으면 피부 표면 조직이 추위에 의해서 쉽게 수축된다. 차가운 공기에 너무 노출되면 근육은 굳어지고 천식, 편도선염, 폐렴, 알레르기 비염을 일으키기 쉬운 체질이 된다.

▶격렬한 스포츠

운동을 한 다음에는 땀을 체온이나 쿨러 등에 의하여 건조시켜서는 안 된다. 온풍으로 통과하는 공기 역시 오히려 몸을 차게 할 수 있음도 알아야 한다. 격렬한 운동을 한 뒤에는 땀을 잘 닦아내야 한다. 운동 후에 목덜미가 뻐근하게 당기는 듯한 느낌은 땀이 식으면서 근육을 굳게 하기 때문이다. 또한 근육 중에 젖산이 남아 있기 때문에 근육경화가 일어난다. 젖산을 반드시 몸 밖으로 배출하여야 한다.

심한 근육경화를 일으키기 쉬운 스포츠로는 럭비, 유도, 씨름, 검도, 수영 등이다. 상체를 지나치게 사용하여 근육을 굳게 하는 스포츠는 불의의 큰 사고를 일으키게 된다. 과도한 운동 후의 상쾌한 기분을 건강에 좋다고만 생각하는 것은 그 다음에 오는 근육경화의 무서움을 모르기 때문이다.

▶과도한 육체노동

과도한 육체노동도 위험하다. 땀을 닦아내지 않고 선풍기, 에어컨 등을 쏘이거나 저절로 마르기를 기다려서는 안 된다. 이렇게 하면 땀이나 수분이 급격하게 식으면서 척추 주위의 근육을 급속도로 경화시켜 간이

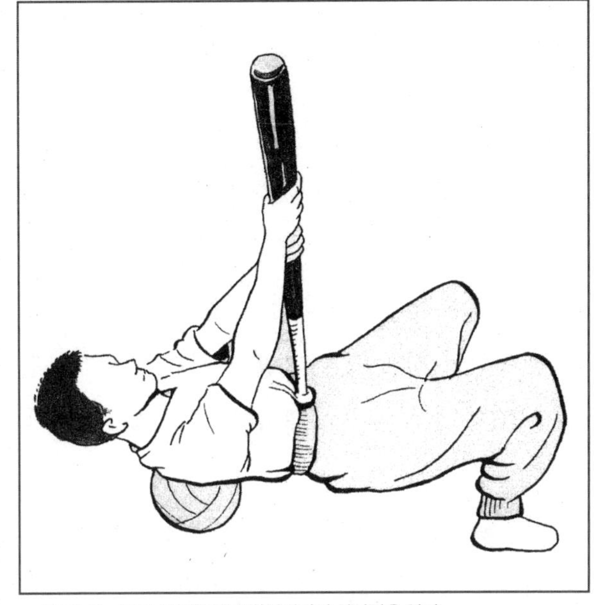

▲틈이 나는 대로 근육을 풀고 강화시키면 성인병은 없다.

나 신장기능을 극단적으로 악화시킨다.

몸을 과도하게 쓰면 근육에 극심한 경화가 시작된다. 특히 손가락과 팔을 지나치게 많이 쓰면 어깨가 굳고, 수면부족을 일으켜 어깨와 목덜미 주위의 경동맥頸動脈 부분을 압박, 뇌腦로 들어가는 혈액과 산소공급을 차단시킨다. 이렇게 되면 의식을 잃고 쓰러지게 된다.

▶정신적인 피로

모든 정신적인 스트레스는 근육을 굳게 만들고 혈관, 임파, 신경을 압박해 혈액과 임파액의 흐름을 악화시킨다. 악화된 조직상태가 계속

되어 신경이 미처 파악하지 못하면 몸에 여러 가지 장애나 질병을 발생시킨다.

이렇듯 정신적인 스트레스는 심장, 신장, 간장의 기능을 약화시킨다. 또 정신적인 스트레스가 암의 주요 원인이라는 것은 잘 알려져 있다. 암에 걸린 사람을 만져보면 몸이 매우 차갑고 딱딱하게 굳어있다.

가족, 사회와의 원만하지 못한 유대관계나 고독과 정서불안이 지속되면 건강에 신경을 쓸 겨를이 없다. 그러다보면 처음에는 체온조절이 되지 않고, 오랫동안 진행하면 정신상태가 심하게 불안정해진다. 계속 진행하면 자율신경실조증이 되고 노이로제, 히스테리로 이어진다. 심한 경우는 정신이상까지 간다. 그래서 정신과 입원환자의 대부분이 머리와 목둘레가 단단하게 굳어 있다.

▶변비

발이나 다리를 차게 하면 변비에 걸리기 쉽다. 여성들의 경우에는 맨발로 차가운 바닥을 다니거나 치마를 입기 때문에 남성보다 변비가 많다. 발에 상처를 입거나 수분섭취가 적어도 변비가 생기기 쉽다. 만일 몸 밖으로 배출하지 않으면 안 될 숙변이 남아 있으면 그 독소가 근육을 경화시킨다. 발이나 다리를 차게 하면 곧바로 배설기와 생식기를 차게 하여 그 기능을 떨어뜨린다. 또한 수분 섭취량도 줄어들어서 변비가 되는 것이다.

변비가 있는 사람은 수분을 충분하게 섭취하고, 발을 따뜻하게 하면 좋아진다. 이렇게 하여도 낫지 않는 극단적인 변비는 끓는 물을 넣은 물베개나 핫팩으로 엉덩이, 오금, 대퇴부, 종아리를 따뜻하게 해주는 것이 좋다. 특히 실내에서는 항상 양말을 신어서 발을 따뜻하게 해야 한다.

▶각성제의 남용

각성제란 중추신경을 흥분시켜서 일시적으로 수면이나 피로감을 억제하는 약물이다. 각성제를 복용하면 정신기능이 활발해지고, 졸음이 억제되어 작업능력이 증가한다. 대개 각성 아민을 뜻하나 카페인, 스트리키닌 등을 포함시키는 수도 있다. 흔히 인위적으로 수면을 쫓아버리기 위하여 각성제를 사용한다. 그러나 이런 약을 장기간 복용하여 수면을 취하지 않으면 서서히 근육경화가 시작된다.

▶자세불량

등이 굽거나 한쪽 어깨가 처지게 되면 이를 바로 세우려고 반사작용을 하게 된다. 따라서 계속해서 근육이 긴장상태에 있게 된다. 등이 많이 굽은 사람은 더 이상 앞으로 넘어가지 않도록 하기 위해서 목과 어깨, 윗등에 힘을 많이 준다.

이것이 오래되면 근육경화로 발전하고, 기력이 떨어지며 위장기능의 약화 등 많은 문제가 생긴다. 뿐만 아니라 목과 어깨의 근육경화는 뇌와 심장 등의 질환을 촉발시키는 도화선이 될 수 있다.

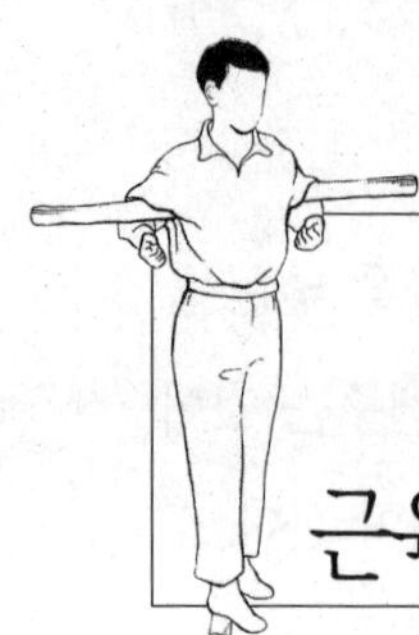

근육을 풀 때는 속근육을 풀어야 한다

인간의 동작이란 근육의 이완과 수축이다. 근육은 근섬유의 수축에 의하여 각종 운동을 한다. 관절을 구부리거나 펴는 것도 모두 근육이 신축성을 갖고 있기 때문이다.

수축收縮이라는 것은 가벼운 긴장이다. 수축을 하면 근섬유는 튼튼한 근막筋膜속에서 부풀어오른다. 물론 근육 내압內壓도 높아지게 된다. 아령을 들고 팔을 구부려 힘을 주게 되면 상완이두근上腕二頭筋이 불룩 튀어나온다. 이것이 '알통'이다. 참고로 이렇게 길이가 긴 근육들은 긴장이 오래 가지 않으며 쉽게 풀어진다.

문제는 뼛속 깊숙하게 붙은 짧고 강한 근육들의 긴장이다. 또한 대부분의 단순 수축은 곧 이완하므로 전혀 걱정할 것이 없다. 연속적인 신축운동은 근육 내압의 항진과 저하가 교대로 일어나고, 근육내의 혈관은 좁아진다던가 굵어진다던가 하여 펌프작용을 일으킨다.

따라서 리드미컬한 근육의 신축운동은 건강에 매우 유익하다. 그러나 지나치게 힘든 근육운동으로 긴장이 되어 응어리로 변하면 상황은 매우 심각해진다. 그리고 리드미컬한 신축과 임상운동과는 일정한 관계가 있다.

긴장에는 이완이 따르게 마련이다. 이완이 없다면 근육 내압은 계속 상승하게 되어 혈관의 펌프작용이 일어날 수가 없다. 즉 건강에 도움을 주는 것이 아니라 악화시킨다. 근육 내압이 올라 혈관을 누르게 되면 혈류량은 도리어 크게 감소하게 된다. 그리고 타다 남은 찌꺼기인 젖산은 철철 넘칠 만큼 근육에 고이게 된다. 이렇게 고인 젖산은 근육의 움직임을 멈추게 하고, 긴장 → 울혈 →근육의 경화라는 악순환에 빠져들게 한다.

근육이 뭉쳐서 오래 지속되면 혈류량의 저하로 아픔이 발생하게 되고, 조금씩 전신으로 퍼져 나가게 된다. 근육이 굳어 있으면 혈관이나 임파관, 신경을 압박해 혈액이나 임파액의 흐름을 나쁘게 한다.

따라서 세포에 산소와 영양이 부족하여 세포가 충분히 일을 하지 못한다. 만일 그 세포가 위에 있다면 위가 나쁘게 되고, 간에 있다면 간 기능이 떨어진다.

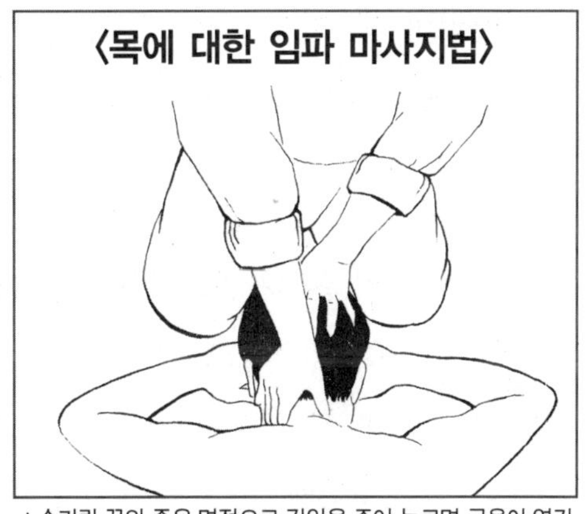

▲손가락 끝의 좁은 면적으로 강압을 주어 누르면 근육이 역긴장을 하고, 가볍게 주무르면 겉 근육만 풀리고 일시적인 효과뿐이다.

이와 같이 혈액순환이 안 되면 산소와 영양이 부족한 부분에 병이 생기는 것이다. 또 우리 몸의 어느 신경, 어느 근육이 굳어 있는가에 따라서 해당 기관의 기능은 떨어진다.

우리가 매일 집안 청소를 깨끗하게 해도 바퀴벌레나 보이지 않는 먼지 진드기들이 번식을 한다. 번식하는 장소도 사람의 손길이 잘 닿지 않는 장롱 밑이나 어둡고 습한 구석이다. '어둡고 깊숙한 구석'이 문제인 것이다. 여기를 청소하지 못하면 병균의 번식을 막을 수 없다.

그런데 문제는 우리 몸의 근육은 모두 뼈에 붙어 있다는 점이다. 동맥경화는 있어도 정맥경화는 없다. 동맥은 굵고 단단하며 탄력이 있고, 정맥은 얇고 약하며 손상을 받기 쉽다. 동맥은 심장에서 뿜어져 나온 신선한 피를 사지로 내보내는 역할을 한다. 동맥은 근육 속 깊숙하게 뼈와 거의 붙어서 내려가기 때문에 가벼운 마사지로서는 거의 영향을 주지 못한다.

감자탕을 먹어본 사람은 잘 알겠지만, 돼지를 비롯한 척추동물의 척추 마디 사이에는 매우 강하고 질긴 힘줄과 근육이 붙어 있다.

이렇게 근육의 길이가 짧고 뼈에 직접 붙어있는 속근육들이 뭉칠 경우에는 통증이 매우 오래 간다.

즉 눈에 보이는 곳이 아니라 보이지 않는 곳, 근육껍데기가 아니라 깊숙한 곳을 풀어야 한다. 껍데기만 슬쩍슬쩍 눌러주고 만져주는 방식으로는 절대 수명을 늘릴 수 없다.

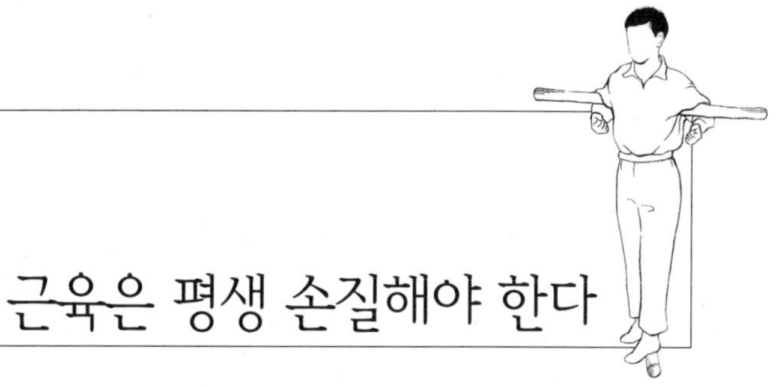

근육은 평생 손질해야 한다

"빗방울이 바위를 뚫는 것은 힘이 아니라 반복이다."

필자는 이 글귀를 좋아한다. 한 번에 해결하지 못하더라도 여러 번 자주 반복하게 되면 언젠가는 반드시 이루어진다는 뜻이다. 그러나 그냥 반복하는 물만 가지고는 바위를 능히 뚫을 수 없다. 물속에 포함된 작은 모래가 있어야만 하는 것이다. 이것이 바로 세상 모든 비밀들의 열쇠이다.

요통이나 어깨결림은 생활하다보면 근육 긴장이 늘 생기기 마련이고, 이것이 쌓여서 아픔으로 발전하게 되는 것이다. 이것은 건물 화장실 청소와 같아서 하루라도 거르게 되면 건물이 지저분해진다. 관리하지 않은 집은 거미줄이 생기고 내벽도 쉽게 노후된다. 고인 물은 이끼가 잘 끼고 쉽게 더러워진다. 음식을 먹고 이를 닦지 않으면 치아가 상하기 쉽다.

사람도 움직임이 있으면 반드시 근육이 긴장하며, 젖산이 쌓이고 노폐물이 만들어진다. 가만히 앉아 있어도, 아니 드러누워만 있어도 살아있는 동안은 근육이 긴장한다. 인간은 한 자세로만 지낼 수가 없다. 자꾸 움직여서 피가 골고루 통하도록 저절로 자세를 바꾸게 되어 있다. 자세를 적절히

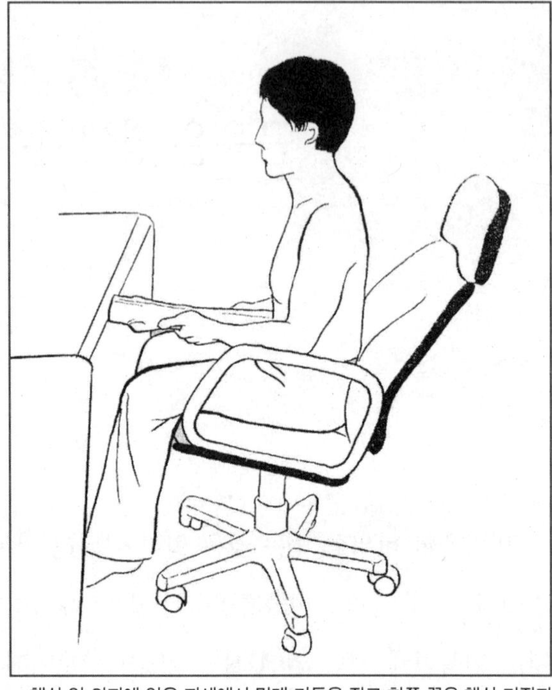

▲책상 앞 의자에 앉은 자세에서 막대 기둥을 잡고 한쪽 끝은 책상 가장자리, 한쪽 끝은 복부에 댄다. 호흡에 맞추어 막대에 힘을 주어 밀어주며 반복한다. 뱃속이 단단하게 뭉친 경우나 뱃심이 없는 사람들에게 효과적이다.

바꾸지 않으면 근육의 한곳만 일방적으로 피로해진다.

피로가 쌓이는 곳을 자주 풀지 않고 계속 긴장을 주면 근육이 굳어서 병이 된다. 화장실 청소는 매일 해야 하며, 음식을 먹고 난 후에는 반드시 치아를 닦아주어야 한다. 근육도 이와 마찬가지로 평생동안 자주 풀고 손질해야 한다.

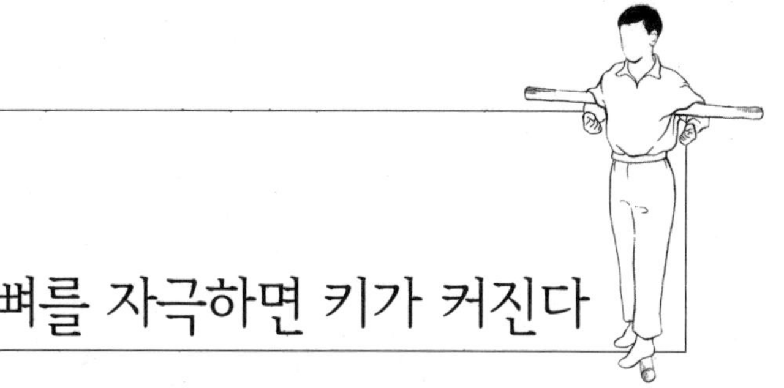

뼈를 자극하면 키가 커진다

어떤 사람은 피부를 관리하고, 어떤 사람은 겉 근육을 풀고, 어떤 사람은 속 근육을 푼다. 그러나 더 중요한 것은 뼈까지 푼다는 기분으로 근육을 풀어야 한다. 그 이유는 모든 근육은 뼈에서 시작하여 뼈에 와서 붙기 때문이며, 최소한 하나의 관절을 지나 뼈와 뼈를 연결하여 움직임을 일으키기 때문이다.

이런 골격의 움직임에 의하여 근육 긴장이 발생하는데 가장 많은 피로를 느끼는 부위가 바로 근육들이 붙는 지점이다.

따라서 골막에 붙는 부위란 곧 뼈라고 하여도 과언이 아니다. 따라서 근육을 푼다는 말은 곧 뼈를 자극하는 것과 다름이 없다. 뼈를 자극하면 건강에 매우 큰 도움이 된다. 뼈를 자극하면 활력이 생기며, 골밀도가 높아지고, 키가 작은 아이들은 키가 커진다.

필자는 오래 전에 체육 고등학교와 대학교 지정 건강센터를 운영한

적이 있다. 그때 필자가 사용하던 막대요법으로 많은 운동선수들을 돌보게 되었다. 당시 고등학생이던 유명한 방수현 선수가 디스크에 걸려 운동을 포기하려 했으나 담당 코치 선생님의 권유로 필자에게 와서 회복이 된 적이 있다. 그 이후로 수많은 운동선수들이 찾아오게 되었는데 그때 경험한 것이 막대요법으로 키가 커진다는 사실이다. 그 중에 한 사례가 부모의 키가 모두 160이 되지 않은 키 작은 배드민턴 선수인 B군이다. 작은 키와 잦은 무릎 부상으로 고민하던 그를 막대요법으로 회복시켜서 대학생인 지금은 184cm의 장신 선수가 되었다.

뼈에 적당한 압력을 반복해서 가하면 키가 커지고 강해진다는 원리에 대해서는 전문학자의 연구 발표가 뒤따라야 하겠지만 적어도 필자의 경험에는 확실히 긍정적이다.

현재까지 알려진 바로는 뼈는 반도체 접합구조라고 한다. 반도체 접합에는 소량의 불순물이 삽입되어야 하는데 그 불순물이 바로 '구리'이다. 뼛속에 구리가 있다는 것이다. 반도체 접합 구조이기 때문에 전류를 한 쪽으로만 흐를 수 있게 하는 정류기 역할을 한다. 또한 뼈는 누르면 전기가 발생하는 압전소자이다. 이 성질이 뼈의 성장 방향을 조정하며 키를 크게 하는 것이다.

〈막대 체조〉

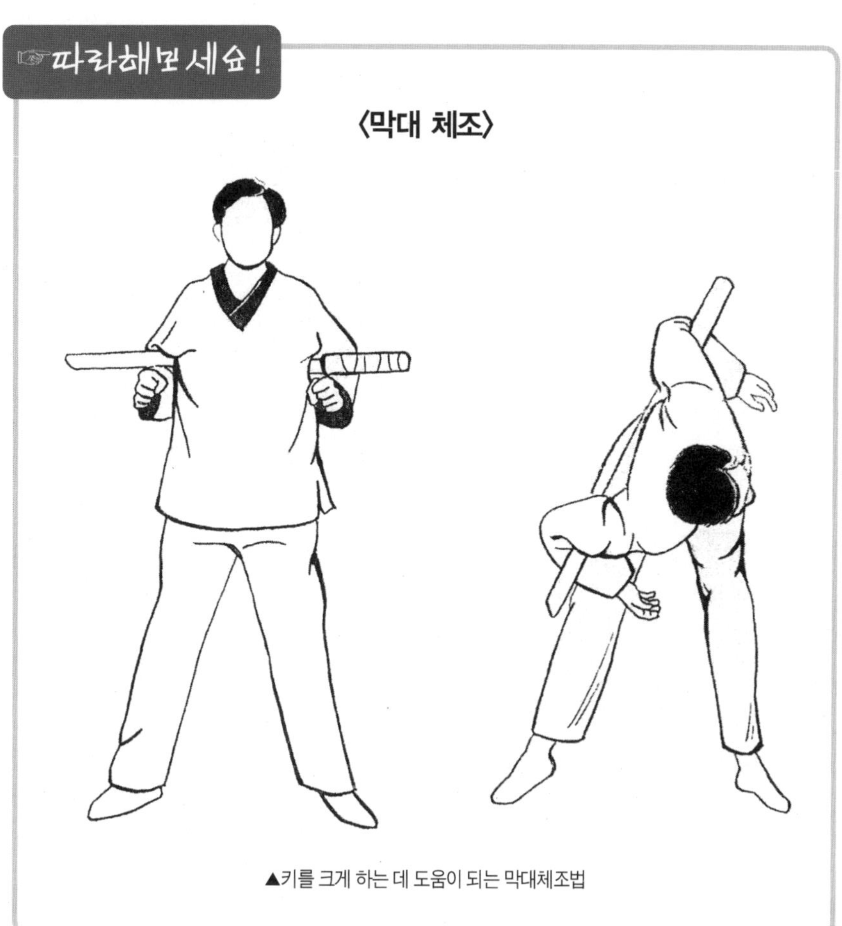

▲키를 크게 하는 데 도움이 되는 막대체조법

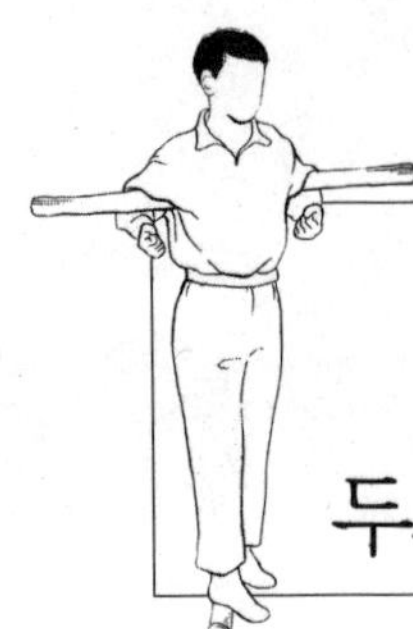

두드려서 푸는 타박술은 절대 '금물'

옛말에 여자하고 명태는 사흘마다 두드려 패야 한다고 했는데, 요즘에는 큰일 날 소리다. 딱딱해진 명태는 다듬이 돌 위에 올려놓고 두드리면 나긋나긋해져서 국을 끓여 먹기가 좋고, 여자는 마음이 부드러울수록 좋다는 이야기가 아니겠는가.

죽은 명태야 두드리면 부드러워지겠지만, 살아있는 여자를 패는 날에는 그날로 끝장이다.

한때 종교적인 치유의식의 하나로 '때려서' 몸이 좋아진다는 행위가 유행처럼 번진 적이 있었다. 또한 그로 인한 사고도 종종 매스컴에 오르내렸다.

결론부터 말하자면 몸을 손바닥으로 두드려서 푸는 타박술로는 근육을 충분하게 풀어낼 수는 없다. 물론 반복해서 자극을 받은 정맥혈관과 겉 근육이 약간은 풀려서 순환증진이 되고 시원해질 수는 있다.

근육 긴장은 대부분 뼈에 근육이 붙는 가장 깊숙한 부위에서 문제를 일으킨다. 따라서 아무리 손바닥으로 근육을 세게 두드려도 겉 근육에만 피멍이 들 뿐, 속 근육은 그대로이기 때문에 일시적으로 시원한 느낌은 들지 모르겠지만 근본은 결코 좋아지지 않는다.

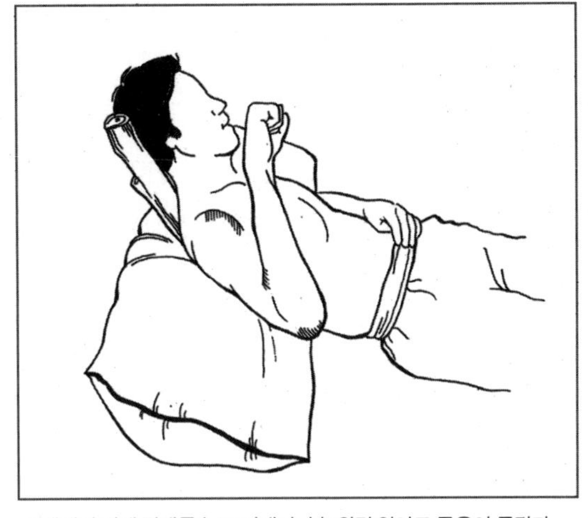

▲베개나 벽에 막대를 놓고 기대거나 누워만 있어도 근육이 풀린다.

만약 속 근육을 풀겠다고 몽둥이로 세게 때려서 해결을 보겠다면 골막까지 자극이 가야 하는 데 골막을 풀 정도면 뼈가 부러지기 직전까지 세게 때려야 하므로 이렇게 때렸다가는 상대방은 비명횡사하고 말 것이다.

그러나 막대기를 이용하여 근육이 뭉친 부위에 대고 누르면 아프지도 않고 근육도 빨리 풀린다.

죽어서 딱딱하게 굳은 명태야 두드려서 부드럽게 할 수 있지만 사람의 몸은 두드리지 않는 것이 좋다. 가볍게 '퐁퐁' 두드려봐야 껍데기의 정맥 정도만 자극을 줄 뿐이다. 그것은 기분이야 어떨지 모르지만 진정한 건강법은 아니다. 정말 '뼛속까지 시원한' 느낌이 들어야 굳은 몸과 마음이 다 풀리는 것이다.

우리 몸은 가급적 두드리는 것보다는 비벼주는 것이 백 번 낫고, 겉에서 비비는 것보다는 뼈의 골막을 눌러 부드럽게 푸는 것이 제일이다. 즉 자기 체중을 실어서 튀어나온 돌기나 나무막대에 아픈 곳을 대고 움직여 가며 푸는 것이 가장 잘 풀린다.

제 3 장

내 몸을 살리는 막대요법의 '힘'

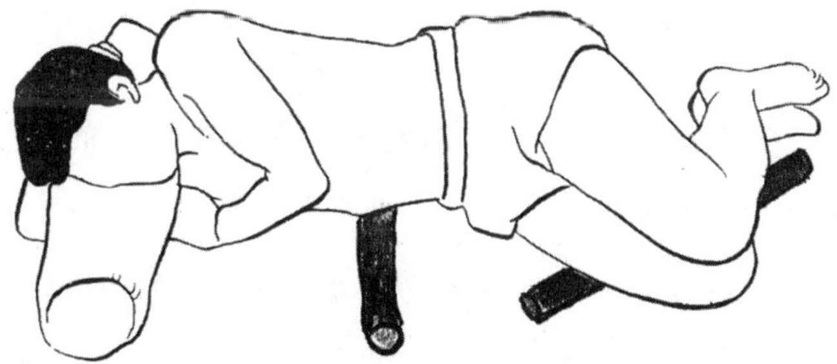

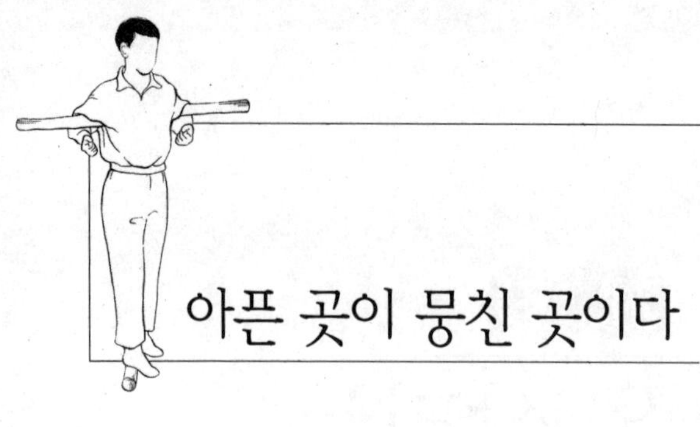

아픈 곳이 뭉친 곳이다

남이 앓고 있는 괴로운 난치병보다 지금 내가 앓고 있는 감기를 더 아프게 느끼는 것이 인간의 마음이다. 만일 당신이 의사라면 고통 중에 있는 환자에게,

"아픔은 당신의 영혼을 더욱 성장시키고 하느님께 다가설 수 있도록 하는 기회입니다. 그러니 아프더라도 참고 지내시길 바랍니다." 라고 신부님처럼 말할 수 있겠는가.

"이 병은 원인도 알 수 없고 현대의학으로선 대처할 수 없습니다. 그러니 감수하며 살아가세요."라고 한다면 기분이 어떻겠는가. 본인이 의사라도 아파보지 않은 분들은 그 심정을 다 헤아릴 수 없다.

통증을 다루는 전문 의학자들은 이렇게 말을 한다.

"아픔이란 당장은 괴롭겠지만 손상 부위를 만회할 수 있는 기회이기도 하다. 아픔이란 어떤 장기나 조직에 손상이 있을 때 이를 지각신경

知覺神經을 통해 뇌에 알려서 더 이상의 손상이 없도록 빨리 대책을 세우라는 신호전달이다."

그렇다. 면도칼이 제 살 속을 뚫고 동맥혈관을 잘랐는 데도 이를 깨닫지 못하거나, 뜨거운 불판에 삼겹살이 타는지 제 손가락이 타는 지도 모르고

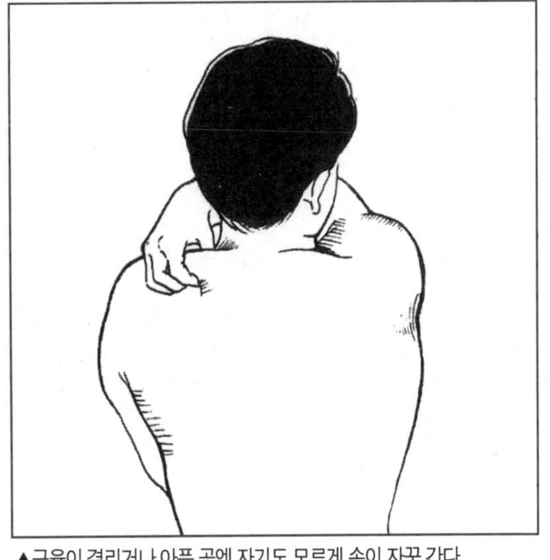

▲근육이 결리거나 아픈 곳엔 자기도 모르게 손이 자꾸 간다.

구수한 냄새에 취해 있다면 어떻게 되겠는가?

따라서 아픔은 무조건 싫어만 할 것도 아니다. 아픔이란 병이 시작되었다는 신호이다. 큰 병을 막으라는 신의 계시이다. 이런 작은 신호를 무시하고 방치함으로써 병을 서서히 키워가면서 돌이킬 수 없는 재난을 당하는 것이다.

수많은 스트레스나 막중한 업무로 인해 과로가 누적이 되면 인체의 근육 세포는 움츠려 든다. 근육이 수축 · 긴장하게 되면 근육 속의 혈관이나 신경이 눌리게 되고 기능장애가 나타난다. 이것을 예방하는 길은 작은 아픔을 무시하지 말라는 것이다. 아픔은 더욱 더 근육 긴장의 악순환을 낳고 조직의 기능을 떨어뜨리기 때문이다.

근육이 뭉치는 것을 방치하면 아픔이 나타난다. 아픔이란 근육이 잔

뚝 긴장하여 좋지 않은 상태라는 뜻이다. 계속 기계를 가동하면 고장이 난다는 경고이다. 그러니 잠시 쉬고 있으라는 데 겁도 없이 무리를 해 대니 몸이 반란을 일으키는 것이다.

아픔이 있다면 모든 일상을 잠시 쉬고 작은 막대 하나를 집어 들어라. 그리고 근육이 뭉치는 곳에 막대를 깔고 지그시 누르고만 있어 보라. 막대가 당신의 몸 세포 하나하나에게 대화를 걸면서 당신의 아픔을 달래줄 것이다.

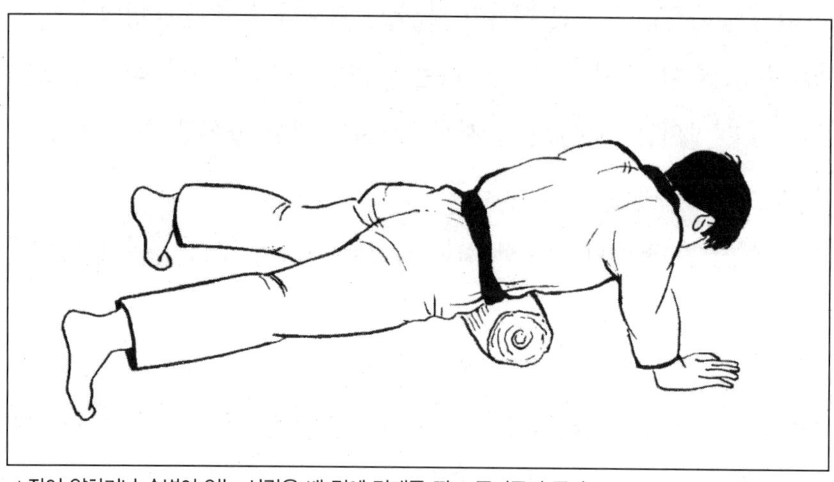

▲장이 약하거나 숙변이 있는 사람은 배 밑에 막대를 깔고 굴려주면 좋다.

막대요법을 하면 누구나 '건짱'

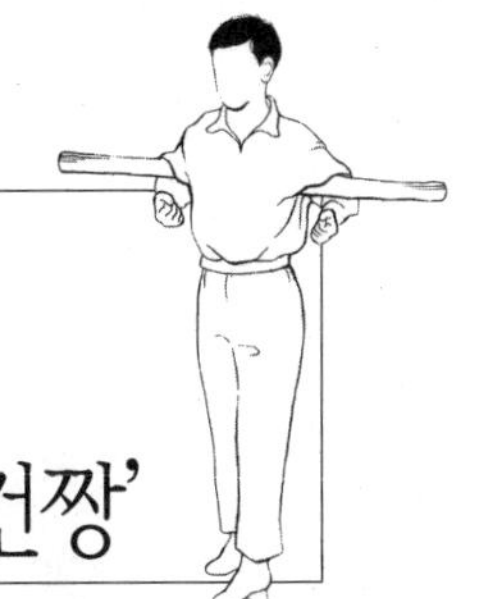

아주 잘생긴 왕년의 명배우가 있다. 텔레비전으로 보면 여전히 아름다운 미모와 화려한 옷으로 시선을 끈다. 하지만 분장을 걷어낸 그녀의 얼굴과 목은 거위의 늘어진 주름처럼 피부는 늙고 병색으로 가득했다.

화장으로 외면을 치장할 수는 있지만, 속까지 아름답게 할 수는 없다. 우리가 속 근육을 풀어야 하는 이유도 껍데기가 아니라 속을 풀어야 진짜 '건짱'이 되는 것이다. (건짱이란 건강이 최고인 사람을 말하는 것으로 필자가 만들어 보았다)

속 근육은 생명활동의 주체인 동맥과 신경들이 배열되어 있다. 인체는 뼈와 치아, 체모를 제외하면 전부가 근육이다. 근육 속에는 수없이 많은 크고 작은 중요한 혈관과 신경이 분포되어 있다. 혈관이나 신경은 삶아놓은 국수가락과 같이 매우 부드럽고 약해서 매우 작은 압박에도 저리거나 아픔을 느낀다. 그 중에서도 동맥과 신경은 더욱 중요하다.

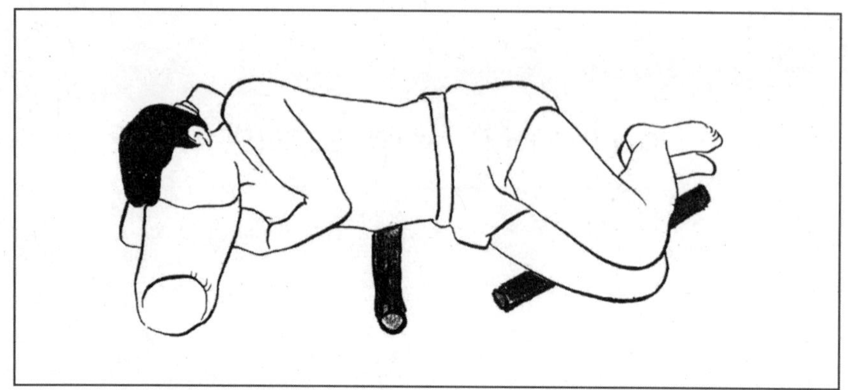

▲막대는 근육이 뭉친 곳이면 어느 곳이나 가능하다. 그림은 나른한 옆구리와 다리를 자극 주는 방법이다.

우리가 화장실 좌변기에 걸터앉아 있거나 의자에 다리를 꼬고 조금만 앉아 있어도 다리가 저린 것은 바로 신경과 동맥이 눌려서 지르는 자체 구조신호이다. 그런데 이렇게 짧은 시간 동안의 압박은 곧 풀려지지만, 반복적이고 장기적인 근육경화(굳어짐)로 인한 압박은 순환장애나 마비를 일으키는 경우가 많다.

문제는 통증이 강하고 오래가는 경우는 대부분이 짧고 강한 속 근육이 뭉치고 굳어있다는 점이다.

겉에 있는 길고 부드러운 겉 근육은 가볍게 주물러주거나 요가나 기공, 체조, 스트레칭 등을 해주거나 찜질을 해주면 바로 풀린다. 그러나 속 근육은 겉에서 아무리 몸을 움직이고 눌러봐야 쉽사리 풀려지지 않는다. 속 근육을 풀어야 하는 이유도 혈관, 임파, 신경의 기능을 증진시켜 조직을 활성화시키는 데 있다.

심한 가뭄으로 말라서 타들어 가는 벼를 살려내기 위해서는 논에 물

꼬를 잘 터주어서 제 길 따라 제대로 물이 흘러 들어가면 벼는 다시 살아나는 것이다.

> 막대요법은 인체의 굳은 속 근육을 전문적으로 푸는 가장 뛰어난 기술이라고 할 수 있다. 특히 막대요법은 스스로 자기 몸을 풀거나 자극을 가하여 자연치유력을 높이고 건강을 증진하는 '나홀로' 건강법이다.

막대요법은 속 근육 (Deep muscle)을 풀어주는 데 가장 좋은 건강법이기 때문이다. 카이로프랙틱이 뼈와 관절을 다루는 기술이라면, 막대요법은 그 뼈와 관절을 연결하고 붙어있는 속 근육을 풀어주고 다루어 주는 기술이다.

지압과 마사지가 피로물질과 노폐물을 제거할 목적으로 껍데기(천층)의 정맥혈을 자극한다면, 막대요법은 뼈를 타고 달리거나 근육 깊숙이(심부층) 자리잡고 있는 동맥혈과 신경을 자극하여 보다 근본적이고 완전한 피로회복과 기능회복을 유도한다.

따라서 막대를 통하여 평소에 속 근육을 풀어준다면 누구나 부러워하는 '건짱'이 될 수 있다.

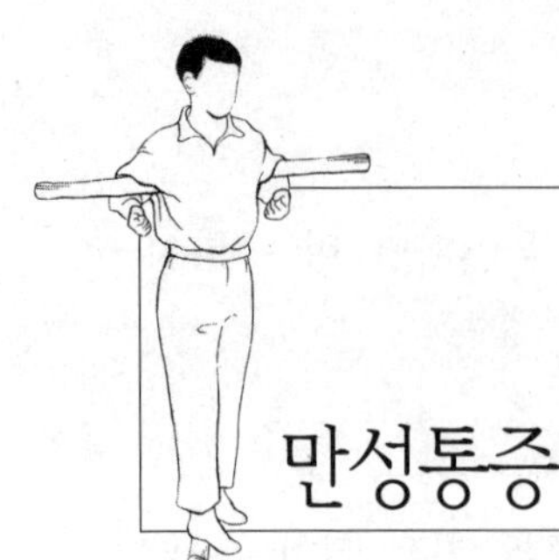

만성통증 다스리는 '막대요법'

급성질환에는 대응책이 뛰어난 현대의학도 만성 통증에는 충분하게 대응치 못하고 있다. 그 이유가 뭘까?

만성통증은 수술이나 약물치료 뒤에도 장기간 지속되는 통증이다. 예를 들어 편두통 따위의 두통이나 안면통, 척추의 변형이나 자세불량에 의한 목·어깨·팔·허리·다리의 통증과 순환장애에서 오는 통증, 삼차신경통, 류마티스 등은 치료가 어렵고 원인을 딱 부러지게 규정하기 어려운 곤란한 문제가 있다.

의사 역시 일반적으로는 급성 통증을 치료할 때만큼 정열을 기울이지 않는다. 구멍이 뚫리거나 암 덩어리가 커진 것이 발견이 되면 의사는 정열을 갖고서 치료한다. 예를 들어 위장에 구멍이 뚫려서 생긴 통증이라면 즉시 위를 절제하는 외과수술을 한다. 뇌 동맥류가 파열되면서 생긴 두통은 즉시 신경외과 수술을 한다. 또 세균감염으로 열이 나거나 통증이 발생되었다면 즉시 항생제나 해열진통제를 쓴다. 즉 의사는 급성 통증에 대해서는 상당히 대응책도 빠르고 치료효과도 높다.

그러나 만성 통증이 있어서 병원에 갔는데, 의사로부터 별 대수롭지 않게 '이상이 없다'고 하면 대부분의 환자들은 기뻐하지 않고 오히려 속상해 한다. 그리고 시킨 대로 운동도 하고 쉬기도 했지만 통증이 전혀 개선되지 않는 경우에는 더욱 괴로울 것이다. 상황이 수술을 해야 할 정도로 심한 증세도 아니고, 그렇다고 잊어버리기에는 자주 신경이 쓰인다.

"코끼리 가죽에 난 상처는 백년이나 간다."는 말이 있다. 교통사고 따위로 몸에 충격을 받으면 처음에는 대수롭지 않은 통증도 시간이 흐를수록 심해지는 체험을 해 보았을 것이다. 겉으로 드러나지 않는 상처도 뼛속까지 충격이 미쳤다면 근육을 포함한 연부조직에 상당한 손상

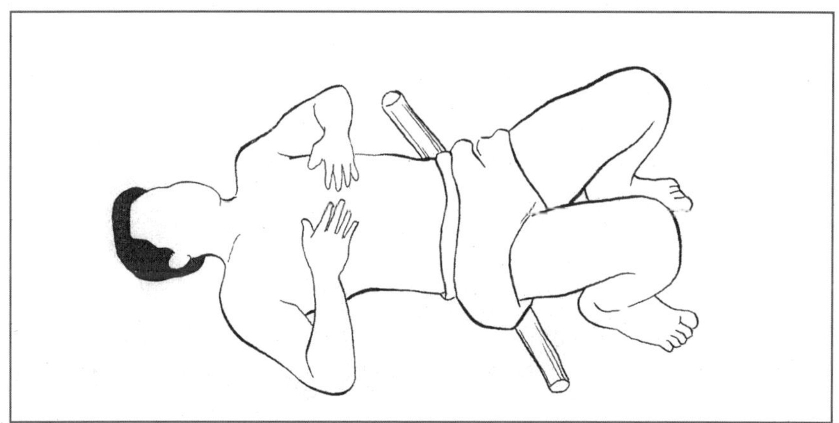

▲아프면 근육이 긴장하고 뭉친다. 뼈를 피해서 아픈 근육을 찾아가는 과정이 곧 풀리는 해법이 될 수 있다. 급성기에는 막대요법이 금기증이지만, 만성통증은 오히려 도움이 된다.

이 미친다. 연부조직이 '떡'이 된다는 것은 조직이 염증반응을 일으키고 유착癒着이 되는 것이다.

　따라서 모세혈관이나 미세신경들이 눌리고 막히는 장해를 받아 아픔이 일어나고, 그 아픔은 근육 수축을 일으켜서 더욱 딱딱하게 된다. 결국 근육이 붙어 있는 뼈와 뼈의 간격이 좁아지면 관절에까지 그 영향이 미치게 되어, 날씨가 조금만 추워도 오그라져서 더욱 아픔을 느끼게 되는 것이다. 이럴 때에 굳어 있거나 긴장된 근육 부위에 막대를 대고 있으면 조직이 풀어져서 스스로 교통정리가 된다.

> 만성통증의 해결법은 세월이 약이 아니다. 환자의 소극적인 초기 대응이 큰 화를 부른다는 사실을 명심하자. 특히 만성 통증도 막대요법을 이용하여 즉시즉시 풀어주면 해결이 빠르고도 쉽다.

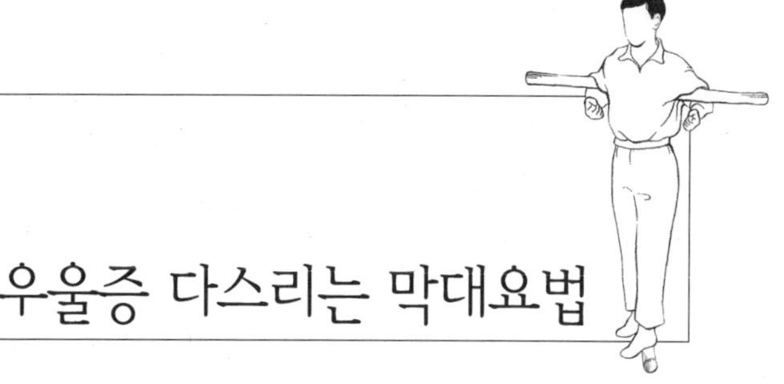

우울증 다스리는 막대요법

우울증에 걸리면 자의든 타의든 몸의 활동이 저하되고 자율신경의 기능이 현저하게 떨어진다. 특히 밤에 잠을 잘 이루지 못하는 불면증은 건강에 있어 가장 큰 적이다. 밤새워 즐겁게 놀거나 밤새 돈다발을 센다고 하여도 몸이 나빠지는데, 하물며 기분 나쁜 일로 밤을 지샌다면 건강은 치명적으로 나빠진다.

뚜껑이 열릴 정도로 스트레스를 많이 받으면 자세 따위는 신경을 쓰지도 않는다. 전신의 힘이 다 빠져서 축 늘어지기 때문에 의자에 앉아도 목과 어깨가 기울어져서 근육 긴장이 빨리 온다.

긴장은 곧 아픔이 되고 아픔은 다시 목 디스크나 오십견으로 발전한다. 그러니 지나친 욕심이나 정신적인 스트레스에서 빨리 벗어나는 것이 상책이다.

우울증 등으로 집에 틀어박혀 있으면 몸을 쓰지 않는 데다가, 자세까지 기울어져서 나빠지면 속 근육은 매우 빨리 굳는다. 이렇게 되면 근육 속에 들어앉아 있는 신경과 혈관들이 눌려 소통이 나빠지게 되고 그 결과 부속 기관들의 기능도 현저하게 떨어지게 된다.

처음에는 말랑말랑 고무줄 같은 근육이 나중에는 나이론줄처럼 딱딱해지거나 조약돌처럼 응어리가 생기게 된다. 그렇게 되면 그 속을 지나가는 혈관과 신경이 눌리고 조직에 영양과 산소가 부족하게 된다. 그 결과 대사물질이 고이고, 이것이 다시 새로운 통증을 유발하거나 증대시키는 것이다. 불치병이라는 것도 따지고 보면 다 속 근육이 굳어서 혈관, 신경, 임파의 기능이 떨어져 생기는 것에 지나지 않는다.

일반적으로 우리 몸이 우울증 상태가 되면 내인성통증억제계內因性痛症抑制系라고 불리는 몸속에 있는 통증 억제기구가 활동하지 않게 된다. 이 내인성 통증 억제계는 마약성 물질인 엔돌핀계와 노드아드레날린계, 세로토닌계 등 세 가지가 알려져 있다.

우울증 상태에서는 마지막의 세로토닌계가 충분히 활동하지 못해서 통증을 강하게 느끼는 것으로 보고되고 있다. 우울증이 있거나 비관적인 성격을 갖고 있는 사람은 그만큼 통증에 더 약하고 회복이 어렵다. 통증은 즉시 근육 긴장을 만들고 혈관, 신경계의 기능을 저해한다.

따라서 불치병을 막으려면 불면증과 우울증을 없애야 한다. 막대요법은 스트레스나 정신적인 충격에 빠진 사람에겐 특효라고 할 수 있다.

스트레스 해소하는 막대요법

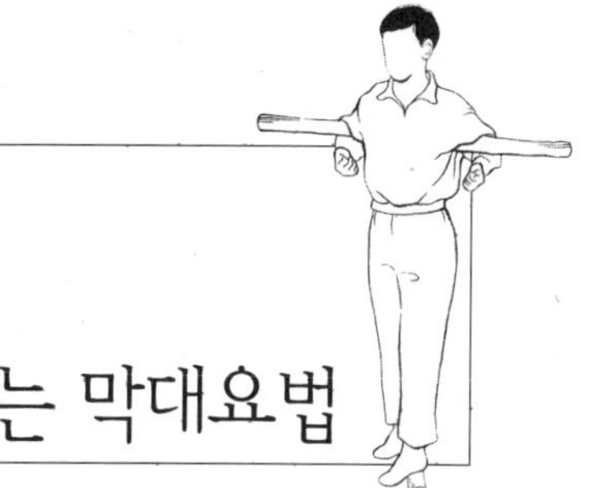

자궁암 말기에서 극적으로 회복이 된 K씨(65세, 강남구 거주)는 퇴원 후에도 항상 머리와 목덜미가 아프고 심한 피로감으로 의욕을 잃고 살았다. 생명을 얻었다는 기쁨은 잠시이고 항상 몸이 개운치 않아서 마음은 불안하기만 하였다.

그러다가 필자가 잘 아는 내과 원장님으로부터 소개를 받아 찾아오게 되었다. 몸은 살이 쪘는데 부어 있었으며, 등의 근육은 매우 딱딱했다. 수영이나 헬스를 30년이 넘게 했다고 한다. 그러나 어느 순간 암이란 병이 찾아와서 이것을 알아차린 순간은 말기에 이른 것이었다.

여자들의 마음의 병은 대부분이 남편 외도 아니면 고부 갈등, 자식 문제 때문에 일어난다. 이 분은 남편이 건설업을 하는 관계로 자주 집을 비우고, 그러다가 바람이 난 것이었다. 이런 마음고생은 수영이나 헬스, 골프를 친다고 해서 사라지는 것이 아니다.

자궁암이든 위암이든 암 환자들의 공통점이 발병하기 전에 자주 목과 어깨가 뻐근하고 피로를 매우 많이 느꼈다는 점이다.

급성 통증은 극심한 공포를 초래하지만, 만성적인 통증은 우울 상태를 초래한다. 1년 내내 통증에 시달리고 있으면 세상에 혼자 불행한 사람으로 생각되어 기분이 매우 울적해진다. 상태가 심하면 생각지도 못한 '우울증'에 걸리고 만다. 특히 감정이 격하기 쉬운 성격이나 매우 민감한 성격의 소유자는 감정의 기복 자체가 통증을 매우 상승시키게 되고 중추 신경을 과도하게 자극하게 된다.

이런 감정기복이 많은 사람도 평소에 근육을 잘 풀어주게 되면 매우 편안하고 여유로운 성격을 가질 수 있다. 심지어 만성적인 불면증이나 우울증이 말끔하게 회복되는 경우가 매우 많다.

인체란 체액과 혈액이 원활히 흘러야 건강을 유지할 수 있다. 한방에서도 인간은 욕망을 채우지 못했을 때 기가 막히고, 스트레스가 쌓이게 되면 혈관도 수축하여 혈액순환이 잘 되지 않고 병이 된다고 했다.

마음이 어둡고 매사에 비판적인 사람들은 각종 질병에 시달리기 쉽다. 또한 마음이 약하고 세심한 사람은 작은 일에도 스트레스를 받아 병에 걸리기 쉽다. 낯이 두껍고 배짱이 좋은 사람은 죄를 짓고도 오히려 건강하다. 병에 걸리는 것은 부처님이나 예수님의 시험이나 악령 때문이 아닌 것이다.

인간이란 살다보면 누구나 스트레스를 받고 우울해질 수는 있다. 이런 경우에 슬기롭게 잘 극복해 나갈 수 있는 방법을 알고 있다면 얼마나 좋을 것인가. 그러자면 먼저 몸을 건강하게 하는 방법들부터 배워야 한다.

K씨는 통쾌법과 필자가 가르쳐드린 막대요법으로 현재 기쁨의 삶을 살고 있다. 삶에 아무런 희망이 없다고 체념을 하던 그분은 몸 전체가 계속 망가져 고생을 하였으나 오히려 지금은 아프기 전보다 더 건강해졌다는 것이다. 건강에 대한 염려나 우울증도 말끔하게 사라졌고 취미 생활과 몸을 돌보는 재미에 매우 행복하게 지내고 있다.

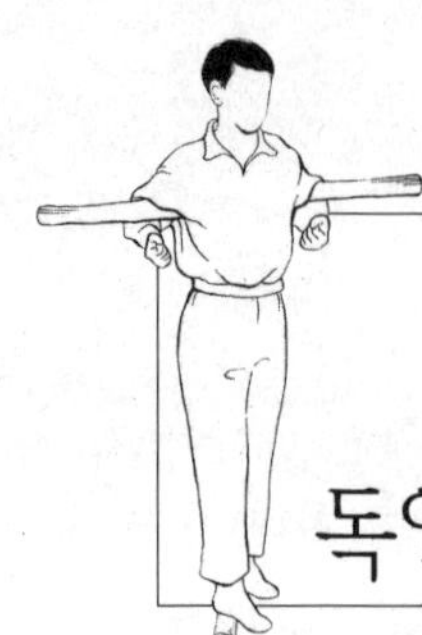

독일 의사도 놀란 '근육풀이 막대요법'

어떤 사람은 필자가 몽둥이나 막대기를 이용하여 근육을 풀고 건강을 지킨다고 하면 "유명한 박사님도 모르는 건강법이 어디 있나? 병원에서도 못 고치는 걸 몽둥이로 어떻게 좋아지느냐?" 생각할 수도 있다.

그렇다. 막대요법이 필자에 의해 개발되었으니 세상 사람들이 모르는 것도 당연하다. 필자가 하는 방법은 예방법이며 자연을 이용한 가정 건강법이다. 병을 고치는 것은 의사의 영역이다. 하지만 치과에서 치아까지 닦아주지는 않는다. 마찬가지로 칫솔질 등으로 예방은 스스로 할 수 있다.

사실 의사란 약리藥理나 화학적인 원리하에 수술이나 주사, 투약 방면의 전문가이다. 그 외의 방법들에 대해서는 공부를 따로 할 틈이 전혀 없다. 그리고 필자가 주장하는 막대 건강법은 의사의 영역이 아닌 순수한 자연 건강법이다.

독일에서 방문한 신경외과 전문의인 슈타이너 박사와 내과 전문의인 요세프씨 박사는 필자의 막대요법과 근육풀이 통쾌법이 **"매우 혁신적이며, 어떤 방법보다도 확실하다"**고 감탄을 한 바 있다.

의학적인 지식으로 무장한 독일 최고 권위의 의사가 무엇이 부족해서 필자에게 입문을 했을까. 가장 과학적이고 합리적인 서양의학으로도 해결할 수 없는 병들이 너무 많았으며, 그들은 그 대안으로 동양적인 방법을 통해 해답을 얻으려 하였을 것이다. 그러나 침술을 비롯한 유사 요법들 역시 그들의 마음을 다 채워주지 못하였다.

슈타이너 박사는 독일 대표팀(테니스)의 팀 닥터인데, 자신도 서혜부 안쪽의 근육통으로 매우 고생을 하였다. 이런 곳의 근육풀이는 손가락으로 아무리 강하게 누른다고 하여도 쉽게 풀어지지 않는 곳이다.

필자는 고관절 주위의 단단하게 뭉친 근육은 밑에 굵은 막대를 받쳐서 풀고, 서혜부는 복와위 상태에서 시술자가 발끝을 밀어 넣은 후 관절운동을 시켰다. 그러자 단 한 번으로 간단하게 뭉친 근육이 풀리며 통증이 사라지는 것이었다. 그들은 감탄을 하면서 무언가 '깨달음'의 표정을 지었다. 그리고 카메라를 꺼내들고 기념사진을 찍었다. 테니스를 치다가 다친 후에 한 번도 앉지 못했던 '양반다리' 포즈가 단 몇 분만에 감쪽같이 좋아진 것이다.

막대요법이란 시술자의 손이나 발 대신 스스로의 힘으로 굳어있는 관절이나 근육을 쉽게 풀어준다는 점에서 세계에 유래가 없다는 것이다.

그들은 원래 한국에 독특한 침술법을 익히러 왔다가 뭔가 색다른 경험을 원하였다. 그러다가 수소문 끝에 필자에게 입문을 하였는데, 배운 것을 독일에 돌아가서 임상실험을 한 결과 동양적인 다른 방법보다 월등하게 치료효과가 높았다고 회고했다. 가만히 쉬면서도 병이 좋아지고, 근육이 풀리면서 동시에 강화되는 일석이조의 방법은 전 세계적으로 없다며 감탄했다.

막대 하나가 내 몸을 살린다

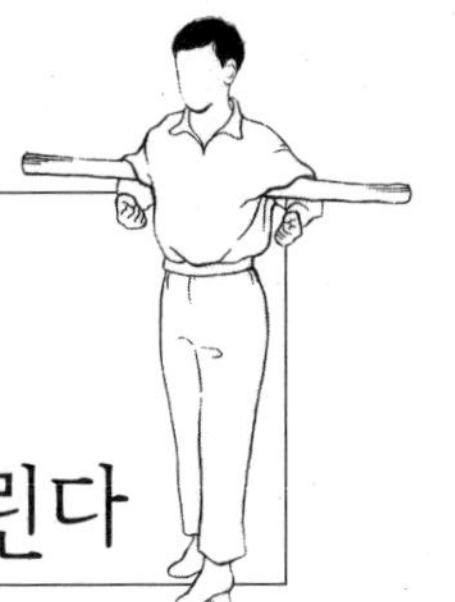

"막대 하나가 웬만한 수기 전문가보다 뛰어납니다."

"제 아무리 경락마사지를 잘 한다는 전문가도 이처럼 빠르게 근육을 풀 수는 없습니다."

이것은 막대요법을 배워본 사람들의 공통적인 소감이다.

"막대요법을 하면 첫째 자율신경에 도움이 되고 제대로만 하면 근육이 뭉치거나 가벼운 요통, 견비통은 물론 근육골격계통의 질환에도 매우 효과가 클 것 같습니다."

스포츠 전문 닥터(의학박사 조성연)의 체험 소감과 같이 직접 경험해 보지 않으면 믿을 수가 없을 것이다.

"중풍 예방은 물론이고 피로회복과 복부비만 등 여러 가지 질환 예방차원에서도 매우 좋을 것입니다."

건강보감 전문 유명 한의사도 나무 막대 하나의 건강 응용법을 지켜

본 뒤에 경탄을 한 바가 있다.

막대요법이 좋은 4가지 이유

▶시원함뿐만 아니라 건강을 가져다준다

　단지 편안하고 시원하다고 해서 건강에 좋은 것은 아니다. 약간 아프면서痛 시원한快 느낌을 주어야 몸이 건강해진다. 인체의 뼈와 가장 닮은 나무를 근육 사이에 대고 누르면 긴장된 근육이 시원하게 풀려서 몸이 가볍고 상쾌해진다.

▶보관과 휴대가 간편하고 오래 사용할 수 있다

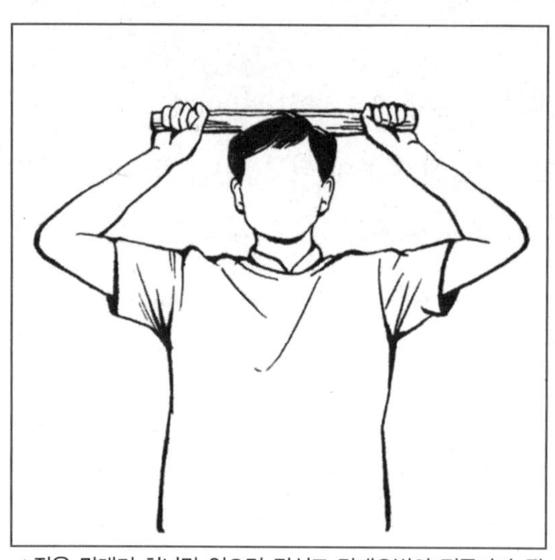

▲작은 막대기 하나만 있으면 당신도 막대요법의 전문가가 될 수 있다.

　덩치가 사람만큼이나 큰 죽부인은 보관도 용이하지 않고, 속이 비어 있어서 쉽게 파손되어 오래 쓸 수가 없다. 또한 겨울철이 되면 어두운 다락이나 시렁 위에 방치하게 되는 이유로 먼지나 벌레가 발생하기 쉽다. 그러나 막대는 속이 단단하고 작은 규모이기 때문에 이동이나 보관에 전혀 구애를 받지 않는다.

▶현대인의 근육 긴장과 스트레스를 즉시 해결해 준다

근육은 뻐근하게 뭉쳐있을 때에 바로 풀어주어야 피로가 즉시 풀리고 덜 굳는다. 등도 가려울 때 긁어야 시원한 법이다. 근육이 깊숙하게 굳을 대로 굳어 있으면 나중에 그만큼 풀기가 어렵고 병이 되고 만다.

따라서 굳었다고 생각이 되면 즉시 풀어주어야 한다. 가족 중에 누가 어깨나 허리가 뻐근하면 지압이나 마사지를 해주게 되지만 보통 힘든 게 아니다. 마사지나 지압은 시술하기도 힘이 들거니와 전문가를 찾아가 받으려면 비용이 만만치 않다. 또한 누가 전문가인지 잘 알지 못하고서 함부로 귀한 몸을 맡길 수도 없다.

따라서 남의 손을 빌리지 않고 즉시 풀어주는 방법, 돈이 들지 않으면서 효과적인 방법, 힘이 들지 않으면서 잘 풀리는 방법, 일시적이 아니라 지속적으로 건강을 지켜주는 건강법은 막대요법이 가장 좋다.

▶만성질환을 예방해 준다

근육이 뭉치면 건강의 3대 조건인 혈관, 신경, 임파의 기능이 떨어지게 되어 만성질환의 원인이 된다. 막대요법은 굳은 근육의 압박을 자기 스스로 풀어 조직의 기능을 획기적으로 활성화시켜 자연치유력을 도모하는 데 그 목적이 있다.

막대요법을 하면 좋은 사람

1. 목과 어깨결림, 요통으로 항상 시달리는 사람

2. 잦은 두통과 항상 머리가 안개 낀 것처럼 맑지 못한 사람

3. 피해망상, 과대망상, 우울증 등 스트레스로 항상 골치가 아픈 사람

4. 복부 비만 등으로 다이어트에 고민이 많은 사람

5. 중풍 등 성인병이 걱정되는 사람

6. 시력이 자꾸 떨어지거나 비염으로 고생하는 사람

7. 불면증이 심한 사람

8. 집중력이 떨어지거나 쉽게 피로를 느끼는 사람

9. 정력과 기력이 떨어지기 쉬운 사람

10. 근육이 자주 뭉치거나 자율신경 기능이 떨어지는 사람

제 4 장

나무와 막대요법

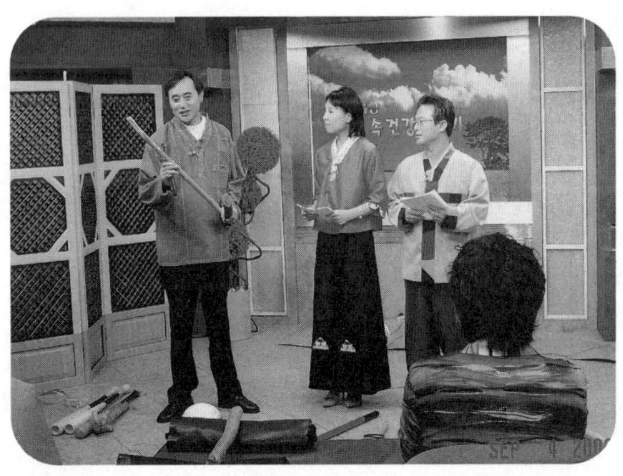

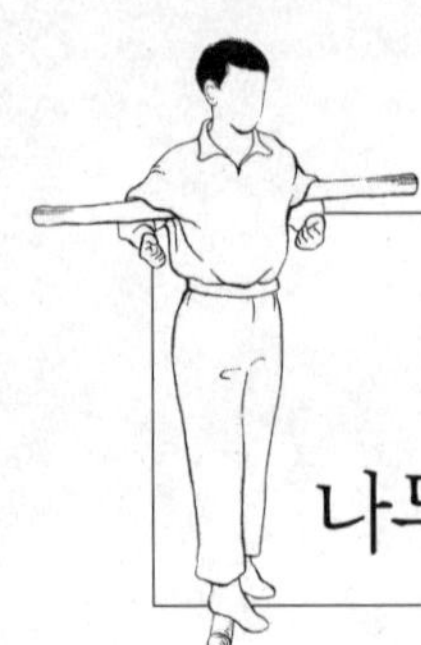

나무토막을 우습게 보지 마라

건강에 자신만만한 당신. 제법 출세를 하여 골프장 회원권이며 수영장, 헬스클럽을 다니며 잘살아 왔다고 하여도 잠든 날과 스트레스 받아 골골하던 날을 빼고 나면 채 사십을 못 사는 게 우리들 인생이다. 말 그대로 살만하니 병들어 또 다른 고생을 하는 셈이다.

요즘 우리 사회에서 잘 나간다는 젊은 사업가나 펀드 매니저도 마냥 부러워할 것이 없다.

어느 젊은 펀드 매니저는 "적법과 불법 사이를 왔다갔다 하는 직업이 펀드 매니저입니다. 머리에 쥐가 날 정도로 신경을 써야 합니다. 항상 술이 따라 다닙니다. 그러니 체력도 떨어지고 스트레스가 쌓여서 망가지기 일보 직전입니다."라며 온몸이 뻣뻣하게 굳어있는 느낌이라고 말했다.

이런 사람은 일주일에 엿새는 일한다고 하여도 하루는 산과 계곡을 찾아 콘크리트와 시멘트에 찌든 심신을 씻는 게 좋을 것이다.

그 중에는 명승지와 관광지가 아니라 먼지가 휘날리는 시골길이 더욱 좋다고 생각한다. 그런 곳에는 운이 좋으면 서낭당 고개도 만날 수 있고, 노을녘 밥 짓는 연기가 그윽했음직한 솔바우 동네며, 장가 못간 노총각이 목을 매었던 당나무며, 누구에게나 친근감을 주고 시골 노인 같은 목장승도 발견할 수 있으리라. 가장 한국적인 풍물을 들라면 장승이 아닌가.

마을 입구나 길거리를 수문장처럼 지키며 우리 역사와 더불어 살아온 것이 장승이다. 장승은 보통 그 마을의 수호신으로 무서운 병을 옮겨다주는 괴질을 막아준다는 의미로 마을에서 가장 약하다고 생각되는 곳에 세워진다.

소나무 등치를 잘라 얼굴 부분만 자귀나 대패로 깎아 먹으로 망건, 눈, 귀, 입을 그리고 '천하대장군, 지하여장군' 등의 글을 써놓았다. 낯선 길손에게 길을 안내해 주거나 거리를 알려주어 심신의 피로를 잊게 해 주었다.

장승이 무서운 괴질을 막는 상징물이기도 하듯이, 필자는 나무를 잘 깎아서 허리 아플 때는 허리에 대고, 정력이 떨어지면 다리 사이에 대고 굳은 근육을 풀어보라고 권하고 싶다. 그렇게 하면 놀라운 효력이 금세 나타날 것이다.

이런 나무를 정성껏 잘 다듬어서 허리나 어깨가 아픈 곳에 갖다 대고 있기만 하여도 아픈 곳이 저절로 싹 달아난다.

잘 키운 영재 하나가 천만의 무식한 놈보다 나을 때가 있듯이, 쓸모없던 나무토막도 잘 활용하면 제법 난다 긴다하며 주물러대는 전문가 수백 명보다 훨씬 효과가 크다는 것을 체험해 본 사람들은 다 알고 있다.

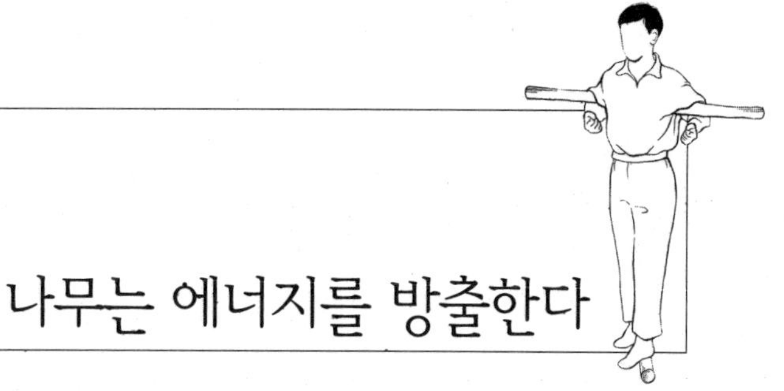

나무는 에너지를 방출한다

　서울에서 '나무종합병원'을 운영하는 강전유 원장은 국내에 한 명뿐인 제 1호 '나무의사'이다. 진료과목은 썩거나 벌레 먹은 나무를 수술하는 '외과'와 뿌리나 줄기에서 생긴 병을 찾아내 치료하는 '내과', 병해충을 방제하는 '예방의학' 등 종합병원이라는 이름에 걸맞게 다양하다. 요즘은 '회춘'을 위해 뿌리 수술을 받는 나무환자가 많아졌다.

　"나무도 사람처럼 아프면 '아프다'고 표현한다. 그것을 알아볼 수 있어야 나무 의사이다."라고 그는 말한다.

　일반인이 나무에 대해서 잘 알려면 이윤기 씨가 쓴 〈나무가 기도하는 집〉을 읽어보라고 권하고 싶다. 살아있는 나무를 공사를 한답시고 흙으로 그대로 파묻는 사태는 동물의 목숨을 끊지 않고 생매장시켜 죽이는 것과 같다. 뿌리 뽑힌 채 말라 죽어가는 나무는 들판에서 굶어 죽어가고 있는 동물과 다를 것이 없다고 했다. 그러니 이것을 방치하는 것 또한 용서받을 수 없는 잔혹 행위다.

건강에 좋다고 고로쇠나무에 생 못질을 하여 대롱을 박아 수액을 받아마시는 것은, 살아 있는 곰의 쓸개에다 대롱을 박고 담즙을 빨아먹는 것과 같다.

마르셀 보겔은 이렇게 주장했다.

"식물은 우주에 뿌리를 박은, 감정이 있는 생명체입니다. 인간의 입장에서 본다면 장님이고 벙어리이고 귀머거리일지도 모릅니다. 그러나, 나는 나무가 인간의 감정을 알 수 있는 대단히 예민한 생명체라는 것을 믿습니다. 나무는 인간에게 유익한 에너지를 방출하고 있으며, 어떤 사람은 그 에너지를 느낄 수도 있습니다. 식물이 인간과 교감할 수 있다는 것, 그리고 그렇게 하고 있다는 것은 분명한 사실입니다."

실제로 인디언들은 자신이 힘들고 피곤해지면 숲으로 들어가 자신의 친구인 커다란 나무에 등을 기대선다고 한다. 그리고 그 웅장한 나무로부터 원기를 되돌려 받는다고 한다.

우리나라에도 일부 아파트촌의 나무들이 자주 그런 용도(?)로 쓰인다고 한다. 정력이 약하거나 장이 좋지 않은 사람은 배를, 어깨나 등이 좋지 않은 사람은 등뒤를 나무에 부딪히면 좋다고 한다.

따라서 비록 쓰러져 있는 나무토막 하나일지라도 그 나무를 잡는 순간 나무는 나무 이상의 것이 되고마는 것이다.

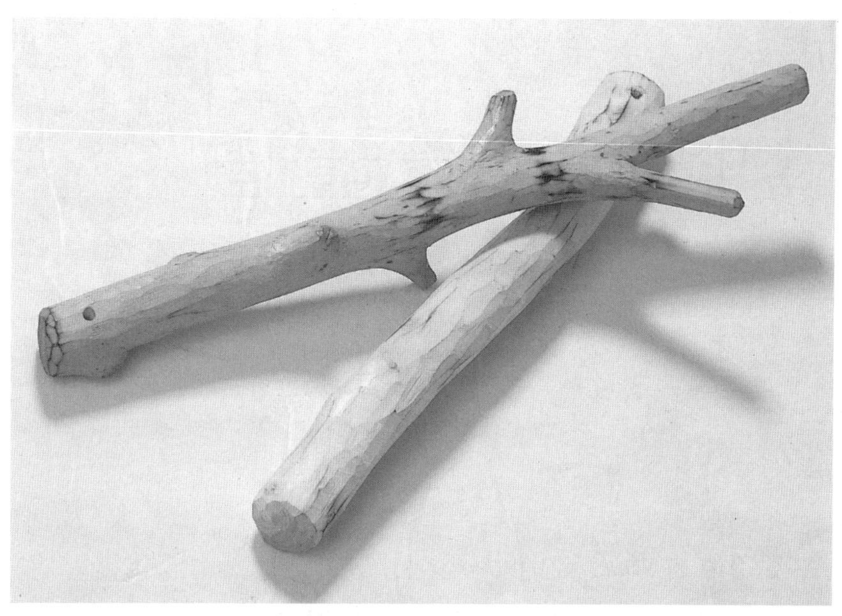

막대요법을 실천하기 위해 나무를 구할 때에도 죽은 나무를 주워 다 잘 다듬어서 써야지, 살아 있는 나무를 베어서는 만들지 마라.

봄, 가을에는 관할 관공서에서 가로수 정비를 위해 사람들을 시켜 가지치기를 한다. 이때 부탁을 하면 쉽게 얻을 수가 있다.

처음에는 가지의 모양대로 길이와 굵기를 상관하자 말고 잘라둔다. 한 뼘 정도, 차츰 손끝에서 팔꿈치 길이, 겨드랑이까지 길게도 만들고 또 굵게도 다듬어 두면 크기에 따라 다양하게 사용할 수 있다.

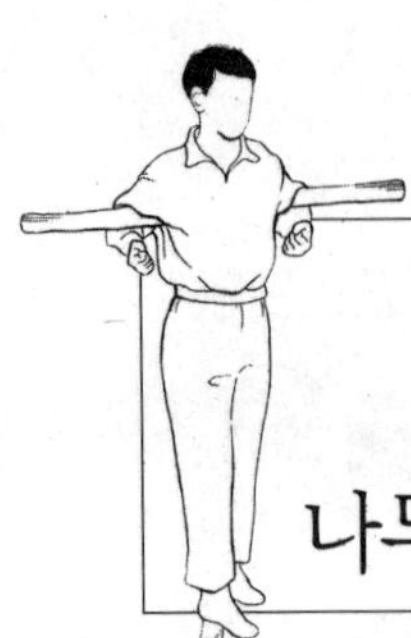

나무는 건강한 몸을 만들어준다

'꿩 잡는 게 매'란 말이 있다.

어릴 적부터 소아마비로 고생하던 K고등학교 음악 선생님(49세, 개포동)은 학교의 수많은 계단을 오르내리느라 다리가 뭉쳐서 "아이고 다리야"가 노래였다고 한다.

그러나 필자가 근육을 풀어주며 막대요법을 하도록 가르쳐주었더니 아프다는 소리가 싹 사라졌다고 좋아한다.

평생 등줄기가 뻐근하고 하체에 힘이 없는 사람도 막대기를 이용하여 자주 자극을 주자 거짓말처럼 불편함이 사라졌다고 한다. 그러니 이 막대기가 바로 그들의 명 주치의가 된 것이다.

필자의 침대에는 항상 나무막대가 서너 개 정도 있다. 어느 때는 가늘고 긴 것으로, 어느 때는 도깨비 방망이처럼 혹이 여럿 달린 굵고 짧은 것을 끼고 잔다. 손때가 묻을수록 더욱 정감이 가는 것이 나무요, 그러기에 사용할수록 없어서는 안 될 동반자로 여겨지는 것이다.

검객처럼 쌍칼을 (굵고 짧은 것과 가늘고 긴 것) 끼고 잠을 자는 무사처럼 막대 없이는 잠을 잘 수가 없게 된 것이다. 그 이유는 직업상 항상 발과 다리를 쓰기 때문인데, 아무리 다리가 피로하여도 잠을 자는 동안에 막대로 누르고 풀어주면 신기하게도 말끔하게 피로가 가신다.

필자는 항상 농부와 같이 몸을 쓴다. 양반다리로 꽈리를 틀고 앉아 명상을 하는 것은 질색이다. 그럴 바에야 차라리 시골 농부처럼 땀을 흘리며 나무를 심던가 삽질을 할 것이다.

또 날마다 새벽만 되면 검도장에 가서 땀을 흘리고, 퇴근 후에도 저녁밥을 먹고 나면 다시 죽도를 들고 나가 땀을 쭉 빼고 들어온다. 그리고 한바탕 시원한 샤워를 하고 나면 적당한 막대기를 찾아 벽에 세워 등을 기대어 있거나, 가랑이 사이에 끼우고는 세상 모르게 꿈나라로 가는 것이 하루 생활이다.

이처럼 필자에게 있어서 막대는 하나의 애첩과 같다. 언제든지 잠자리에서는 끼고 자면서도 아내의 눈총이나 질투도 받지 않는 장점이 있다. 처음엔 이렇게 '애첩'을 껴안고 잠이 드는 것을 아내는 못마땅해 했다. 그러나 근육을 풀어야 하는 중요성을 깨달은 다음부터는 찾기 쉬운 곳에 미리 막대를 챙겨준다.

머리가 아플 때는 뒷머리에 베고, 어깨가 뻐근하면 벽에 세워서 기대고, 허리가 아프면 척추 옆을 따라 길게 누이고, 엉치가 쑤시면 옆으로 깔고 누워 있다보면 아픈 것이 어느새 사라진다. 과연 이것이 도깨비

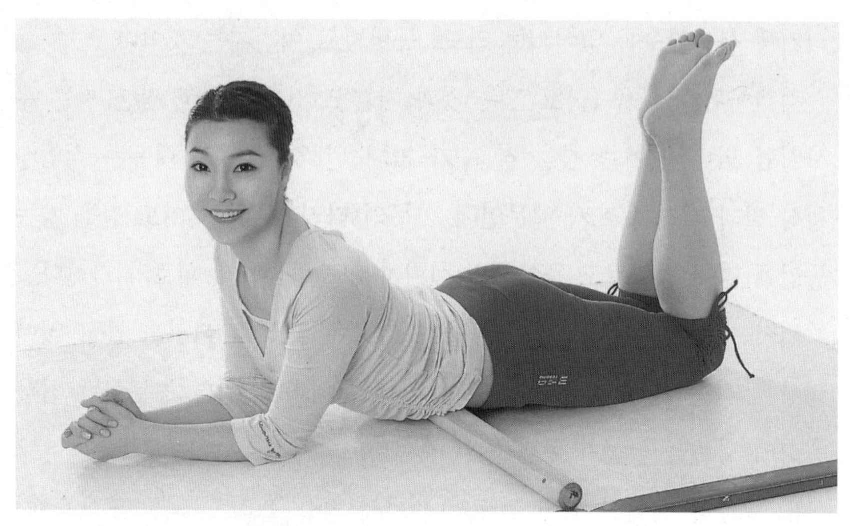

방망이가 아니고 무엇이랴.

나무들이 내뿜는 피톤치트는 잘 알려진 대로 스트레스를 풀어주고 혈압을 낮춰주며, 심장과 폐 기능을 좋게 한다.

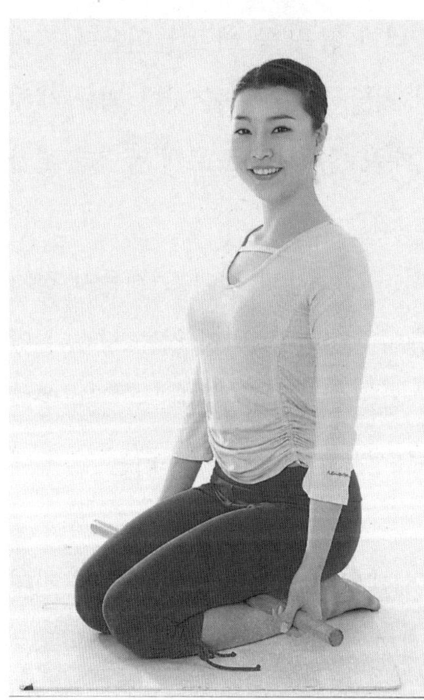

살아서도 사람의 건강한 삶을 위해 살다가 죽어서도 사람의 몸을 위해 끝까지 몸을 바치는 나무야말로 창조주가 사람을 위해 마련한 생명의 원동력이다.

막대부인이 사람을 살린다

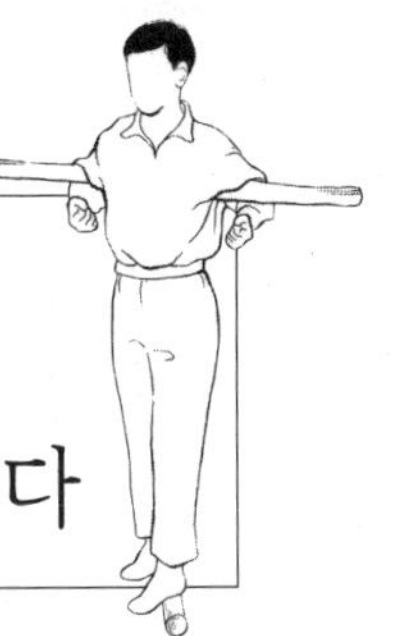

　막대부인의 건강 효과와 시원함은 감히 죽부인에 비길 바가 아니다. 막대는 죽부인에 비해 속이 알차고, 날씬한 것이 속이 비고 덩치만 큰 죽부인에 비길 게 못된다. 종류도 다양하고 만들기도 쉬워서, 크기와 굵기에 따라 여러 가지 체위로 바꾸어가며 부위별로 시원한 자극을 줄 수 있다. 게다가 몸이 허약하거나 아픈 사람에게는 멋진 치료사가 되어 준다. 그 성품이나 몸 씀씀이가 죽부인에 비길 바가 아닌, 가히 천하 제일이라 말하고 싶다.

　이것은 경험을 해본 사람이라면 '막대부인이 사람을 살린다'는 사실을 모두 공감한다. 필자 또한 막대부인의 효험을 온몸으로 체험한 주인공이기도 하다. 그 유래는 지금으로부터 10여 년 전으로 거슬러 올라간다.

　'불사조 박철순 선수를 재기시킨 주인공'으로 통하던 필자에게도 평소에 몸을 혹사하는 경향이 많았다. 어려서부터 몸이 마르고 약한 스타

일인데 이를 극복하고자 남몰래 격한 운동을 반복하여 근육이 자주 뭉쳤다. 즉 다른 운동선수들의 몸은 확실하게 만들어주면서 스스로는 풀지 못하는 것이 안타까운 현실이었다. 그러다가 '혼자서 해결하는 방법', 즉 DIY(Do it yourself)를 해야겠다고 결심을 하게 되었다.

처음에는 고무망치 등을 이용해 스스로 몸 이곳저곳을 두드려 건강을 회복하는 방법을 연구하였다. 그리하여 집안이나 차안에서 항상 고무망치나 야구공, 맥주병 따위를 가까이 두고 틈이 날 때마다 직접 뭉친 근육을 풀어주곤 했다.

그러나 망치는 다리의 피로나 뭉칠 경우에는 두드려 풀 수 있었지만, 허리가 아플 때는 스스로 두드릴 수가 없는 한계를 가지고 있었다.

그러던 어느 날 운전 도중 차안에서 고무망치를 허리 뒤에 대어 보았다. 그러나 자극이 너무 강하고 아팠다. 이번에는 막대만 따로 빼서 등뒤에 대보았다. 그랬더니 훨씬 안정감이 있고 아프지도 않았으며 뼛속까지 시원해지는 것을 느낄 수 있었다. 출퇴근 거리 30분 정도를 이렇게 막대를 댄 채 운전을 하고 나면 허리 아픈 것은 감쪽같이 사라지는 것이 아닌가.

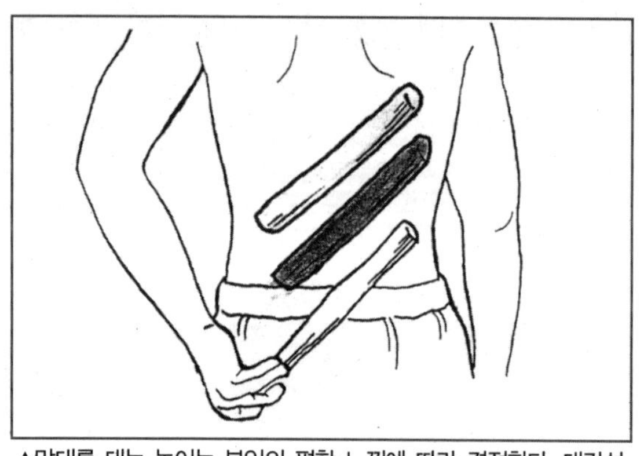

▲막대를 대는 높이는 본인의 편한 느낌에 따라 결정한다. 대각선, 가로, 세로로 바꾸어 가며 가볍게 적용하는 것이 좋다.

"옳지, 이것이다"

그때부터 죽도나 목검, 골프채 등 집안에서 길쭉한 것만 보이면 이리저리 몸에 대고 누르며 연구를 시작했다. 그러다가 너무 세게 문지르는 바람에 목검이 부러져서 나무를 직접 다듬어서 사용하기 시작하였다.

원리는 너무나 간단하다. 잘 알다시피 지구의 모든 물체는 중력이라는 것을 가지고 있다. 우주에서 작용하는 힘 가운데 우리가 실제 생활에서 직접 느낄 수 있는 것이 지구의 중력이다.

> 즉 아픈 곳에 막대를 대고 체중이라는 중력을 이용하여 아픈 부위를 누르고 있으면 굳었던 근육이 스스로 풀리게 되는 이치이다.

예를 들어 막대기를 양다리 사이에 끼고 자면 근육들을 꼭꼭 누르며 풀어서 정력에 좋고 부인 생식기 계통에 좋은 경혈과 지압점을 모두 눌러주기 때문에 건강과 미용에 두루 좋은 일석이조의 효과가 있다.

또 뒷머리에 두고 누워 있으면 피로회복과 중풍 예방에 좋고, 허리 밑에 길게 두고 누워 있으면 허릿병까지 고칠 수 있다.

특히 다리가 무겁고 잘 붓거나 아픈 사람은 종아리 밑에 막대를 두고 다리를 걸치고 있으면 이내 피로가 사라지니 이보다 더 좋은 건강법이 어디에 또 있을까.

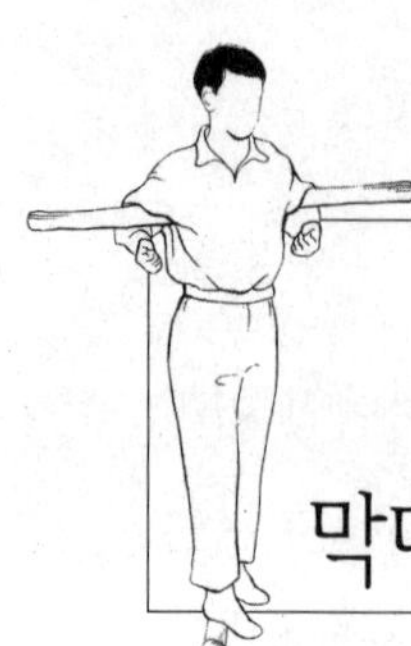

막대 대고 지그시 눌러주면 통증 싹~

"작은 막대를 베개 위에 올려놓고 머리로 10분 정도 압박하고 있으니 뒷골 당기는 것이 다 사라졌으며, 엉치 밑에 깔고 있거나 옆으로 누워 다리 사이에 끼우고 잠을 자니 그렇게 시원할 수 없었다. '그날의 피로'는 자고 나면 거짓말처럼 사라졌다."(막대요법 체험자의 고백)

주변에 허리가 아프다고 하는 사람들에게 나무를 직접 구해서 사용해 보도록 권한 결과 대부분 만족스러워 했다. 몇몇 사람은 초기의 딱딱한 거부감이나 선입견 때문에 당장 적응을 하지 못했지만, 시간이 지날수록 막대요법의 상쾌함에 놀라워한다.

"10년 동안 우측 허리와 엉치가 당기고 결려서 30분도 운전을 못했는데 선생님께서 일러준 대로 막대요법을 실천했더니 몰라보게 좋아졌어요."

이 사람은 틈나는 대로 아픈 부위에 막대를 대고 지그시 눌러주기를 한 달 가량 꾸준히 했더니 상태가 많이 호전되었다고 한다.

필자의 어머니(80)는 골다공증이 심하여 "평생 아픈 것을 친구 삼아 지내세요."라는 의사의 진단을 받기까

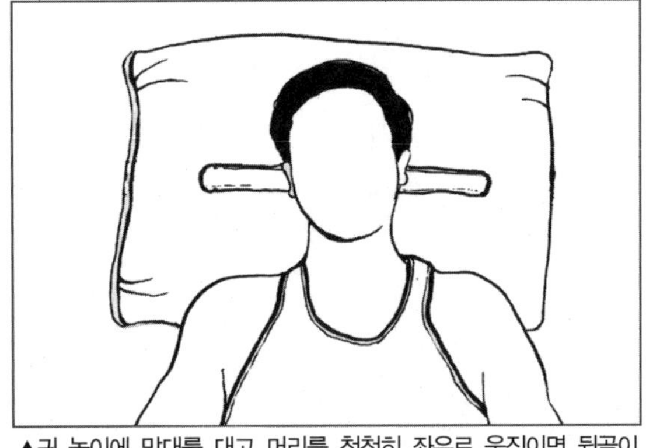

▲귀 높이에 막대를 대고 머리를 천천히 좌우로 움직이면 뒷골이 당기는 증상이나 피로가 말끔히 풀리는 효과가 있다.

지 했는데, 통쾌법과 막대요법을 병행해 시술한 결과 한결 좋아지셨다.

사실 어머니는 골다공증이 너무 심해 뼈가 약해서 세게 자극을 줄 수도 없었다. 다만, 불쾌 증상이 있을 때면 그 부위에 막대를 살짝 대고 가볍게 푸는 방법을 가르쳐 드렸다. 막대가 딱딱하여 너무 아플 때는 수건을 막대에 감아서 아프지 않게 살살 적응을 하도록 하니 한결 편안해 하셨다.

별로 어려운 것도 아니고 동작도 단순하여 무슨 효과가 있을까 생각하겠지만 막대요법을 하기 전보다 몸이 가뿐해졌다고 하신다. 이제 여행을 가거나 잠자리가 바뀐 곳에서도 자연스럽게 막대를 찾으실 정도로 마니아가 되셨다.

특히 매일 뒷머리에 막대를 10분 정도 대고 있으니 두통 증세와 눈이 침침한 노안까지 사라졌다고 좋아하셨다.

요즘에는 목과 허리가 아프다는 말씀이 거의 없고 숨찬 증세도 사라

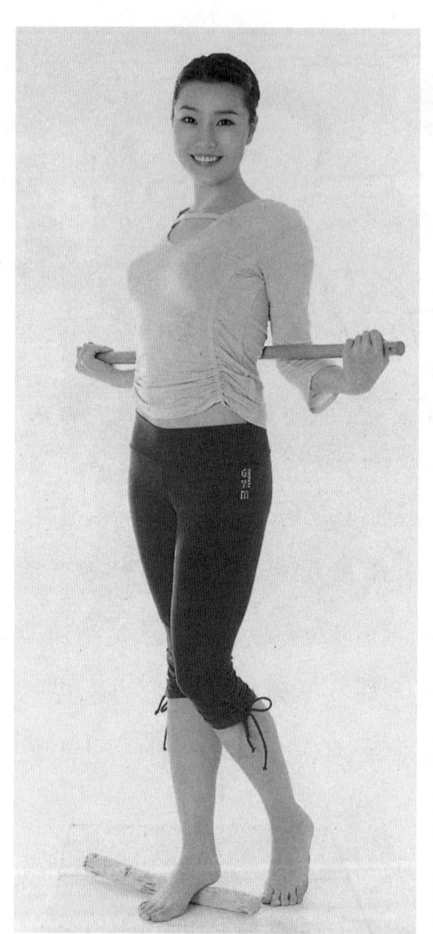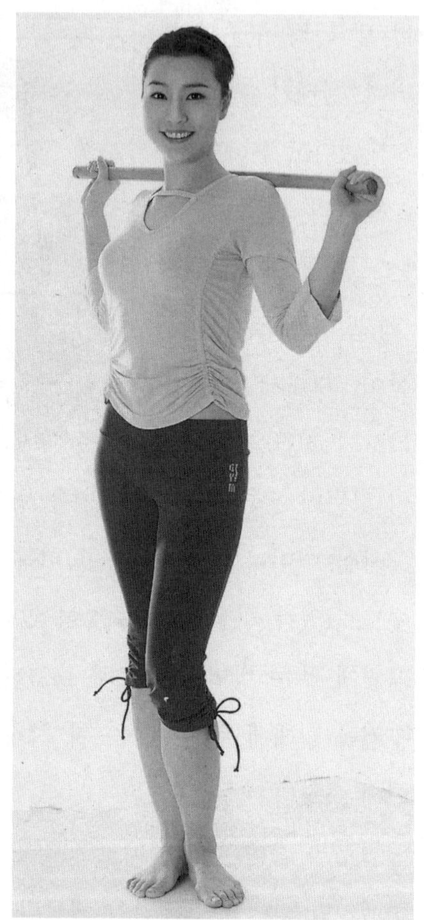

졌으며, 하루하루를 상쾌하게 보내고 계신다.

이처럼 나이가 든 노인도 막대요법을 지속적으로 시행하면 몸과 마음에 활력이 생기고, 늘상 달고 다니던 '피곤하다'는 소리도 금세 달아날 것이다.

막대요법이 내 몸에 좋은 이유

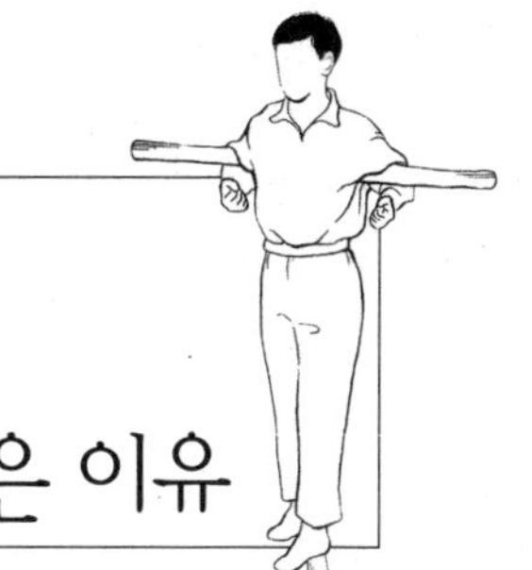

　막대요법은 한마디로 막대를 이용해 스스로 전신의 굳은 근육을 풀어주는 방법이다. 근육이 뭉친 부위에 막대를 대고 지속적으로 적당한 압박을 가하면 기분도 상쾌해지고 가벼운 요통 정도는 대부분 예방과 치료가 가능하다.

　또한 자기 스스로 풀기 때문에 근육을 다치거나 뼈를 상하게 하는 등의 부작용이 없다. 만약에 막대 자극이 몸에 무리가 될 경우에는 아픔이라는 자기 경보기가 작동을 하게 되어 더 이상의 압박을 막기 위해 그 동작을 피하게 되는 것이다.

　오래된 통증이나 근육 뭉침은 대부분 짧고 강한 속 근육의 긴장에 원인이 있다. 그러나 기존의 마사지나 수기법들은 말초적인 표피만 자극하여 일시적인 시원함만 줄 뿐이다. 따라서 일시적이고 재발하기 쉬운 단점이 있었다. 즉 근육 심층부에 주로 내재되어 있는 신경과 동맥

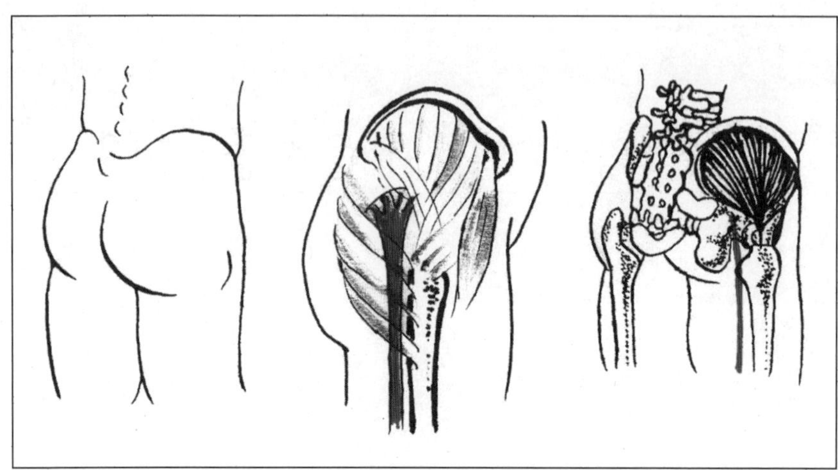

▲두터운 근육 속의 동맥까지 영향을 줄 수 있어야 좌골신경통이나 다리 저림을 해결할 수 있다. 뿔이나 돌로 마사지를 한다고 해도 속근육은 풀 수 없다. 겉에서 톡톡 두드려봐야 '언발에 오줌누기'일 뿐이다.

혈관의 압박은 잘 풀어주지 못했기 때문에 근본적인 문제해결이 되지 못했던 것이다.

예를 들면 성인병의 하나인 동맥경화, 관상동맥질환 등 생명과 직결된 것은 심층부에 있는 동맥에 문제가 있다. 이런 문제들을 해결하려면 근육을 깊숙하게 풀지 않으면 소용이 없다.

이때 막대를 이용하여 자기 체중으로 눌러주게 되면 속 근육은 물론 골막(뼈를 싸고 있는 막)까지 풀어주므로 그 사이에 있는 신경, 동맥의 기능이 원활해진다. 또한 적당한 압력으로 뼈를 자극하기 때문에 오래 계속하다 보면 활력이 생겨나고 스트레스는 물론 근육통쯤은 거짓말처럼 사라진다.

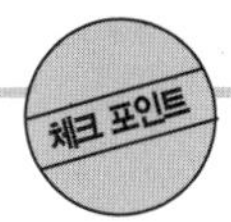

막대요법의 10가지 장점

1. 근육통과 피로회복에 효과가 가장 빠르다.

2. 잠을 자거나 휴식을 취하면서도 쉽게 근육을 풀 수 있다.

3. 자기 체중으로 강약을 조절하기 때문에 부작용이 거의 없다.

   자기 스스로 아픔을 다스릴 수 있다. 아프면 체중을 줄이고 약하면 강하게 누르기 때문에 다치거나 부작용이 있을 수가 없다.

4. 근육을 지속적으로 깊숙이 풀어주기 때문에 속 근육까지 풀린다.

5. 뭉친 근육을 가장 쉽게 풀 수 있다. 나무 막대를 밑에 깔고 있으면 체중에 의하여 막대와 뼈 사이에 있는 뭉친 근육이 압박을 받으며 풀어진다.

6. 시술법이 용이하다.

   아픈 곳이나 뭉친 곳에 체중을 실어 깔고 있으면 문제가 간단히 해결된다.

7. 돈이 전혀 들지 않는다.

   집안에 있는 손국수 밀대나 홍두깨, 목검, 죽도, 야구 방망이, 심지어 청소용 봉걸레 나무봉 등 길쭉한 것이면 무엇이든 사용할 수 있다.

8. 근육은 물론 뼈를 자극하기 때문에 기력이 왕성해지고 골다공증이 예방된다.

   노인분들은 푹신한 이불이나 침대 위에서 실시하고 막대 위에 수건을 깔고 하면 아프지 않다.

9. 주위에 베어져 쓰러진 나뭇가지를 깎아 이용하므로 경제적이고 환경친화적이다.

10. 남이 풀어주는 것은 일시적이고 재발확률이 높지만 스스로 푸는 것은 절대 재발하지 않는다.

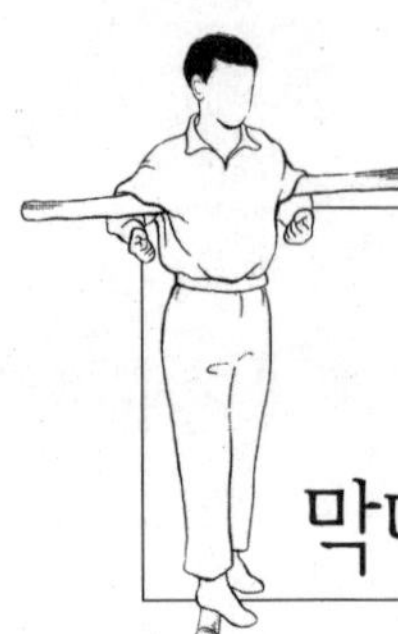

막대요법은 수기요법보다 낫다!

　필자는 가끔 수기요법의 전문가들에게 필자의 몸을 풀어보라고 일종의 테스트를 권해본다. 그러면 10분도 안 되어 땀을 뻘뻘 흘리고, 얼굴이 상기되어 헐떡거리는 데 근육은 신기하리만큼 풀리지 않았다는 것을 느낀다.

　마사지를 한다는 서른 안팎의 힘깨나 쓰는 젊은 친구가 인도와 중국에서 유행한다는 건강법을 배워왔다며 시범을 보이는 데 '지금 도대체 무엇을 하고 있는가?' 싶을 정도로 전혀 느낌이 없다. 또 다른 발 전문가는 손가락 같은 막대기로 있는 힘을 다해 누르는데 그것으로 만병이 다 좋아진다고 거품을 흘린다. 하지만 "손은 손이요, 발은 발이다."

　또 다른 어떤 50 전후의 마사지 전문가는 사발로, 주걱으로, 손톱으로, 엄지손가락으로 무지막지하게 힘들고 아프게 근육을 종로떡집 아줌마 밀가루 반죽 주무르듯이 낑낑거리며 주물러대는 데 얼굴을 바라보니 나이가 70 먹은 할머니 얼굴이 되어 쪼글쪼글 한 것이 처량하기 그지없어 보였다.

그래서 "이것이 현대판 노예가 아니고 무엇이오. 그만두고 당신 몸이나 건사하시오. 잘못하다간 올해 넘기기도 힘들겠소." 했더니 아닌게 아니라 1년 뒤에 황달에 걸려 얼굴이 누렇게 변했다. 정말 까무러치기 일보직전으로 일한 결과이다.

그렇게 힘든 기술은 공짜로 가르쳐 주어도 배우지 않아야 한다. 내가 병들고, 내가 죽고 없는 세상에 돈은 벌어서 무엇에 쓰려고 그 짓을 하는가?

다 좋다. 그런데 중요한 것은 손이나 발만 가지고 모든 것을 다 해결하려 들어서는 한계가 있다는 것이다.

특히 이럴 경우 정맥 혈관만 다 터뜨려 피멍만 들게 하고 (사실은 피멍들고 개운한 것까지는 좋았지만) 인간 생명의 생사 갈림길이 되는 동맥과 신경까지는 완전하게 해결할 수가 없다는 것이 문제점으로 지적될 수 있다.

왜 그럴까?

밥사발이나 주걱으로 밀어넣어 보아야 넓적한 표피부분의 정맥혈과 겉 근육은 풀렸을지 모르지만 속 근육은 역긴장으로 더욱 오그라들기 때문이다.

뼈와 뼈 사이의 틈새에 끼어 있는 오물덩어리는 보통의 방법으로는 결코 빼낼 수가 없다. 그리고 무작정 세게 누른다고 해도, 이미 아픔을 예상하고 근육이 방어 자세를 취한 상태이기 때문에 진정한 속 근육은 풀어낼 수 없다.

밥사발은 살덩이 위에 그냥 문지를 것이 아니라 밑에 깔고 체중을 실어서 비비는 것이 수백 배 더 효과적이다. 이때는 외곽부터 서서히 풀어나가야 한다. 아픈 곳을 곧바로 강하게 공격을 하면 도리어 반발하거나 긴장이 심해질 수 있기 때문이다.

> 근육의 꼬인 실마리는 가닥부터 하나하나 풀어가는 것이 상례인데 바가지 겉을 긁듯이 하면 일시적으로는 시원한 것 같아도, 근원적인 회복은 어림도 없다.

요통으로 근육이 오랫동안 뭉쳐 있으면 아무리 능숙한 수기요법자가 푼다고 해도 의외로 풀리지 않는 경우를 경험한 적이 있을 것이다. 이것은 근육의 구조를 제대로 이해하지 못했기 때문이다. 겹겹이 쌓인 근육을 헤집고 들어가서 근육이 붙어 있는 골막까지 풀어야 제대로 풀린 것이다.

소가 말뚝에 몸을 문지르는 까닭은?

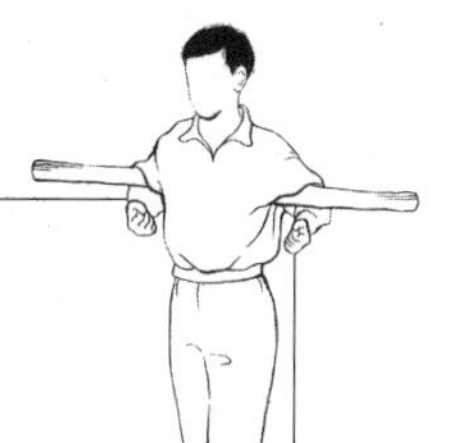

소나 말은 몸 어딘가 아프거나 가려우면 말뚝이나 나무 기둥에 몸을 비벼서 해결을 한다.

인간보다 지능지수도 낮고 말을 못하는 짐승도 저 혼자서 다 해결을 하고 있다.

남의 도움이 없이 혼자서 아픈 곳을 비비고 문지르는 것이 가장 자연스런 치료법이다.

그러나 말뚝을 뽑아다가 소등을 문지르려고 해보라. 놀라서 펄쩍 뛰며 도망을 칠 것이다. 그 이유는 세 가지 정도로 요약할 수 있다.

▶ 뭔가 내가 하는 것보다는 불편하기 때문이다.

▶ 아픈 곳을 정확하게 찾지 못하기 때문이다.

▶ 강한 자극일 것이라는 두려움이 있다.

그런 반면에 막대를 스스로 사용해서 도움이 되는 장점은 다음과 같다.

▶ 시술에 대한 두려움이 없다.
▶ 아픈 곳을 정확하게 찾아서 편안하게 할 수 있다.
▶ 강약을 조절하여 시원하게 자극을 줄 수 있다.

등은 가려울 때에 긁어야 가장 제 맛이 난다. 가렵지도 않은데 긁어대거나, 어깻죽지 바깥쪽이 가려운데 안쪽을 긁어봐야 재미가 없거니와 짜증만 날 것이다. 긁고 싶을 때에 언제나 시원하게 긁을 수 있는 방법이 바로 막대를 이용한 자기 스스로 치료법이다.

이는 상대방이 막대 끝으로 눌러 시술하는 것보다, 또는 수직하방의 지압법보다도 훨씬 더 효과가 뛰어나다.

상대방이 막대 끝으로 눌러 시술하면 자극이 너무 강하다. 인간의 본능은 맞는다는 것보다 찔리는 데 한층 더 심한 공포를 느낀다. 검도에서도 검끝 연장선상에 상대의 목이 오도록 겨누는 것이 공격하는데 있어서 상당히 효과적이라고 가르친다. 따라서 막대로 상대방을 시술한다는 행위는 찔리는 것에 대한 무의식적인 공포심을 야기시켜 오히려 긴장만 유발시킬 수 있다.

그러나 세워진 나무나 말뚝에 자기 스스로 문지르면 공포심이 없이 편안하게 근육을 풀 수 있다. 그리고 어느 정도의 압력으로 눌러야 가장 근육이 잘 풀리는지 본인이 알아서 조절을 하게 된다. 따라서 뾰족한 막대 끝으로 상대를 시술하는 행위는 바람직하지 않다.

수직하방의 지압법도 마찬가지이다. 우리의 근육은 오돌토돌한 빨래판 위에 반죽을 하듯이 비벼 풀어야 가장 잘 풀린다.

그런데 만약 수직압으로 강하게 눌러대면 속근육은 자기도 모르게 방어를 하기 때문에 역긴장이 발생하기 쉽다.

지압은 엄지손가락의 작은 면적으로 누르기 때문에 조금만 압력이 강해도 고통이 따른다. 강하게 풀기 위해 강압을 줄 경우에는 조직이 손상을 받기 쉽고 세게 누를수록 속 근육은 긴장하게 된다. 특히 지압은 시술자가 너무 힘이 들어 가족끼리 하기에는 무리가 많다.

모름지기 내 몸은 내가 풀어야 한다. 바쁘고 연약해진 현대인은 자기 스스로 몸을 망치고도 언제나 타인에게만 의지를 한다. 그래서는 완전한 치유가 없다. 항상 재발을 하는 이유도 의타심 때문이다.

만일 어딘가가 뭉쳤거나 아프다면 막대기를 바닥에 깔고 아픈 곳을 대고 누워 있으면 가벼운 근육통이나 요통쯤은 '식은 죽 가장자리 훑어 먹기'로 쉽게 좋아질 수 있다.

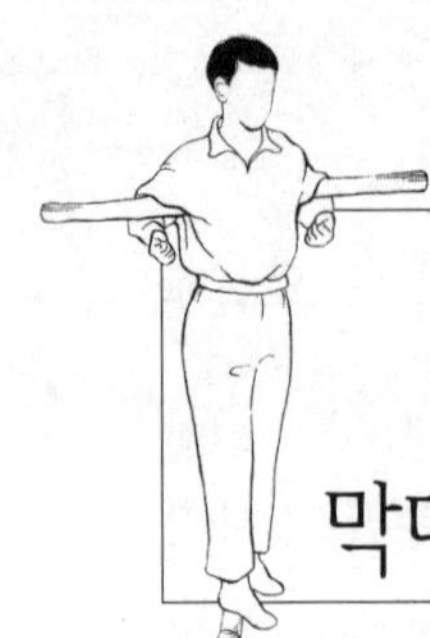

막대요법에 사용하는 나무

"막대요법에는 어떤 나무가 좋습니까?"

가끔 이런 질문을 많이 받는다. 하지만 특히 어떤 나무가 더 좋다고 할 수는 없다. 말하자면 모든 나무는 다 막대요법에 도움이 된다. 따라서 어떤 나무가 더 좋다고 구체적으로 말할 수는 없다. 문제는 굳은 근육을 풀어주는 것이 목적이기 때문이다. 그러나 예로부터 내려오던 나무의 힘과 상징성은 다음과 같다.

옛날에는 기자목祈子木이라 하여, 감나무 고목에다 빌면 아들을 낳는다고 하였다. 오래된 나무가 자손의 번창과 아들 낳기를 비는 신앙의 대상이 되었던 것이다.

공부하는 사람들은 은행나무가 좋은데, 그 이유는 큰 스승 공자가 그 아래에서 강학을 펼쳤던 행단杏壇에서 연유한 것이고, 죽기까지 변함없이 단단한 열매를 맺는 그 나무를 닮기 바라는 뜻에서 큰 서원에 이를 많이 심었다.

한국인의 기개를 나타내는 소나무 역시 사철 그 푸른빛을 거두어들이는 법이 없는 것이고 보면 어느 나무라도 다 인간에게 좋은 기운을 주고 있다고 생각하면 된다. 만일 부처님처럼 도통하고 싶으면 보리수나무를 깔고 앉아 참선을 하거나, 예수를 믿는 분이라면 감람나무를 곁에 두고 기도를 하는 것도 좋을 것이다.

그렇다면 막대요법에 쓰이는 나무는 어떤 나무여야 할까?

① 살아있는 나무를 사용하지 마라

막대요법으로 사용하는 나무는 살아있는 나무를 이용하는 것이 아니라, 여름이나 겨울이 되기 전에 가지치기를 해둔 나뭇가지를 적당한 크기로 잘라 사용하는 것이다.

영국 속담에 "산에 있는 나뭇가지나 꽃을 꺾어 집에 가지고 오면 상사喪事가 난다."고 했다. 살아있는 나무는 절대로 직접 자르지 마라. 나무꾼이나 가로수 정비를 위해 베어놓은 것을 이용한다. 이때는 반드시 주인의 허락을 받고 가져와야 한다. 그렇지 않으면 점유물 횡령죄나 절도죄에 걸리게 될지도 모른다.

② 나무의 종류는 관계가 없다

막대요법을 활용하려 할 때 나무의 종류는 크게 관계가 없으며 껍질을 벗기고 낫으로 매끈하게 다듬는다. 너무 오래된 나무는 껍질에 각종 벌레나 오물이 있기 때문에 손질은 필수적이다. 너무 매끈한 표면보다는 낫질이 된 약간 울퉁불퉁한 것이 미끄러지지 않고 더욱 효과적이다.

간혹 나무 속이 썩거나 갈라진 틈으로 매우 작은 벌레나 나무를 갉아먹고 사는 곤충, 응애류, 딱정벌레, 노래기 따위의 작은 벌레들이 막대에 남아 있을 수가 있다.

따라서 낫으로 나무껍질을 벗기고 다듬은 다음에는 불로 살짝 데치거나 니스칠을 하는 것이 좋다.

만일 낫으로 깎기가 힘들다면 청테이프나 전기 테이프로 표면을 잘 감아서 사용할 수 있다. 막대를 만들 수가 없으면 잘라놓은 철근을 테이프로 감아서 사용해도 된다.

필자가 막대요법으로 나무를 택한 이유로 나무는 뼈와 유사한 성질이 있고 차갑지 않고 다루기 쉬우며 가볍기 때문이다. 엄밀하게 말하자면 생활 속에서 만날 수 있는 어떤 도구(화장품병, 맥주병, 플라스틱 재질의 각종 생활용품)도 다 쓸 수 있는 것이다.

막대요법에 주로 많이 쓰이는 나무의 종류를 소개하면 다음과 같다.

▶**막대 :** 방망이보다는 가늘고 긴 나무나 대(stick)로서 톱과 낫만 있으면 쉽게 만들 수 있다. 아궁이에 불을 지피는 부지깽이 하나로도 요통이나 어깨 결림은 쉽게 사라진다.

일례로 이 작은 막대를 베개 위에 올려두고 뒷머리를 풀면 하루의 피로가 말끔히 사라지며, 자가용 운전시 등 뒤에 대고 자극을 주면 뼈근하던 허리통증이 사라진다.

어깨가 아주 많이 결리는 사람은 흉추(등뼈) 가운데에 막대를 두고 잠을 자면 된다. 밤새도록 이불 위에 두고 깔고 잘 경우에는 약간 가는 막대 (직경 2cm 내외)가 좋다.

▶**작대기** : 무엇을 버티는 데 쓰는 긴 나무로서 막대보다는 더 길고 튼튼하다(pole). 대표적인 것으로는 지게 작대기를 들 수 있다. 쓰러지기 쉬운 물건을 버텨주는 데 사용을 한다. 지렛대와 같은 막대기는 무거운 돌을 들어올릴 때 막대가 닿는 지점에는 상당한 압력과 자극이 걸쳐지게 된다. 이런 원리를 응용하면 전혀 힘을 들이지 않고도 쉽게 자극을 줄 수 있다.

이러한 작대기는 의자에 앉거나 양반다리로 앉아 막대를 다리 사이에 끼워서 누르면 접촉 부위가 효과적으로 지압이 된다. 의자 뒤 팔걸이에 횡으로 끼워 넣고 등을 뒤로 젖히면 굽은 등을 펼 수 있다.

▶**다듬이, 빨래 방망이, 국수 밀대** : 옷감을 두드려서 다듬는 데 쓰이는 나무 방망이는 표면이 깨끗한 다듬이 방망이 (fulling club)이고, 옛날 빨래터에서 돌 위에 두드려 옷을 빨 때 쓰던 나무 방망이는 빨래 방망이라고 부른다. 오랜 옛날부터 우리 조상들이 사용하던 국수 밀대나 홍두깨, 혹은 피자 밀대도 훌륭한 도구가 된다.

이런 방망이는 엉덩이나 종아리 밑에 깔고 있거나 피로한 부위를 가볍게 두드려 주면 아픔이 사라지며 날씬해지는 효과가 있다. 배 위에 수직으로 세워 놓고 양손으로 반동을 주며 눌러주면 숙변 제거와 함께 복부비만을 해결한다.

▶**지팡이 :** 지팡이란 물건은 나이가 들어 보행이 어려울 때에 사용하는 것으로 건강해지면 필요가 없는 물건이다. 하지만 건강한 몸으로 돌리거나(회춘), 자세를 바르게 펴고 근육을 펴서 건강한 여생을 보내는 데에는 최고의 건강도구로 사용할 수 있다.

김삿갓이 죽장망례 단표자로 천리강산을 노닐 때도 나무 지팡이는 없어서 안될 도구였다.

산세 경계를 주제로 유람을 나섰다가 죽장竹杖 짚고 풍월 실어 봉래산을 구경할 때도, 지팡이는 무엇보다 필요한 도구이다. 담봇짐을 들고 가다가 힘이 들면 지팡이 끝에 매달고 가면 견정혈을 눌러 어깨가 시원해지고 훨씬 편하다. 그러다가 사나운 짐승이나 도적이 나타나면 무기로 사용한 것이 지팡이이다.

석장錫杖은 승려가 짚는 지팡이로, 위 끝을 금속의 탑파형塔婆形으로 하여 큰 고리를 끼우고 작은 고리를 몇 개 매달았다. 서산대사나 사명대사 같은 큰 스님은 이런 지팡이로 왜적을 수도 없이 때려잡았던 것이다. 성경에도 모세가 시내산에서 십계명을 받거나 홍해를 건너갈 때 지팡이로 기적을 행한 이야기가 있다.

이러한 지팡이는 벽에 비스듬히 걸쳐둔 상태로 아픈 쪽 어깨를 대고 팔을 돌리면 어깨결림이 사라진다. 목과 어깨 뒤에 걸치고 십자가 지듯이 팔을 올린 뒤 목을 뒤로 돌리면 목뼈 주위 근육이 신속히 풀어진다. 바닥에 길게 두고 드러누워 있으면 아프거나 뭉친 곳이 저절로 나타난다. 진단과 치료가 동시에 된다는 말이다.

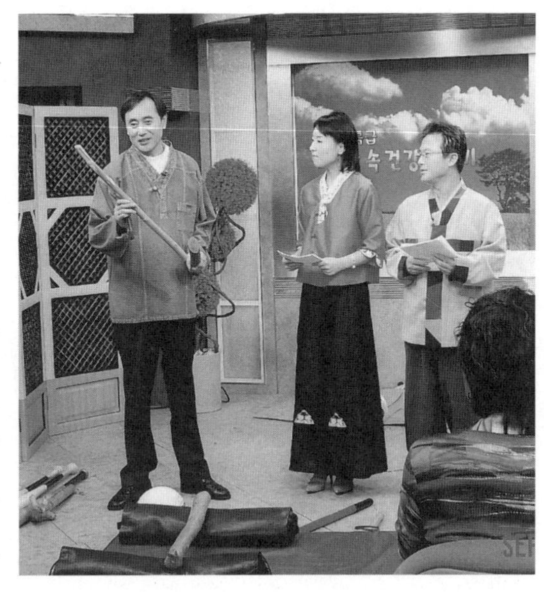

혹처럼 약간 울퉁불퉁한 지팡이는 지압처럼 손가락의 힘이 미치지 않는 깊숙한 속 근육을 풀어주는 데 압권이다. 또한 바닥에 깔고 지근지근 밟아주면 하루의 피로가 말끔하게 사라진다.

▶야구 방망이 : 야구 선수들이 사용하는 방망이는 근육피로를 해결하는 데 매우 효과적이다. 연습 도중 짧은 휴식 시간을 이용하여 피로한 근육을 즉시 풀어줄 수 있다.

이러한 야구 방망이는 끝이 뭉툭하고 무겁기 때문에 장을 풀거나 굵은 근육을 풀어주는 데 많이 쓴다. 방망이를 벽에 기대어 두고 몸을 눌러 어깨를 돌리면 견비통이 사라지기도 한다. 만약 다리가 붓거나 피곤할 때에 종아리 밑에 깔고 다리를 올려두면 된다.

특히 양쪽 베개 위에 야구 방망이를 걸치고 배를 깔고 엎드려 있으면 굳어 있는 장腸 근육을 대청소할 수 있다.

▶죽도 : 검도 수련을 할 때 사용하는 죽도는 네 조각의 대나무를 한데 묶어서 만드는데, 이것은 나무 막대보다 부드럽고 가벼워서 힘이 없는 노인분에게 좋다. 이러한 죽도는 특히 요통이 있을 때 등 밑에 길게 깔고 누워 있으면 아픔이 사라진다.

▶연필이나 요지 : 끝이 뾰족한 연필이나 요지는 침을 대용하는 것과 같은 효과가 있다. 그러나 끝을 날카롭게 해서는 상처가 나기 때문에 반드시 끝을 뭉툭하게 만들어서 사용해야 한다.

활용법은 주요 혈자리나 아픈 관절의 틈을 가볍게 누른 상태에서 관절을 움직여 주면 놀랄 정도로 통증이 빨리 멎는다. 자신의 뼈와 뼈 사이의 틈이나 손가락, 발가락 끝을 자극하고, 힘줄이나 작은 근육을 풀 때에도 좋다.

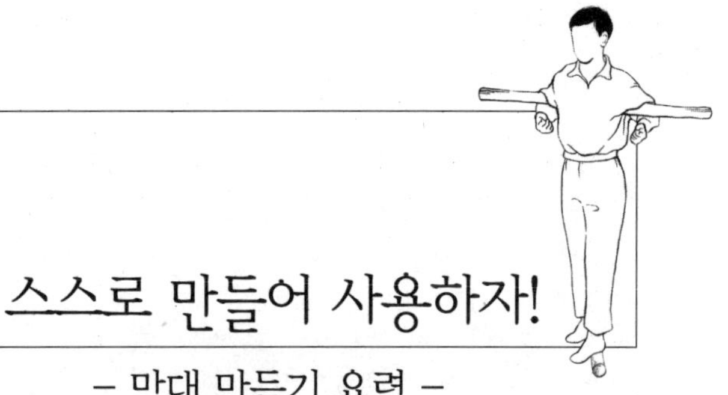

스스로 만들어 사용하자!

- 막대 만들기 요령 -

나무를 잘라 건강을 지켜주는 막대부인과 기둥서방을 만들어 보자. 나무막대는 낫과 톱만 있으면 누구나 간단히 만들어 쓸 수가 있다.

필자는 차를 직접 몰고 야외로 나갈 때도 누가 베어놓은 나무가 있는가 둘러본다. 시골에 가면 땔감으로 쌓아둔 장작더미를 보아도 어디 '쓸 만한 재목'이 없는가 살펴본다.

길가에 버려진 베어둔 나뭇가지가 쓰러져 있는 모습만 보면 그것이 마치 사람의 유골처럼 느껴진다. 따라서 사람의 장례 의식을 치르듯이 조심스럽게 잘라서 거두어 온다.

톱으로 자르고 낫으로 나무를 다듬다보면 손바닥 안에 물집이 잡히고, 어깨근육이 뭉쳐서 힘이 다 빠지지만 나무막대만 있으면 간단히 풀 수 있기 때문에 전혀 걱정을 하지 않는다. 그날 밤에는 다듬은 나무막대를 가지고 뭉친 어깨를 즉시 풀거나 이불 속에서 껴안고 잠을 자면서 성능을 시험한다.

별빛, 달빛, 산의 정기, 우주의 정기를 다 받은 게 나무이다. 말하자면 나무를 내 몸에 대고 근육도 풀면서 우주의 기운도 나누는 것이다. 선문답禪門答에는 '부처님의 똥집 막대기'라는 말이 있다. 우리가 무심히 바라보는 초라하게 베어 넘어진 나무 막대기에서도 신과 우주의 이치를 찾을 수 있다.

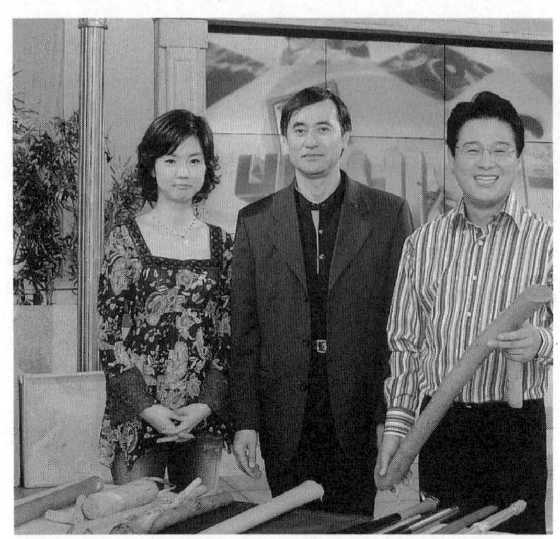

▲별빛, 달빛, 산의 정기, 우주의 정기를 다 받은 나무는 내 몸을 살리는 천연의 보약과도 같다.(막대요법은 KBS '백세인' 프로에 소개되기도 했다.

박용하 시인은 "하찮은 한 그루 나무일지라도 어떤 위대한 인간보다 낫다."고 하였다. 그러나 필자는 말한다. "하찮은 막대기 하나일지라도 어떤 뛰어난 치료사보다 낫다."고.

무릎 뒤 오금에 막대를 끼우고 앉아 있으면 종아리가 당기거나 관절염으로 고생하는 사람들은 아픔이 사라진다. 이때 나무가 너무 굵으면 오금에 들어가지 않으므로 약간 가는 것을 집어넣는 것이 좋다.

의자에 앉아서도 마찬가지이다. 허리 뒤에 걸쳐두고 뒤로 기대어 앉아서 비비거나, 굳고 아픈 곳을 찾아 몸으로 누른다. 아픈 곳에 대고 지

속적인 압박을 주면 근육이 저절로 풀리고, (긴장된 곳) 반복하면 순환
이 증진되며, 지방도 분해돼 스스로 교통정리가 된다.

　잠이 오지 않는 사람이 있다면 작은 막대를 베개 위에 두고 뒷머리
를 풀고, 굵고 큰 막대는 가랑이 사이에 끼워 허벅지 안쪽의 방광경을
누르면 잠이 저절로 올 것이다. 부부관계를 하고 난 직후나 밤을 새워
작업을 한 사람들은 목 뒤나 뒷골이 뻐근하다는 얘기를 자주 한다. 이
렇게 기운을 많이 쓰거나 스트레스를 많이 받는 사람은 막대를 베개
위에 올려두고 머리를 누이고 있으면 피로가 눈 녹듯이 사라지는 것을
느낄 수가 있다.

개털에 벼룩이 싸대듯이 잠시도 가만있지 않고 차를 몰고 싸돌아다
니며 바쁘다고 하는 사람은 반드시 이 막대기 건강법을 실천해야 한
다. 손바닥 만한 막대를 허리 뒤에 대고 운전을 하노라면 뻐근하던
허리통증도 가볍게 사라질 것이기 때문이다.

　내 몸의 등뒤를 내가 어떻게 풀겠는가 의문을 갖는 사람이 많다. 나
무 막대를 바닥에 깔거나 벽에 기대어 두고 누르면 혼자서도 얼마든지
풀 수 있다. 내 몸의 병도 사실은 내가 고쳐야 근본적으로 좋아진다.

　절름발이 자라가 천리를 간다는 말도 있다. 몸에 장애가 있거나 불편
한 곳이 있더라도 꾸준히 노력하면 반드시 정상인과 다름없는 생활을
하게 된다.

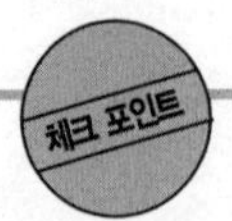

나무 막대 만드는 요령

▶ 나무는 길이에 따라 손바닥 길이(20cm), 손목에서 팔꿈치 길이(30cm), 팔을 쭉 편 전체 길이(60~70cm), 혹은 지팡이나 검도 수련용 목도(115cm)처럼 아주 긴 나뭇가지로 나누어 여러 개 잘라둔다. 나무의 굵기 역시 베개 높이(지름 10cm)에서 연필 굵기로 다양하게 만들어 용도에 맞게 자르는 것이 좋다.

▶ 나무는 낫으로 직접 껍질을 벗겨내고 다듬은 다음 불에 살짝 굽는 것이 좋다. 오래된 나무에는 눈에 보이지 않는 작은 벌레(응애류) 따위가 있을 수 있기 때문이다. 조각용 칼이 있다면 이름도 새겨 넣고 잘 다듬어서 사포질을 한 후에 니스 칠을 하여 부모님께 선물을 하거나 집에 걸어두면 훌륭한 나무 공예품도 된다.

▶ 나무는 가능한 한 자연 그대로의 모습으로 다듬는 것이 좋다. 아프리카 초원에 사는 얼룩말들은 울퉁불퉁하게 혹이 난 모양의 나무에 몸을 문지른다. 그래야 훨씬 더 시원하기 때문이다. 따라서 약간 휘거나 가지가 잘린 자리가 약간 돌출이 된 것이, 오히려 매끈하게 수직으로 다듬은 것보다 훨씬 더 효과가 크다. 그 이유는 미끄러지지 않고, 자극의 강약이나 깊이를 조절하기 쉽기 때문이다. 예를 들면 엉덩이와 같이 근육이 크거나 두터운 근육은 약간 돌출된 부분으로 눌러줘야 시원하게 근육이 풀어진다. 반대로 가늘고 매끈한 막대는 뼈가 가지런하며 살이 전혀 없는 옆구리 근육을 풀 때에 보다 효과적이다.

▶ 작은 것은 발바닥을 자극하고, 큰 것은 배를, 긴 것은 등과 어깨를 풀기 좋다. 무게가 있고 굵은 원통형의 막대는 복부장기를 풀고, 가늘고 가벼운 막대는 허리 밑에 길게 깔고 누워 등 근육을 풀기에 좋다.

▶잔가지도 완전히 없애지 말고 손가락 한마디 길이 정도 남겨두고 면을 깔끔하게 다듬어 사용하면 더욱 좋다.

내 몸의 병이 훌훌~
막대요법 활용법

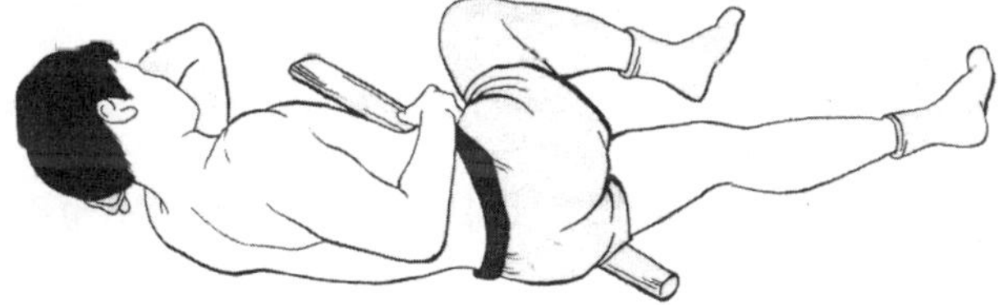

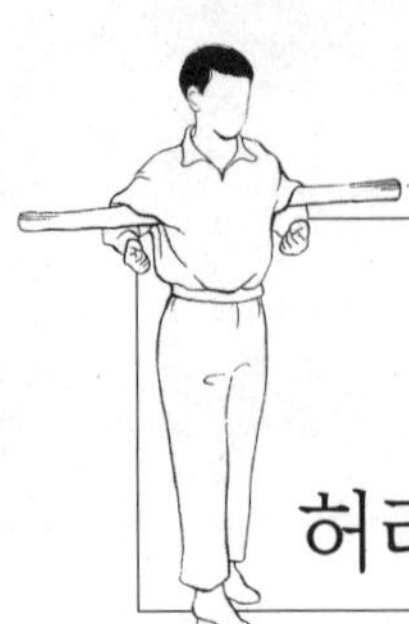

허리가 뭉치거나 결릴 때 막대요법

허리는 누구나 아플 수 있다. 필자도 예외는 아니었다. 하지만 필자의 경험으로 미루어보아 아무리 심한 요통도 길어봐야 이틀 정도면 깨끗하게 해결을 할 수 있다. 그래서 필자는 감히 말한다. 가벼운 요통은 감기보다 쉽게 낫는다고 자부를 한다.

그러나 만성요통을 오래 앓으면 뇌의 피질인 회백질을 수축시켜 뇌 기능을 떨어뜨리고, 성기능을 비롯하여 인간다운 즐거운 삶을 방해하게 된다.

어떤 사람은 내 몸을 내가 어떻게 푸느냐고 반문한다. 앞쪽이면 자기 손으로 주물러서 풀 수 있지만, 등이나 허리는 손이 안 닿기 때문에 안 된다고 주장한다.

그야말로 딱 '원숭이 두뇌' 수준인 자이다. 그것도 수기요법의 전문가라고 자처하는 사람이 그 모양이니 답답한 노릇이다. 내 몸은 내가 고쳐야 한다. 제 몸도 제대로 고치지 못하는 사람은 남의 몸도 고칠 수 없다.

수년 전, 골수암으로 3개월간의 시한부 생명 선고를 받고도 몇 년간이나 더 거뜬히 살아 계시다가 돌아가신 친구의 모친상 때의 일이다.

장지에 따라가기 위해 여러 가지 짐을 옮기던 중에 허리가 삐끗하는 것을 느꼈다. 대수롭지 않게 생각을 하고 참고 있었는데 갈수록 통증이 뻐근하게 확산되더니 급기야 엉치까지 저려왔다. 결국 장지에는 따라가지도 못하였다. 저녁이 되자 통증은 선장관절(선추와 장골 사이의 관절)에 집중적으로 나타났는데 침대에 누워서는 악 소리가 날 지경이었다. 그러나 필자에게 이런 고통쯤이야 막대요법을 시험해 볼 수 있는 커다란 은총이다.

일전에 아파트 관리사무실 이전 관계로 베어놓은 은행나무로 다듬은 질이 좋은 막대 보검寶劍을 이용하여 길게 경추에서 선골까지 척추를 따라 일자로 눕히고, 그 위에 드러누워 무릎을 굽혔다. (급성 요통일 경우에는 누워서 다리를 똑바로 펴 있기가 힘이 든다. 무릎을 굽히는 동작을 취하는 것조차 힘이 들지만, 선골 부위의 긴장은 무릎을 굽히고 있어야 자극을 잘 받는다) 이때의 막대는 대걸레와 같이 가늘고 긴 (1m) 것이다.

역시 우측 선장관절, 그 중에서도 요추와 선추, 장골 이 세 가지의 뼈가 맞닿는 삼각지 부근이 가장 강하게 느낌이 왔다.

또, 한 곳은 흉추 5, 6번쯤 되는 우측 횡돌기 근처의 근육이 뻐근하게 아파왔다. 우측 척추기립근의 긴장과 선골 주변이 가장 문제였다.

아픈 곳이 막대에 닿자 "으윽" 하는 신음소리가 날 정도였지만, 많이 아픈 곳은 반복보다는 지속압이라는 원칙대로 지그시 '동작 그만'인 상태로 30초~1분 가량 눌렀다가 부위를 바꾸어 2~3분씩 계속했다.

한 30분 가량 이렇게 막대요법을 하며 드러누웠다가 언제 잠이 들었는지 모르게 잠이 들었다.

다음날 아침, 약간 뻐근했지만 심각한 증세는 완전히 사라졌다. 오전에 몸을 무리하게 쓴 관계로 그 자리가 뻐근했으나 점심시간에 30분간의 휴식시간을 이용하여 다시 막대요법을 했더니 불편한 느낌이 없어졌다. 과거 같았으면 일주일 아니 한 달씩 통증이 지속되거나, 그 후유증으로 고생했겠지만 이제는 하루 이틀이면 끝이 난다. 가벼운 요통이나 근육이 깊숙하게 뭉친 근육통도 하루 정도면 감쪽같이 아픔이 사라진다.

척추 근육이 경직돼 있을 때도 효과 만점

34세의 젊은 회사원이 대나무처럼 척추가 뻣뻣해져서 찾아왔다. 병원에서는 강직성 척추증이라는 진단을 내렸다고 한다. 겨우 3층 계단을 올라왔는 데도 얼굴과 이마에는 머리카락이 붙을 정도로 땀이 흥건했다. 날씨가 더운 여름철에는 더욱 심하다고 호소했다. 밤을 새워 야근을 하는 경우가 많으며, 피곤할 때는 차가운 바닥에 그대로 드러누워 잠을 잔다고 했다. 척추 뼈가 굳어서 허리를 앞으로 구부리지 못하는 강직성 척추증 환자들의 공통점은 땀을 많이, 자주 흘린다는 것이다. 땀이 자주 나면 제대로 닦아내지 않고 바람에 접촉하는 순간 기화氣化

현상에 의해 피부는 오그라들고 근육은 쉽게 굳는다.

이렇게 근육을 자주 식히는 것을 반복하면 근육이 경화硬化된다. 따라서 땀이 잘 나는 사람은 근육이 잘 굳는다.

근육이 굳어지면 당연히 신경, 임파, 혈관이 눌리게 되어 뼈나 관절로 가는 대사기능이 떨어진다. 말하자면 근육이 먼저 굳어지고 혈관, 신경기능이 제대로 기능을 다하지 못한 상태가 오래되면 관절 주변 조직들의 유연성이 떨어지면서 척추 뼈도 서서히 굳어지는 것이다.

이렇게 땀이 많이 나는 사람은 자율신경의 기능이 떨어져 있는데, 성격적으로도 매우 집착이 강하고 예민하다. 성공에 대한 집념이 강하여서 일반인에 비해서 몸을 돌보지 않고 지내온 성향이 많다.

일반적으로 뼈가 굳기 전에는 먼저 근육이 굳는다. 강직성 척추증은 불치병으로 잘 알려져 있다. 전 세계적으로 치료가 된 사례가 드물다고 한다. 그러나 필자의 경험으로는 근육을 조금씩 풀어준 결과 척추의 굴신 각도가 서서히 증진되었으며, 조기에 시술을 한 경우는 대부분 회복이 되었다. 뼈가 굳었다고 해서 뼈를 직접적으로 강하게 비튼다든가 꺾는 것은 매우 위험하다.

<근육을 푸는 순서>
· 골반주위 근육을 먼저 충분하게 푼다.
· 목과 목덜미, 어깨 근육의 긴장을 푼다.
· 척추 양쪽에 위치한 척추기립근을 깊숙하게 푼다.

▶혼자서 풀기 어려울 때는 잠을 잘 때에 막대를 항상 허리 밑에 깔고 30분 정도 막대요법을 실시한다.

▶근육이 많은 부위(엉덩이나 고관절)는 약간 돌출이 된 막대로 풀고, 뼈가 직접 닿는 부위(옆구리)는 가늘고 매끈한 막대로 풀어준다.

▶컵이나 밥그릇 등을 이용하여 풀어준다. 시원한 통증이 있을 정도로 만 해야 한다.

☞따라해 보세요!

동작 1

· 똑바로 누운 상태에서 긴 막대를 세로 방향으로 길게 둔다.

· 한쪽 무릎을 세우고 엉덩이와 등을 들어 막대 위에 눕히고 긴장된 근육을 찾는다.

· 조금 더 아픈 곳이 근육이 뭉친 곳이므로 이곳에 고정을 시켜서 체중으로 지그시 눌러준다.

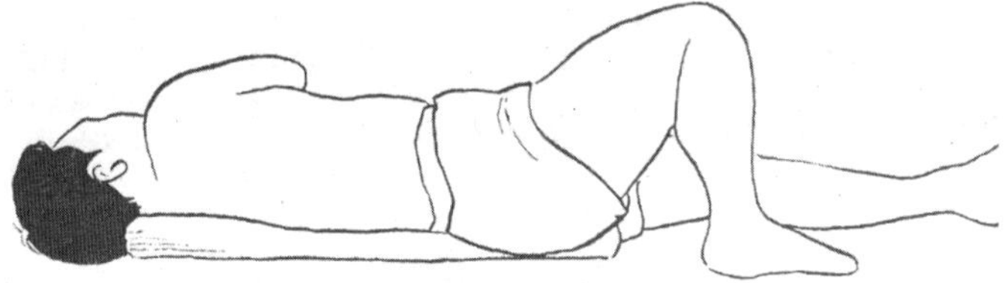

동작 2

· 양쪽 무릎을 구부려서 등을 막대에 밀착시킨 상태로 몸을 좌우로 밀어본다.

· 척추 뼈를 경계로 하여 한쪽 척추 기립근을 집중적으로 풀어준다.

· 잠을 잘 경우에 이 방법을 사용해도 좋다.

· 위치를 조금씩 움직여서 자극을 주거나 굵기를 변화시키면 자기에게 맞는 자극이
  된다.

· 이 동작은 가벼운 요통이나 근육 피로에 매우 효과가 좋다.

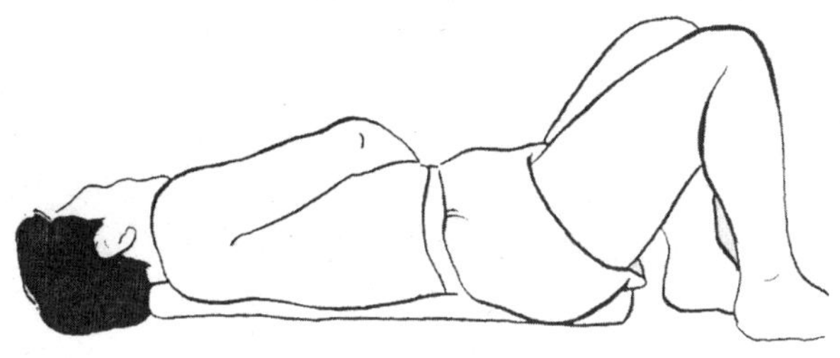

〈 등뼈와 골반 뼈에 막대가 위치한 모습 〉

동작 3

· 바닥에 지름이 일정한 막대(지름 10cm, 길이 25cm 내외)를 깐다.

· 그런 다음 상부 등을 위주로 등을 굴려준다.

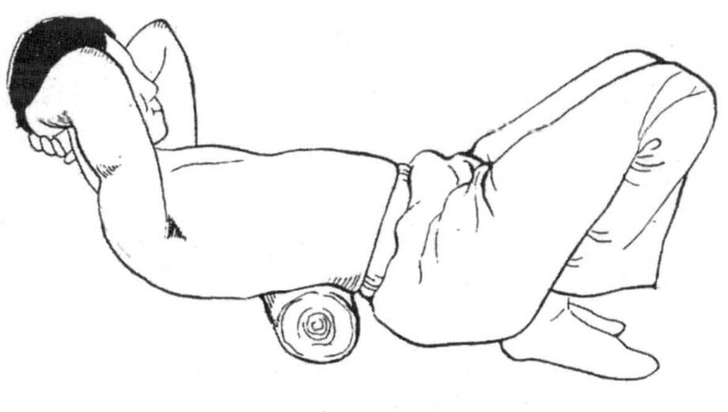

〈누워 있을 때 막대를 대는 모습〉

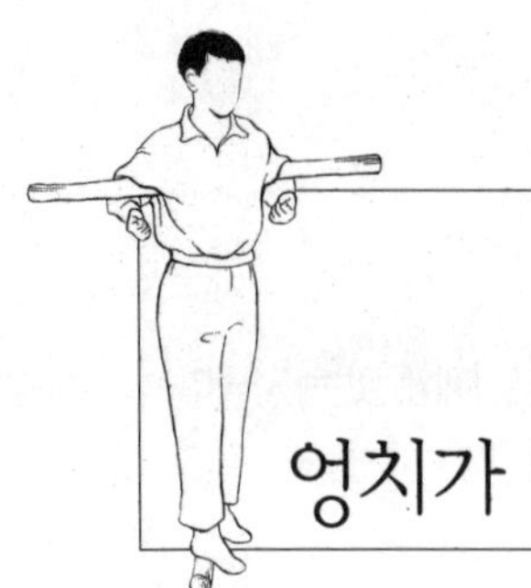

엉치가 아플 때 막대요법

　희랍신화에서 미의 여신인 아프로디테는 '아름다운 엉덩이의 여신' 이란 뜻이다.

　온 세계를 풍미해 왔던 트위스트나 고고, 디스코, 근래의 테크노댄스 등이 몸과 사지를 틀고 꼬는 데는 다를 것이 없다. 다른 것이 있다면 엉덩이를 더욱 많이 크게 놀리는 차이뿐이다.

　이런 춤은 엉덩이를 빼고 틀고 돌리는 엉덩이춤으로서, 엉덩이 놀림 이 가중될수록 신바람이 더해지는 게 춤의 비밀이다. 그러나 유교전통 이 강한 한국에서 엉덩이는 은폐돼야 할 치부였다. 치마끈을 바싹 죄어 히프의 육선을 노출하고 걷는 한국판 먼로 워크를 '화냥 걸음'이라 하 여 기생이나 주모나 무당이 하는 천한 소행으로 쳤던 것이다.

　우리말에 여자가 바람을 피운다고 할 때 꼬리를 친다고 한다. 꼬리친 다는 것은 엉덩이를 흔든다는 뜻이다. 마릴린 먼로가 엉덩이를 흔들며 걸어 '먼로 워크'란 말이 생겨났는데, 바로 그 '먼로 워크'가 꼬리춤이다.

시집보낼 날을 받으면 법도가 있는 가문에서는 시집살이 교육을 시키는 데, 그 첫 교과가 뒤로 걷는 백스텝(Back Step)의 보법步法이었다. 시집 어른들 앞에서는 뒷걸음질로 걸어 나와야지 엉덩이를 보여서는 안 되는 것이 부도의 첫걸음이었다.

요즘은 골프를 치는 사람들이 늘어나고 있는데, 척추를 비틀 때 허리의 아랫부분에 많은 힘이 가해진다. 이때 천장관절(요추와 골반 뼈가 만나는 관절)에 무리한 힘이 반복되면서 엉치 부분에 통증이 나타난다.

특히 여성들은 주부 골반통을 호소하는 사람들이 많다. 여성의 경우는 출산 후에 골반 관절의 틈이 제대로 맞지 않게 되는데, 아기의 수유나 잠재우기 등으로 한쪽만 무리하게 쓰거나 자세를 취하면서 더욱 악화가 된다.

골반 부위의 혈액순환이 잘 되지 않는 골반 울혈증, 자궁내막증 등 부인과 질환, 자궁내 염증으로 인한 유착 등도 주원인 가운데 하나이다.

척추 이상으로 생기는 요통과는 달리 배꼽 아래 하복부나 엉치 부위가 '뻐근'하게 아프며, 특히 신경이 예민한 여성은 명절 때 시댁에서 스트레스를 받고 잘못된 자세가 반복되면서 조금만 무리를 해도 통증이 발생한다.

산부인과적으로 이상이 없는데 계속해서 엉덩이가 아프면 그보다 상위上位부분의 척추, 즉 요추1~3번까지의 주위 근육을 눌러서 아픔이 확인되는지 알아보아야 한다. 둘째는 천장관절의 긴장도를 확인하고, 셋째는 대퇴골두 주위의 근육 긴장도를 확인한다. 이 세 곳의 뭉친 근육만 잘 풀어도 아픔은 감쪽같이 사라진다.

동작 1

· 긴 막대를 척추 뼈를 따라 세로로 길게 바닥에 두고 그 위에 눕는다.

· 이 상태로 누워 있으면 뒷머리와 함께 등이 결리거나 골반 주위 뭉친 곳은 자동적으로 느껴지면서 풀리기도 한다.

· 부위를 조금씩 이동하면서 시원한 자극을 주는 것이 좋다.

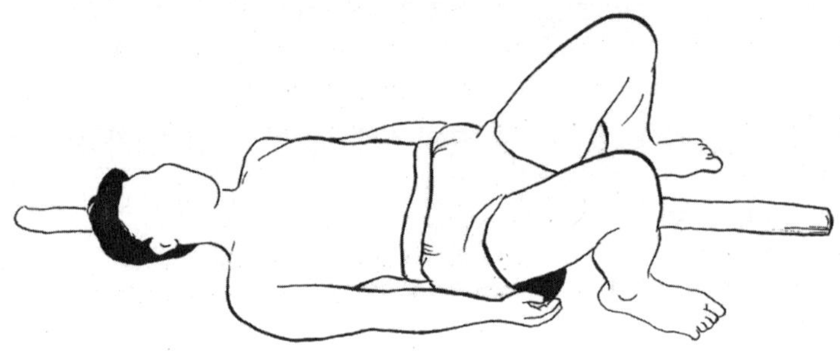

동작 2

· 옆으로 누워 엉치 밑 근육에 가로로 막대를 바닥에 깔고 위쪽에 있는 다리를 구부린다.

· 이 상태에서 앞으로 더 엎드리거나 다리를 구부리는 정도에 따라 풀어지는 근

육도 각기 달라진다.

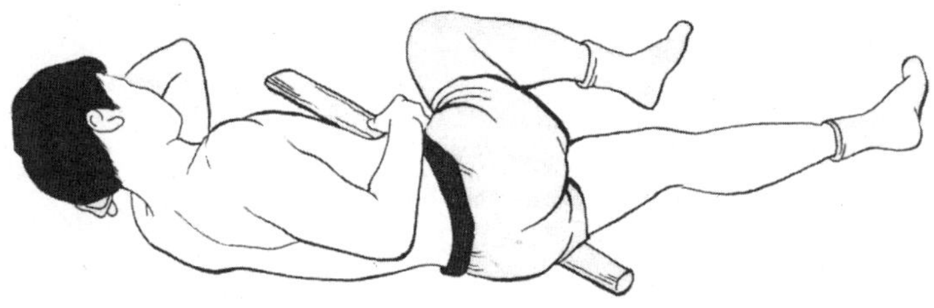

· 허리나 골반 밑에 막대를 대각선으로 두고 눕는다.

· 막대를 상하로 조금씩 이동하면서 긴장된 부위를 집중적으로 풀어준다.

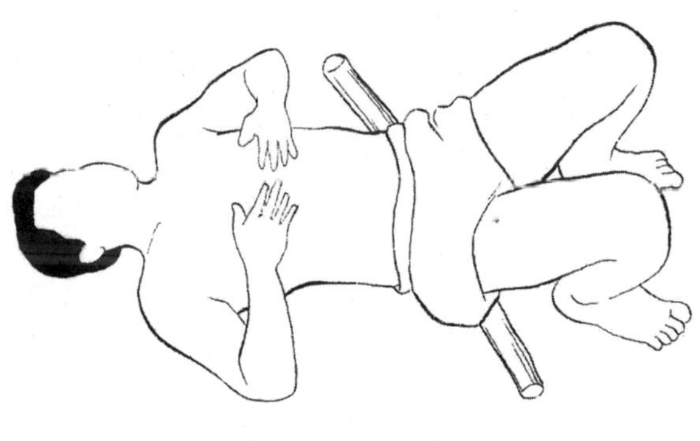

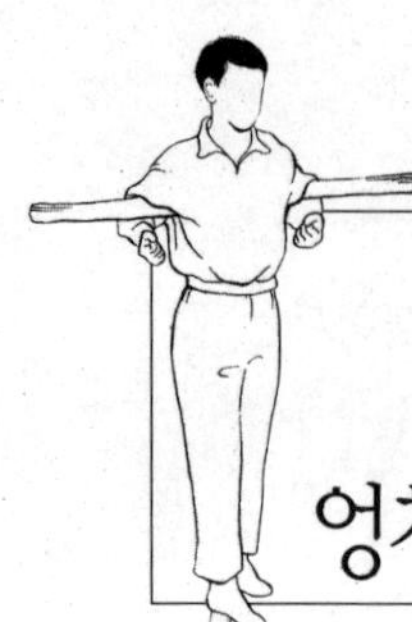

엉치가 아프면서 다리가 당길 때 막대요법

최근 척추질환 최고 권위의 정형외과 닥터는 "시중에는 최신 수술법
이 범람하고 있지만 디스크 환자 중 수술이 필요한 사람은 0.5%에 불
과합니다. 환자가 수술을 받고자 할 때는 두 병원 이상에서 진료를 받
은 뒤 결정하는 것이 좋고 과학적·합리적 판단으로 치료방법을 결정
해야 합니다."라고 했다.

미국에서는 척추전문의가 많은 지역에 요통환자도 많다는 조사 결과
가 있다고도 했다. 또한 아프리카 지역에는 요통환자가 거의 없다고 한
다. 맨 땅을 많이 걷고 달리는 지역과 척추전문의가 없는 지역에서는
요통이 없다는 것이다.

다리가 당기거나 누워서 들어올리지 못하면 보통 디스크로 추정을
한다. 디스크란 척추 뼈 사이의 원판이 튀어나와서 신경을 누르기 때문
에 다리가 아픈 것이며, 보름 정도 물리치료를 해도 차도가 없을 시에

수술을 권한다.

다리가 아프거나 당기는 사람은 일단 병원에 가서 의사의 정밀 진단을 받아보아야 한다. 막대요법은 척추와 주위 관절의 상태가 좋아지면서 다리의 통증을 없애려고 할 때에 보완적으로 사용하면 좋다.

동작 1

- 다리가 당기는 것은 척추와 엉치 주변의 신경 압박으로 오는 경우가 많다.
- 푹신한 바닥에 누워서 막대를 길게 깔고 눕는다.
- 이때 무릎을 구부려서 장골과 선골이 닿게 한다.

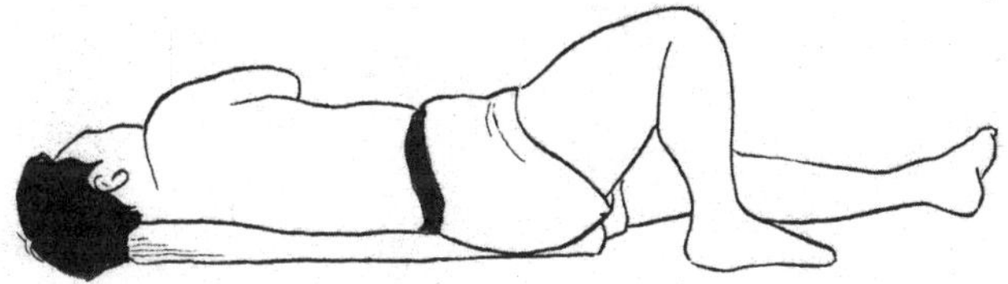

동작 2

- 옆으로 누워 엉치 관절의 근육을 찾아서 그 부위에 막대를 댄다.
- 무릎을 구부려서 지그시 지속압을 준다.

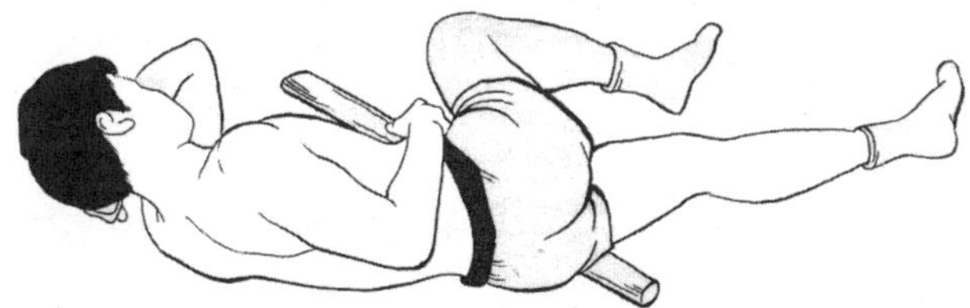

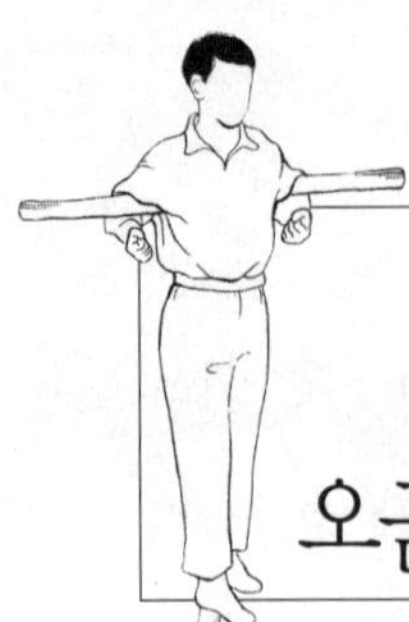

오금과 종아리가 아플 때 막대요법

▶평소 종아리가 자주 당기면 무릎을 끓고 앉아서 가는 막대를 끼우고 앉아있어 보라. 처음에는 매우 아프고 힘이 들지만 적응이 되면 가장 빨리 시원해지는 방법이다. 굵은 종아리 때문에 고민을 하는 여성은 이 방법을 자주 하면 날씬하고 예뻐진다.

▶많이 걸어야 하거나 장시간 서 있는 직업을 가진 사람은 다리가 자주 붓거나 피로해진다. 누워서 다리를 길게 펴고 종아리 밑에 막대를 대어주면 좋다.

▶다리가 자주 붓거나 수분이 고이는 사람은 굵은 막대를 다리 안쪽에 끼우고 잠을 자면 부기가 쉽게 사라진다.

▶척추 추간판탈출증으로 발생하기 쉬운 하퇴부 바깥쪽의 통증을 해결하려면 바닥에 막대를 대고 그 위에 무릎을 끓고 앉는다. 그런 다음 양손으로 바닥을 짚고 체중을 이동하며 아픈 근육을 지그시 압박한다.

보다 구체적인 요령을 소개하면 다음과 같다.

동작 1

· 물컵이나 납작한 그릇을 엉덩이 밑에 깐다.

· 그런 다음 체중을 이용하여 서서히 눌러 풀어준다.

· 물컵의 위치는 근육을 눌러서 아픈 곳을 찾아서 대면 된다.

· 뼈가 강하게 닿아서 아픔을 느끼지 않도록 해야 한다.

· 반드시 푹신한 침대나 이불 위에서만 해야 강압을 피할 수 있다.

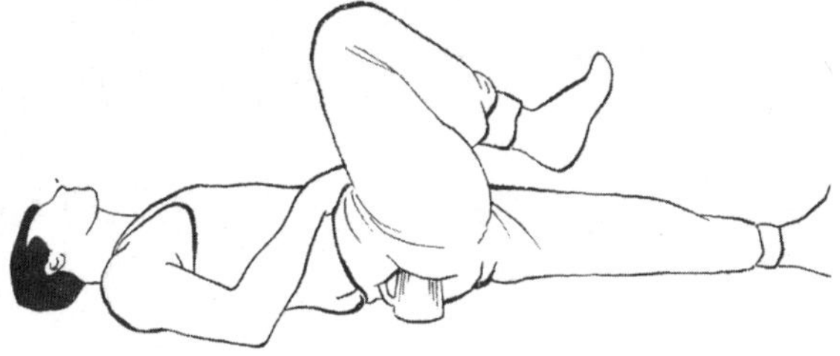

동작 2

· 오금에 작은 막대를 끼우고 양손으로 무릎을 깍지 끼며 당긴다.

· 이 상태에서 발목을 좌우로 돌려준다.

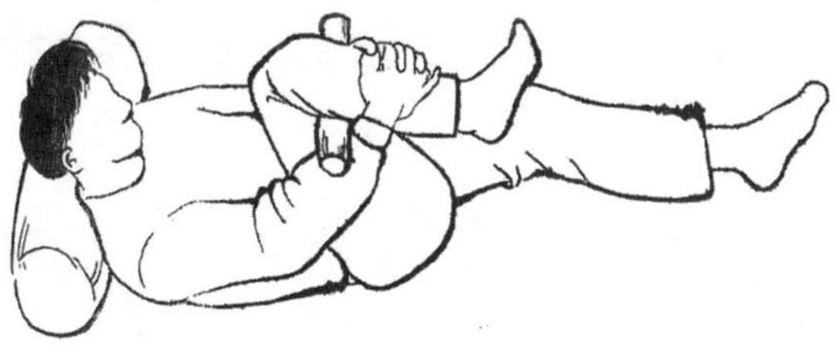

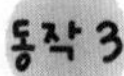

동작 3

· 오금에 막대를 끼우고 당긴다.

· 이 상태에서 무릎을 메뚜기처럼 굴곡시키며 운동을 한다.

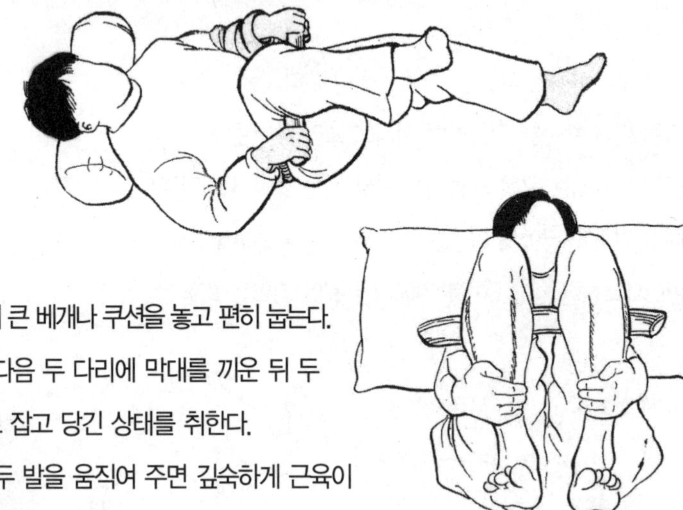

동작 4

· 바닥에 큰 베개나 쿠션을 놓고 편히 눕는다.

· 그런 다음 두 다리에 막대를 끼운 뒤 두 손으로 잡고 당긴 상태를 취한다.

· 이때 두 발을 움직여 주면 깊숙하게 근육이 풀린다.

· 이 동작은 다리가 자주 붓거나 수분이 고이는 사람에게 효과가 좋다.

동작 5

· 무릎을 꿇고 앉은 뒤 다리 사이에 막대를 끼운다.

· 상체를 똑바로 하고 1~2분 간격으로 발목 쪽으로 옮겨간다.

· 발목을 펴서 아킬레스건까지 눌러주면 효과가 좋다.

· 이 동작은 발목과 두 종아리가 시리고 아플 때 하면 좋다.

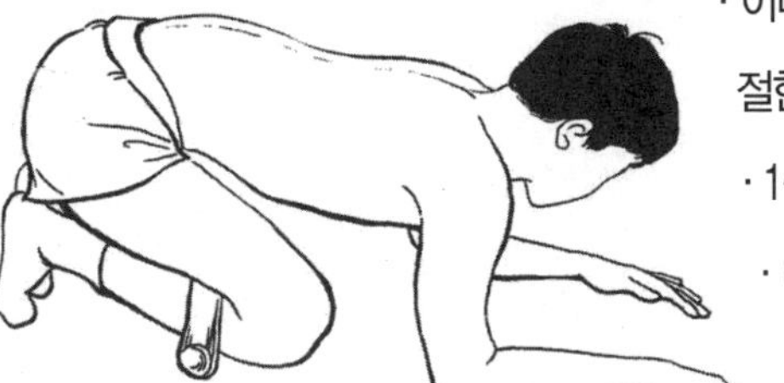

· 막대기를 오금과 종아리 사이에 끼우고 누르면 된다.

· 이때 상체의 자세에 따라 강약을 조절한다.

· 1~2분 간격으로 20분 이상 한다.

· 이 동작은 오금과 종아리가 아프거나 피로할 때 하면 좋다.

· 발바닥을 엉덩이에 붙이고 앉는다.

· 그런 다음 막대를 이동시킨다.

· 막대가 뼈에 닿지 않고 근육만 자극하여야 아프지 않다.

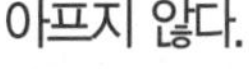

· 이 동작은 다리가 무겁거나 종아리 근육 앞쪽이 긴장되거나 통증이 있을 때 하면 좋다.

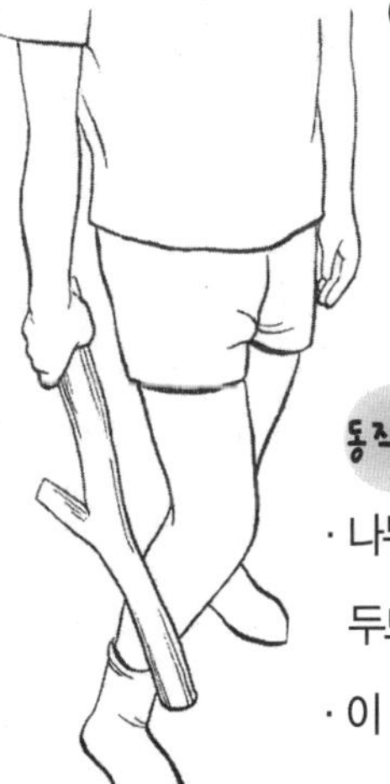

· 나무 막대나 고무망치를 이용하여 가볍게 오랫동안 두드려 주면 된다.

· 이 동작은 종아리 바깥쪽이 무겁거나 아플 때에 하면 좋다.

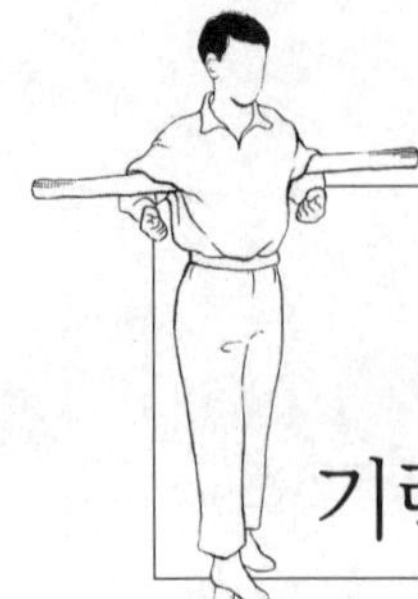

기력회복에 좋은 후두골 풀기 막대요법

어느 척추동물이든 뒷머리를 쓰다듬어 주면 꼬리를 흔들며 좋아한다. 후두골後頭骨이라 불리는 뒷머리에는 즐거운 감정이 숨어있는 비장秘藏의 보고이자 성감대이다.

복싱이나 기타 격투기 시합에 나서는 선수의 뒷머리와 목덜미를 쓰다듬고 주물러주는 이유는 무의식중에 이곳이 심리적 안정을 취하게 만드는 장소라는 것을 잘 말해주고 있다.

'소프트 카이로'라고 불리어지는 후두골 주변을 풀어주는 기술은 알아두면 평생에 보탬이 되는 방법이다.

간단히 말하면 양쪽 귀를 잇는 뒷머리를 따라서 손가락 끝지복指腹 세 개를 이용하여 응어리나 긴장된 후두골의 두개표근頭蓋表筋을 잘 풀어주기만 하면 된다.

성인병이라고 일컬어지는 대부분의 심장, 간, 뇌동맥질환에 관계가 깊은 근육들이 바로 목과 어깨의 근육이다.

이곳이 긴장되어 뭉치게 되면 뇌로 들어가는 혈관이 좁아지게 되어 혈류압이 세어지거나 약해서 막히게 될 수 있다. 따라서 목과 어깨 근육을 잘 풀어주게 되면 뇌졸중 같은 병에 걸릴 확률이 그만큼 낮아지게 된다.

그런데 이 목과 어깨 근육의 대다수는 바로 뒷머리, 즉 후두골 아랫부분에 거의 다 정지해서 붙어있다. 그래서 이 근육이 수축하면 목이 뒤로 젖혀지거나 어깨를 들어올릴 수 있는 것이다. 그리고 이 근육들이 과로나 긴장에 의해 뭉쳐지게 되면 가장 먼저 풀어야 될 곳이 바로 뒷머리이다.

후두골을 풀어주면 기력회복에 좋아

필자가 추구하는 것은 두개골 후면부의 긴장된 근육을 풀어주는 데 목적이 있기 때문에 가래떡 굵기의 막대나 심지어 연필 한 자루만 있어도 된다.

이 막대를 베개 위에 올려두고 머리를 누이면 긴장된 근육이 풀린다.

막대가 가늘면 베개 위에 대고, 막대가 굵으면 그대로 뒷머리에 베고 아픈 곳을 찾아서 10~20분 정도 방향을 틀어 자극을 주는 '두피 마사지'를 하면 된다. 목과 머리 부위는 잠을 잔다든지 장시간 누워 있으면 안 된다. 반드시 20분 이내로 시원하게 풀다가 막대를 제거해야 한다.

하는 요령은 간단하다. 두개골頭蓋骨 : 뇌를 둘러싸고 있는 23개의 머리뼈의 뒤쪽에

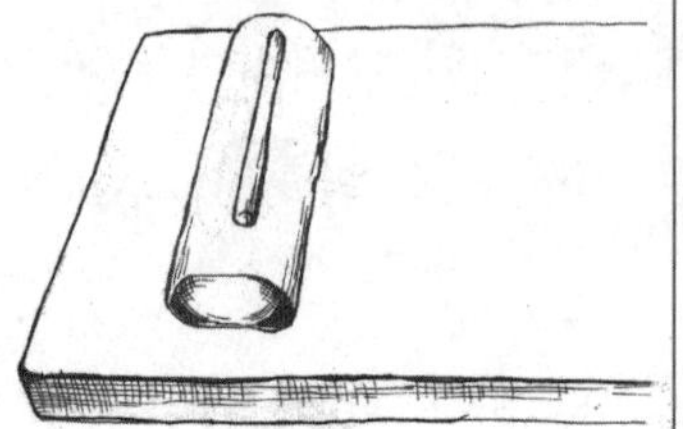

⊙ 길이 30㎝ 정도의 막대를 베개 위에 올려두고 뒷머리를 눕힌다.

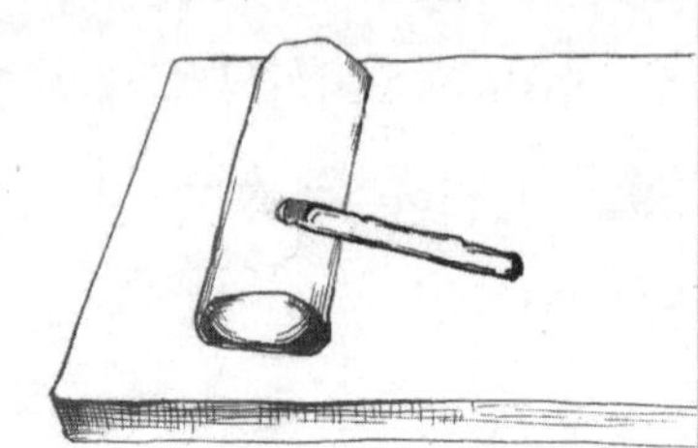

⊙ 막대요법은 쿠션이 있는 침대나 매트리스 위에서 실시한다.
⊙ 뭉친 쪽 어깨나 목덜미에 막대를 걸쳐두고 눕는다.

있는 후두골後頭骨:뒷머리 주위를 덮고 있는 근육을 잘 풀어준다. 즉 양쪽 귀를 연결하는 부위로서, 인체의 모든 근막이 자루처럼 묶여 매듭으로 붙어있다. 이 부위를 풀어주게 되면 인체의 모든 부위를 다 풀어주는 효과가 있다. 원래는 시술자가 손가락 지복을 이용하여 풀어주는 방법이지만, 항상 남의 손을 빌리는 수고와 비용을 없애고, 스스로 풀어서 건강을 지키는 방법이 막대베개 이용법이다.

동작 1

· 밑줄을 친 부위를 지그시 누르고 있으면 압통점이 특별히 느껴지는 곳이
 있다.

· 머리 무게만을 이용하여 자연스럽게 이동을 한다.

· 너무 빨리 좌우로 움직이거나 강하게 누를 것이 아니라 머리를 오른쪽, 왼쪽, 가운
 데로 조금씩 지속하여 고정하다가 방향을 바꾸어주면 된다.

· 가벼운 두통쯤은 그 자리에서 좋아지고, 근육이 풀리면서 혈액순환이 잘되고 만
 병을 예방할 수가 있다.

※주의- 밤새도록 베고 자지 말 것.
20분 정도가 적당하다. 너무
딱딱하게 하여 잠을 계속
자게 되면 지속적인 자극
이 너무 강할 수도 있다.
따라서 수건을 한 겹 깔고
시작하는 것이 좋다. 그러
나 차츰 하다보면 아픈 곳
이 풀어지면서 매우 시원
해진다.

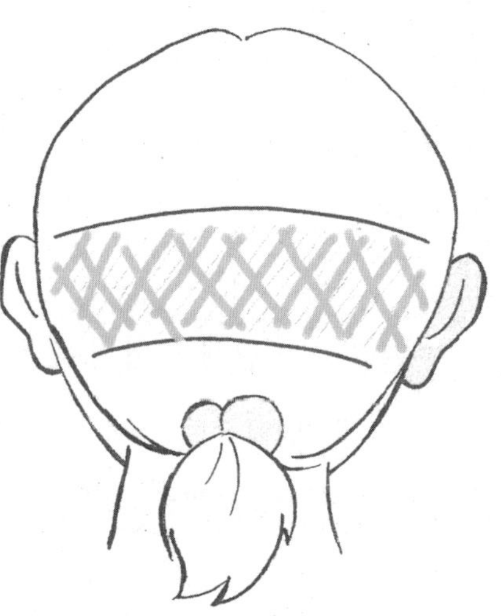

〈막대를 깔고 눕는 부위〉

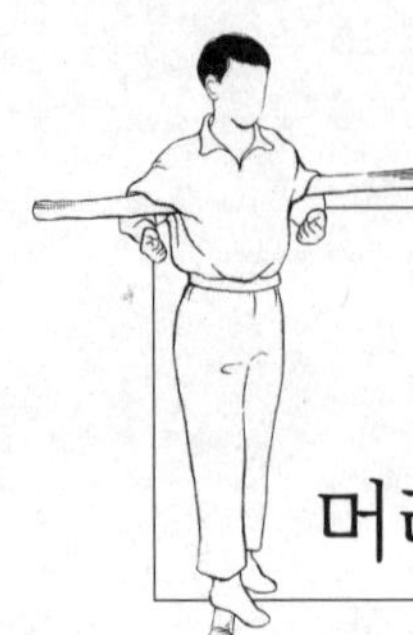

머리를 맑게 하는 막대요법

대부분의 가벼운 두통은 두개골을 덮고 있는 근육, 즉 두피의 긴장에 있다. 날씨가 갑자기 추워지거나, 자세가 기울어져서 목뼈의 혈관이 눌리거나 신경을 많이 쓰게 되면 머리를 덮고 있는 근육도 긴장을 하게 된다. 더러는 잠을 잘 때에 악관절의 지나친 긴장으로 인하여 두통이 오는 경우도 있다.

따라서 근육이 긴장되어 있는 목과 머리 쪽으로 가는 혈액량이 감소하고, 주변 근육이 굳게 되어 아픔으로 나타나는 경우가 많다.

병원에서 별 이상을 발견하지 못하는 두통이라면 두피를 충분히 마사지 해주고, 후두골요법을 10분 정도 하면 깨끗하게 해소된다.

두통을 일으키는 원인으로 피로, 수면부족, 내장이상이나 소화불량으로 오는 것, 정신적인 스트레스 등 다양하다. 머리가 맑지 않은 사람들은 대부분 정신적인 긴장과 집착력이 매우 강한 것이 특징이다. 어떤 일에 골몰하게 되면 자신의 목과 어깨가 어느 쪽으로 기울어졌는지, 머리 쪽으로 피가 통하지 않는다는 사실쯤은 까맣게 잊어버린다.

이러한 두통 또한 막대요법을 활용하면 좋은 효과를 볼 수 있다.

베개 위에 막대 하나만 올려두거나, 베개를 양쪽 옆으로 벌리고 막대를 걸쳐놓은 상태로 막대 위에 뒷머리를 올려두면 아픈 곳이 나타나는데, 왼쪽이면 왼쪽으로 오른쪽이면 오른쪽으로 얼굴을 약간 기울이고 그대로 지그시 (3분~20분 정도) 누워 있으면 후두부 두피의 긴장이 풀리면서 아픔이 감쪽같이 사라진다. 너무 간단해서 안 믿을지 모르지만 사실이다.

나무막대가 있어서 꽤 아프겠다고 생각하시겠지만, 너무 아프다고 생각이 되면 막대 두 개를 나란히 대거나, 막대 위에 수건 한 장을 깔고 하면 된다. 뒷골이 당기거나 뻣뻣하게 굳어있는 사람은 그만한 자극이야말로 효율적으로 근육긴장을 해결하는 가장 빠른 방법이란 것을 자각하게 된다.

일단 베개의 쿠션이 있기 때문에 그다지 자극이 강하지는 않다. 둘째, 아프면 바로 장소를 이동시켜도 되며, 바보나 멍청이가 아닌 다음에는 스스로가 좋지 않은 곳이나 시원한 곳을 찾아서 하게 되어 있다.

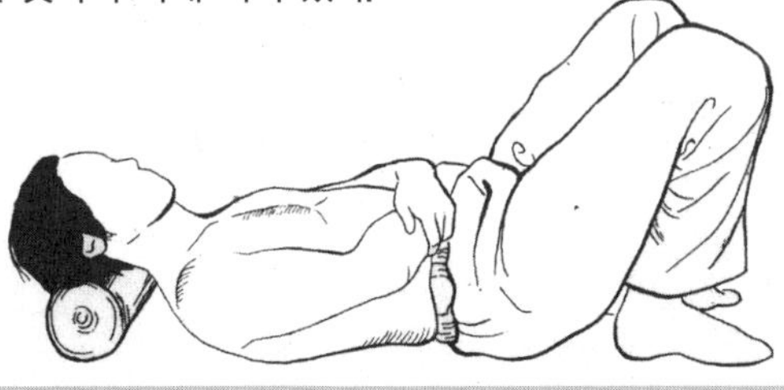

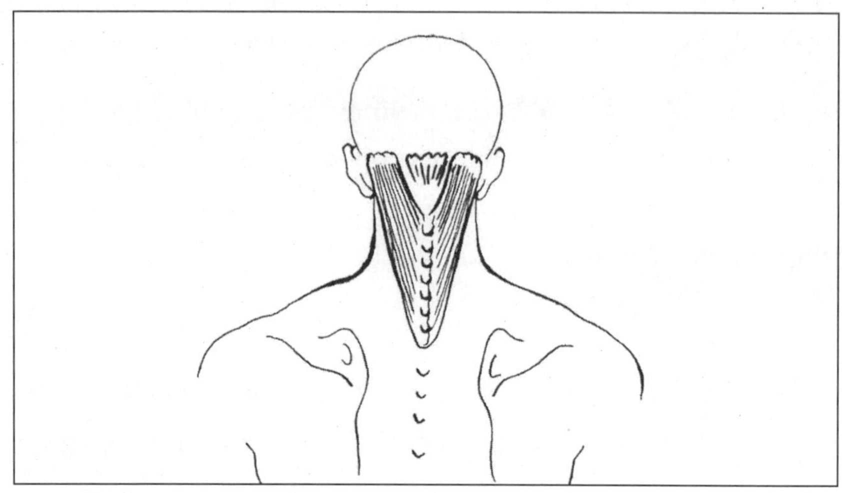

▲후두골을 풀어주면 성인병을 예방하는 효과가 있다.

〈베개 위에 막대를 올려놓고 누워 있으면 좋은 사람들〉

· 목과 어깨가 항상 피곤한 사람

· 피해망상, 과대망상, 우울증 등 정신적 스트레스로 늘 골치가 아픈 사람

· 부부관계나 사업 등으로 지나치게 정기를 많이 소모한 사람

· 머리가 항상 안개구름이 낀 것처럼 맑지 못한 사람

· 중풍이 걱정되는 사람

· 비염으로 고생하는 사람

· 시력이 자꾸 떨어지거나 눈이 피로한 사람

· 잦은 두통으로 시달리는 사람

· 불면증이 심한 사람

· 밤을 새워 야근을 하여 머리가 멍한 사람

※단 막대를 베고 있는 시간은 20분 정도가 적당하다.

뇌질환을 예방하는 목풀기 막대요법

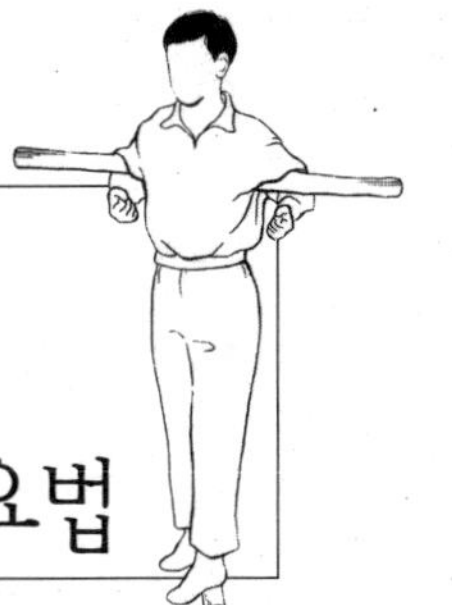

　박 씨는 올해만 해도 이미 두 번이나 죽을 고비를 넘겼다고 한다. 경동 시장에서 한약재를 취급하는 박 씨(55세)는 여태껏 살아오면서 쉬어본 날이 별로 없었다. 요행히 전부 문을 닫는 10월 1일 내설악으로 등산을 가게 되었다. 불행하게도 그때 선녀폭포에서 발을 헛디뎌서 50m 아래로 물줄기와 함께 추락하여 경추와 척추 전체에 부상을 입었다.

　집에 와서 온찜질을 하고(부인이 정성껏 뜨거운 물로 찜질을 하였지만, 초기 24시간은 냉찜질이 필수이다), 병원에 가니 온열치료(핫팩, 적외선, 초음파)와 견인치료(조직이 떡이 된 상태인데 더 강한 자극이 됨)를 받고나니 팔도 저리고 온몸이 죽을 지경이 되었다.

　게다가 무슨 공짜로 하는 온열기구(골프공 크기의 돌기에서 적외선이 나오는 척추교정기)를 받는데 고통이 하도 극심하여 받지 않겠다고 하니 3일만 참고 하면 말끔히 낫는다며 계속 권유를 하여서 강제로 했다. 결국은 불난 집에 부채질을 한 듯이 밤새 한잠도 못 자고 죽을 고생만 하였다고 한다.

이번에는 대학병원에 가서 정밀진단을 받으니, 당장 수술을 하지 않으면 사지마비가 올 것이라며 입원수속을 하라고 하였다. 엑스레이 상태로도 목뼈 6번과 7번이 손가락 한마디쯤이나 뒤로 빠져나온 심각한 경추 6, 7번 후방전위였다. 통증으로 잠을 전혀 잘 수가 없었으며, 상완부의 삼각근이 홀쭉하게 살이 빠져 있었고 손가락의 힘도 없어지고 있었다.

사람의 몸은 영혼이라는 감정 덩어리와 고도의 신경망神經網을 가진 초민감체이다. 조금만 순서가 뒤바뀌거나 잘못되면 몸이 먼저 안다. 통증이 심한 급성기는 손상을 받은 부위가 마치 시한폭탄과 같다. 조금만 잘못 건드려도 자극을 받아 오히려 악화가 되기 쉽다.

따라서 원인 부위의 마비와 순환증진을 도모하고, 통증이 가라앉기 시작하면 깊게 근육을 풀고, 마지막으로 완전하게 근육이 이완되었다고 확신이 들 때에 교정에 들어가야 안전하다. 이런 원칙을 지키면 결코 부작용이나 재발하지는 않는다.

현대 의학적으로 수술을 하지 않으면 사지마비가 올 것이라던 박 씨의 증상은 약 한 달 보름간의 근육풀이법과 막대요법으로 완전히 정상생활을 하게 되었다.

신은 인간이 공정한 룰에 따라 게임을 하는지 지켜보고 계시다가 한 놈이 지나치게 자기 욕심만 채우고 밤낮없이 돈만 긁어모으며 몸을 혹사시키고 있는 것을 발견하면 옐로우 카드(Yellow card)를 빼든다. 가벼운 경고일 경우는 감기나 두통, 어깨 결림, 요통 등으로 조금 괴롭게 만든다.

이렇게 몸의 어딘가가 아플 때는 자기를 돌아보고 쉬었다 가라는 뜻이다. 그런데 이걸 무시하면 어떻게 되는가? 경고를 반복해서 주었는데도 깨닫지 못하고 억척같이 무리를 하면 "이놈, 한 번 혼 좀 나봐라." 하면서 레드카드(Red card)를 빼든다.

몸이 아픈 것을 단순하게 재수가 없어서 혹은 운이 없어서라고 생각하지 말아야 한다. 몸이라도 약간 아프게 하여 잠시 쉬었다가 가라는 신의 배려일 수도 있다.

목을 풀면 뇌질환을 막는다!

우리 옛 풍습에는 칠성당에 복을 빌거나 제사를 드리는 것이 있다. 음력 정월 7일에 칠성신, 곧 북두칠성신北斗七星神은 인간의 수명을 맡아보고 인간이 하는 모든 일에 만능의 영력靈力을 미친다하여 소원성취를 바라는 뜻으로 제사를 지내는 것이다. 그리고 사람이 죽고 나면 제일 먼저 올려놓는 판이 칠성판七星板인데, 관 안쪽 바닥에 까는 널조각이다.

머리를 정확히 북쪽으로 향하게 하는데, 목뼈가 비뚤어져서 똑바로 향하지 못하면 지옥으로 가고 똑바로 향하면 극락을 간다고 한다.

신기한 것은 인체에도 목뼈 7개가 나머지 뼈 200여 개를 전부 컨트롤하고 있다는 점이다. (뼈는 총 206개)

방향을 틀거나 균형을 잡는 데도 꼬리뼈 못지않게 중요한 것이 목뼈

7개이다. 목을 심하게 다쳐서 손상을 입게 되면 사지四肢가 모두 마비되어 기능을 잃게 된다.

잠을 못 자고 과로하게 되면 제일 먼저 목덜미 근육이 굳기 시작한다. 기력이 떨어지면 목부터 먼저 기울어진다.

이 목뼈 7개를 연결하여 머리를 바로 세우고 있는 것이 목 근육들이다. 그리고 어깨와 몸통(체간)을 연결하여 목을 뒤로 젖히거나 옆으로 돌리는 근육들이 전부 목뼈(경추 1~6번)에 와서 정지해 있다.

따라서 목이 굳어서 잘 돌아가지 않거나 가슴이 좁아져서 답답한 경우에도 목뼈에 붙어 있는 추골근椎骨筋, 판상근板狀筋, 최장근最長筋 등의 근육들을 풀어주게 되면 쉽게 해결을 할 수 있다.

또한 후두골 바로 밑에 있는 후두하근後頭下筋 6개를 풀면 1번 경추의 비뚤어짐이 잡혀서 뇌로 들어가는 혈액순환을 좋게 해주고 안면부의 이상이나 정신적인 장해까지 해결할 수가 있다.

목은 뇌로 들어가는 혈관들이 많기 때문에 강한 자극으로 오래 누르면 위험하다. 직경 3cm정도의 막대 2개를 나란히 베개 위에 올려두고 후두부 근육을 풀면서 목뼈까지 내려온다. 목 부위는 막대를 깔고 잠을 자면 위험하다. 반드시 10분 정도로 끝나야 한다. 머리 무게 10kg 정도의 압력으로 막대를 지그시 누르면 된다.

목은 최고 사령부(뇌)로 가는 길목이다. 길목을 잘 정리 정돈하여 부드럽게 해두면 뇌질환이나 척추질환의 두려움에서 벗어날 수 있다.

동작 1

평소 스트레스가 많거나 자세가 좋지 않은 사람은 목 주위나 뒷머리가 가장 빨리 긴장된다. 목 주위에는 뇌로 들어가는 많은 혈관과 신경이 지나가고 있기 때문에 목이 지나치게 굳어있거나 결리는 사람은 평소 잘 풀어주어야 한다.

이때 효과적인 방법은 긴 막대기를 목 뒤에 걸친다. 그런 다음 양손으로 무게를 걸친 다음에 목을 돌려서 풀어준다.

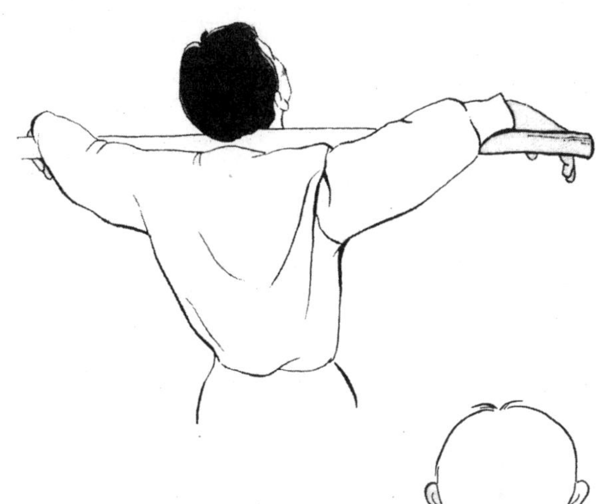

동작 2

뇌로 들어가는 동맥혈관들은 생명과 직접적인 관련이 크다. 목과 어깨의 근육들이 굳으면 뇌와 심장에 나쁜 영향을 주기 때문에 평소에 자주 풀어야 한다. 제 7경추를 중심으로 어깨 좌우 견봉단에 이르는 근육을 많이 풀어야 한다.

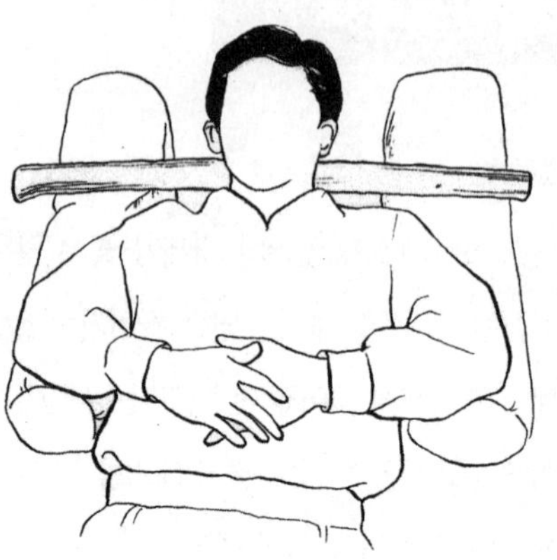

손가락 하나 까닥거리기 싫을 정도로 피로가 심한 사람은 힘든 운동법을 가르쳐 주어도 하지 않는다. 뒷머리가 당기거나 목이 뻐근하여 뭉칠 때에는 막대를 그림과 같이 베개에 걸쳐 두고 10분 정도 누워 있으면 매우 좋다.

주로 상부 경추(목뼈)나 뒷머리에 막대를 대고 좌우로 목을 가볍게 돌리면 못으로 찌르는 듯이 아픈 곳이 나타난다. 그곳을 2~3분 정도 지그시 머리 무게를 이용하여 풀어준다.

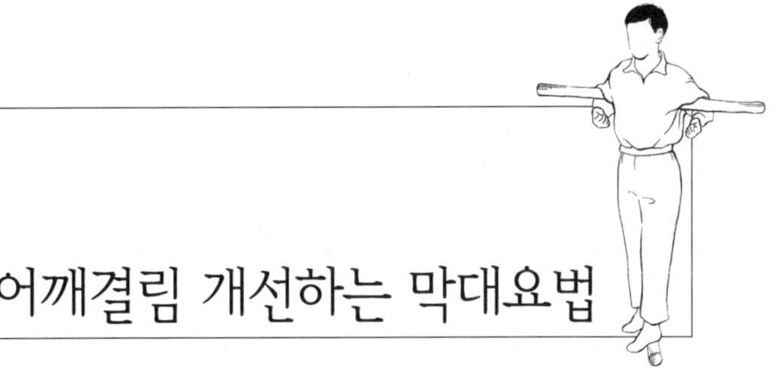

어깨결림 개선하는 막대요법

'어깨 결림 3년'이란 말이 있다. 어깨가 한 번 아프기 시작하면 그만큼 오래 간다는 말이다. 특히, 앉아서 작업을 하는 컴퓨터 관련 직업인들은 목과 어깨에 피로와 긴장이 쉽게 온다.

이것을 제때에 해결하지 않으면 근육이 속으로 깊숙하게 뭉쳐서 여간해서는 잘 풀어지지 않는다. 이렇게 어깨 주위가 굳게 되면 성인병, 각종 신경·혈관 계통의 질환들이 찾아와서 위험에 유연하게 대처를 할 수 없게 된다.

그 뿐인가? 피로의 누적이 심해서 아무리 잠을 자도 개운하지 못하여 바람 든 무처럼 조직이 엉망이 된다. 결국 근육이 굳어서 근육 속의 혈관, 임파, 신경의 기능이 떨어지게 되어 만병의 원인이 되는 것이다.

▶뇌졸중이 발생하기 전

· 두통, 경부통, 어깨 결림, 안통, 안면통, 불면증에 시달렸다.

▶심근경색이 발생하기 전

· 가슴 중앙의 통증, 왼쪽 가슴과 팔의 통증, 나른함, 부정맥, 동계, 숨이 찼다고 한다.

▶암에 잘 걸리는 사람의 유형

· 오래 전부터 머리와 어깨가 자주 아프고 어지럽다.

· 자주 피곤함을 느낀다.

· 배에 가스가 자주 차고, 변비가 있다고 하였다.

밥그릇이 줄어들면 어깨가 결린다?

유체 보존처리사로서 한국에서 가장 오랜 경력의 소유자인 P씨(65세). 미군 부대에서 우연히 알게 되어 배우기 시작하였으나 이젠 외국인에게 신임을 얻게 되었다.

그런데 미국에 가서 정식으로 배우고 왔다는 40대의 젊은 친구가 협회를 차리면서 "이것은 자격증이 있는 사람만이 할 수 있다."면서 사사건건 훼방을 놓았다. 이 병원 저 병원 담당자에게 전화를 걸어서 자기에게만 일을 달라고 하자 P씨는 생계가 걱정되지 않을 수 없었다.

자신의 실력을 알아주던 필리핀 대사는 귀국을 한 후에 자기 나라에도 이 기술을 알려달라고 할 정도로, 제법 대우를 받는 처지였던 P씨는 자격증을 내세우고 나오는 신참에게 당하게 된 것이 못내 억울했다.

그러던 어느 날 어깨 좌측 견갑골 끝이 '담 결리듯' 근육이 뭉치기 시작하더니 한 달 두 달 날이 갈수록 팔을 들어올릴 수가 없었다. 옷을 제대로 입을 수도, 밤에 제대로 잠을 잘 수도 없을 정도로 통증이 오고, 거의 살맛을 잃게 된 상태가 되었다. 결국 불면과 기능 저하로 어깨 관절이 다 굳게 되고, 전신의 기능이며 정력이 몰라보게 뚝 떨어졌다.

어깨 결림은 '경고신호' 방치하면 안돼!

그래도 어깨가 결리고 굳은 사람은 고통이 있는 순간에는 지옥 같겠지만 그나마 복이 있는 사람이다. 왜냐하면 어깨가 아프기 때문에 여기저기 병원에도 다니고 치료를 하다보면 큰 병도 예방할 수 있기 때문이다. 일종의 '경고 신호'이다. 정말 복이 없는 사람은 경고 신호가 없이 바로 인생이란 무대에서 퇴장을 당한다. 즉, 갑자기 반신불수나 마비 등으로 인생의 말년을 보내는 것처럼 더 큰 비극은 없다.

어깨가 굳은 사람은 어깨 결림을 오래 방치하여 관절 속에 문제가 있다. 이런 경우에 팔을 위로 들어올리기가 매우 힘이 들고 격통이 있다. 어깨 결림 3년이라는 말도 있다. 매우 회복이 느리고 오래 간다는 말이다.

하지만 방법을 알면 일주일이나 보름 이내에도 반드시 좋아진다. 일단 막대요법을 이용하여 근육을 열심히 풀어서 예방을 하자.

동작 1

· 벽에 막대를 세우고 등 뒤에는 커다란 베개나 쿠션을 깔고 어깨를 기댄다.

· 주로 한쪽 어깨씩 굳은 곳을 찾아서 막대에 기댄 채 어깨를 돌리면 더욱 깊숙하게 근육을 풀어줄 수가 있다.

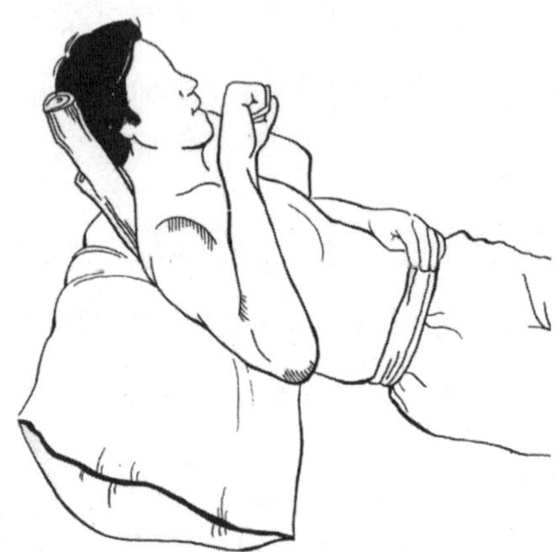

동작 2

· 개나리 봇짐을 지듯이 막대 끝에 무게 8~10kg 정도의 아령이나 돌을 매달아 어깨 위에 걸친다.

· 이 상태에서 어깨를 돌리거나 움직여주면 자극이 더욱 깊어지며 잘 풀어진다.

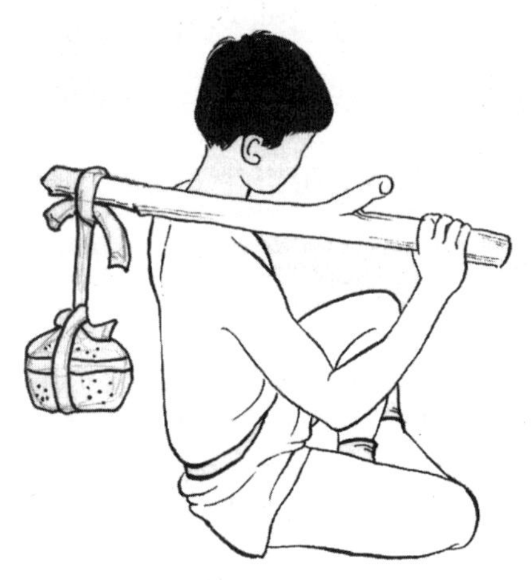

· 긴 막대를 그림과 같이 잡고 위쪽의
  오른 팔을 이용하여 아래 위로 움
  직여주거나 좌우 바깥을 향해 흔
  들어 준다.
· 어깨 관절의 범위가 넓어지고 어
  깨결림을 예방할 수 있다.

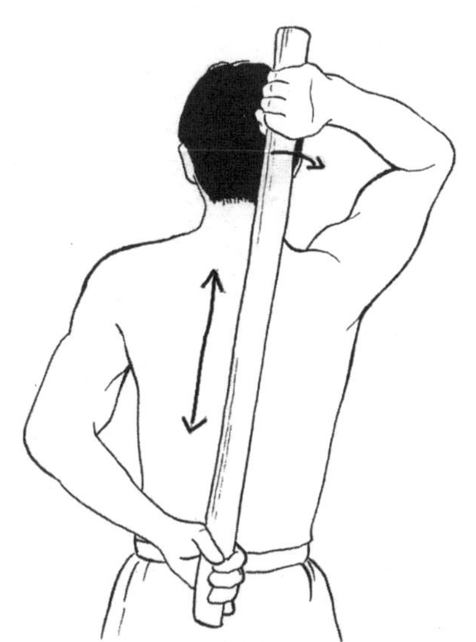

· 지름이 10cm 정도 내외의 규격이 일정한 막대를 등 밑에 깔고 아래, 위로 굴려준다.
· 무릎을 구부려 다리를 적당한 넓이로 벌린 채 엉덩이를 들고 균형을 잘 잡는 것이
  중요하다.
· 주로 윗등이 많이 굳어 있거나 피로할 때 활용하면 좋다.

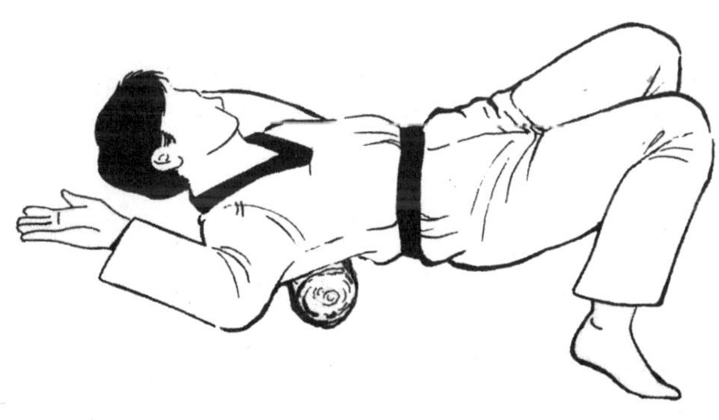

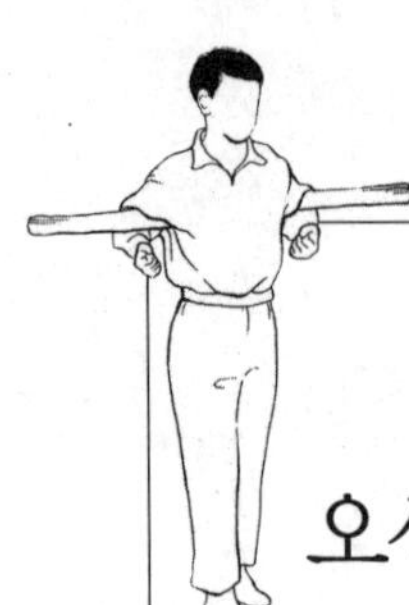

오십견 개선하는 막대요법

일시적으로 무위도식하여 고향집에 내려가 있던 Y군이 "나물 먹고 물 마시고 팔을 베고 드러누웠으니 대장부 살림살이 이만하면 더할 나위 없다."고 혼잣말로 뇌까리자 지나가다 아들의 헛소리를 들은 아버지 왈,

"야 ! 이놈아 나물 먹고 물 마시고 맨 방바닥에 드러누워 있어봐라. 얼마나 춥고 배고픈지 네놈이 안 겪어봐서 모른다."

이런 일이 있고 나서 이 친구는 자신의 생각을 고쳐먹고 현재는 열심히 뛰고 있다. 그러나 그때의 팔베개 후유증인지 자주 어깨가 뻐근하다고 한다.

대장부가 팔을 베고 드러누웠으니 대단히 여유 있게 보이지만 시쳇말로 백수가 되어 차가운 방에 맨 몸을 눕히고 있으면 체온을 다 뺏기고 근육도 쉽게 굳어진다는 사실을 모른다. 특히 팔베개나 드러누워 만세를 하는 이 포즈는 어깨관절이 겹쳐지면서 혈관이나 관절의 연부 조직을 강하게 압박하기 때문에 오십견의 큰 원인이 될 수 있다.

감기, 요통에 이어 세 번째로 잘 걸리는 병이 오십견五十肩이다. 최근에는 연령이 낮아져서 이십대, 삼십대에도 잘 생긴다. 컴퓨터를 장시간 사용하면 모니터 속의 요지경에 빠져들다가 등이 구부러지는 것도 모르고, 목은 자라목처럼 길게 앞으로 뺀 채로 있으니 자연 어깨 주위 근육이 "나 죽겠다."고, "왜 나만 벌을 세우냐."고 화를 낸다. 이것이 바로 어깨의 통증으로 나타나는 것이다.

이런 상태가 오래 되면 돌아눕기 힘들 정도로 아프거나 잠을 자다가도 아파서 깬다. 조금 지나면 통증은 사라지지만 움직이기가 힘들 때가 있다.

의학적으로는 관절낭이 쭈글쭈글해지거나 관절이 좁아지면서 운동에 제한이 오며, 어깨에서 목 사이가 많이 아프다.

특히 관절 뼈의 대결절과 견봉단이 충돌하거나 주상근에 염증이 있거나 이두박근 장해에 의해 염증을 일으킬 경우에도 발생할 수 있다.

그 기간은 1년 반~2년 정도 걸리며 그 사이에 심한 통증으로 고생을 하고, 그 후 20%는 후유증이 남아 동작 제한이 남는다고 한다.

문제의 심각성은 근육뿐만이 아니라 관절 속의 연부조직이 굳어지기 때문에 쉽게 풀어지지 않는다.

이럴 경우 의학적인 해결법은 통증을 잊게 하는 국소 주사와 물리치료(뜨거운 찜질이나 전기치료), 운동(상체를 구부리고 다리미를 흔들거나, 벽에 고정된 바퀴 돌리기)을 시키지만 효과가 그다지 없는 것으로 알려져 있다. 그만큼 회복이 힘든 이유는 관절 속이 찌그러져서 움직일 때마다 극도로 통증이 유발되어 운동을 할 수가 없기 때문이다.

또한 오십견은 보통 한 쪽이 굳어지는데, 오른쪽이 아픈 사람은 자기 몸의 분수를 너무 모르고 과로하거나 체력이 현저하게 떨어진 경우, 왼쪽이 아픈 사람은 신경이 지나치게 예민하거나 스트레스를 아주 잘 받는 경우에 오기 쉽고, 당뇨병이 있는 사람은 양쪽 어깨가 동시에 주로 아프다.

특히 오십견이 있는 사람들은 대부분 등이 앞으로 굽은 전굴자세이다. 등이 구부러지면 어깨 주변의 근육이 필요 이상으로 긴장하여 굳기 쉽다. 등이 굽으면 피로가 쉽게 오고 목까지 뻣뻣해진다. 목과 어깨는 둘이 아니라 하나로 봐야 한다.

오십견 거뜬 해결책

· 관절이 굳어 있더라도 강하게 관절운동을 시키지 않는다. 대신 고정시켜둔 막대를 이용하여 주변 근육만 집중적으로 풀어준다. 일단 주변 근육을 풀어 혈액순환을 시켜주는 것이 급선무이다.

· 잘 되는 방향으로, 혹은 아프지 않은 범위 내에서 부드럽게 반복운동을 한다.

· 앞으로 팔이 올라가지 않으면 뒤쪽으로만 반복해서 운동을 한다.

· 벽에 고정시켜 둔 고무줄을 잡고 견관절 내외회전 운동을 시킨다.

· 목 근육을 자주 풀거나 목운동(목을 돌리거나 앞으로 빼기)을 하여 목 주변 혈관과 신경을 원활하게 만든다.

· 오십견이 있는 사람은 누구나 등이 구부러져 있다. 구부러진 등을 펴서 목과 어깨 관절에 힘이 들어가지 않게 한다.

· 나무 기둥이나 벽의 모서리, 철봉대에 어깨 관절을 기대고 서서 자주 문지른다.

· 목검이나 막대를 잡고 정면 후려치기를 크게 반복해서 운동한다.

· 등 뒤에 양 손으로 막대를 잡고 몸통을 굴신시켜 가면서 상하로 운동을 한다.

· 통증이 있거나 굳은 어깨 관절 부위를 반대편 손가락으로 움켜잡고 회전운동을 한다.

· 옆으로 누워 막대를 깔고 어깨와 팔을 움직이며 관절 부위를 풀어주는 운동을 한다.

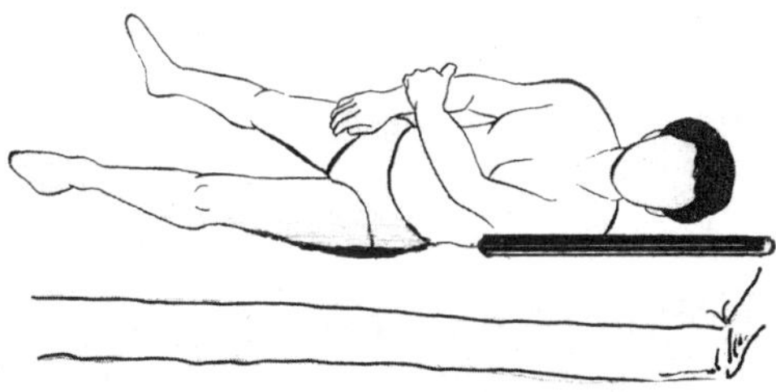

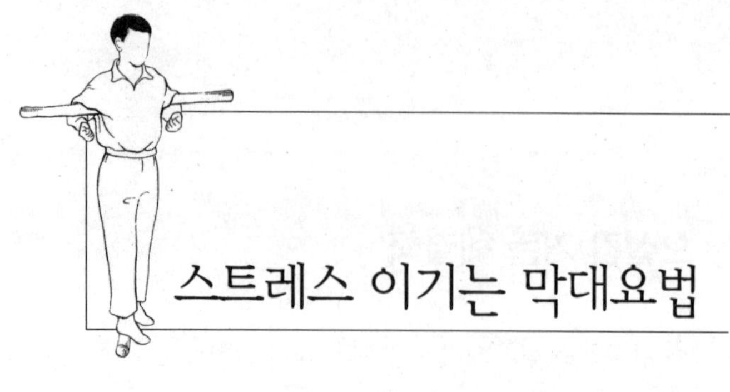

스트레스 이기는 막대요법

한 번은 성형외과 개업의인 L씨가 필자에게 물었다. 스트레스를 받지 않는 직업으로 가장 좋은 직업이 무엇일까요?

평소 생각해보지 않은 뜬금없는 질문에 잠시 망설이다 대답했다. "당신 직업이 가장 좋은 직업 아닙니까?"

그러자 그는 "성형외과란 직업은 스트레스를 엄청나게 받습니다. 환자의 예상 만족도와 의사의 기준이 달라서 이를 항의하는 사람들이 열에 한 명은 됩니다."

돈을 많이 벌고 명예도 좋은 의사도 왕 스트레스를 받는다는 데 다른 직업이야 오죽하겠는가.

학교 선생도 '스승을 하늘같이 여기라'는 말은 이미 옛말이 되었고, 이젠 상투 끝이나 안 잡히면 다행이다. 증권사의 펀드매니저나 CEO도 밤잠 제대로 못 자고 고생하기는 보신탕집 개만도 못하며, 젊은 나이에 큰 빌딩의 건설현장 소장을 하는 사람도 이리저리 시달리느라 목이 완전히 굳어 돌아가지도 않는다.

그러면 마음을 잘 비운다는 스님은 스트레스를 안 받을까? 돈을 벌어 처자를 먹여 살려야 할 의무도 없고 그저 '마음공부'만 열심히 하면 되니 이거야말로 스트레스 받지 않는 최고의 직업이 아니겠는가.

그런데 어느 스님에게 물어보니 "깨달음을 얻기 위해 불문에 들었는데, 눈이 다 감기도록 득도를 하지 못하여 항상 스트레스를 받으며 산다."고 한다. 필자가 생각하기에 가장 좋은 직업은 '돈을 많이 버는 직업을 가진 사람을 신랑으로 둔 가정주부'가 최고의 직업이 아니겠느냐고 웃으면서 말하니 과연 그렇다며 함께 웃은 적이 있다. 그러나 이것도 속내를 알아보면 저마다의 십자가가 다 있다.

분노와 짜증도 사라지는 막대요법

나이 30세의 변 씨는 현재 대학원에 재학 중이다. 큰 키에 건장한 체격, 잘 생긴 얼굴에 짙은 눈썹의 그의 얼굴 양미간 사이는 실개천 천川 자가 깊이 파여 있다. 짜증을 많이 내고 분노가 크다. 한 살 위인 형과 다툼이 잦다. 고교 2학년 때 교통사고를 당했으며 항상 많은 생각들로 머리가 복잡하다. 불면증이 심하고 새벽마다 가위 눌리고 헛구역질을 한다. 양쪽 어깨는 귀신이 무등을 탄 것처럼 늘 무겁다. 정신과 병원도 다녔고 무당을 찾아가 굿도 벌였다. 하지만 몸과 마음은 상쾌한 적이 없다. 현재도 우울하지만 미래에도 잘 될 것이라는 자신감이 추호도 없다. 자기 비관과 자기 비하가 끊일 날이 없다.

"어떤 정신병자도 자기 분노를 속인다고 하잖아요."

그는 남들이 자신에게 "왜 자주 짜증을 내는가?"라며 화를 낸다고 한다. 그의 표정 때문이다. 양미간은 항상 찌푸린 주름이 두드러지게 보인다. 표정은 그의 마음의 상태이다.

그의 뒷머리와 등 근육은 잔뜩 긴장되어 있고, 자율신경은 기능을 상실했다. 그가 화를 낼 때마다 세포들은 더욱 움츠러들었다.

자기 스스로는 스트레스의 깊은 늪에서 한 발자국도 빠져나오지 못하고 있다. 오히려 허우적댈수록 그의 분노는 더 타오르고 더 깊이 빠져든다. 10년 이상 그는 육체적·정신적으로 괴로웠다.

그는 한 번도 자신 속의 장점을 찾아본 적도 없다. 타인으로부터 장점을 들어본 적도 없다. 이젠 충분히 벗어날 시간이 되었다. 필자는 그에게 매일 숨이 차도록 운동을 하게 만들었다. 어떻게 하면 가위에 눌리지 않는지도 가르쳤다. 막대를 사용하는 법도 가르쳤다. 자기 스스로 문제를 해결할 수 있다는 것을 알게 했다. 그는 이렇게 해서 두 달만에 완전히 자신감과 건강을 되찾았다.

▶어느 과학자가 상자 속에 쥐를 잡아넣고 실험을 하였다. 그 결과 쥐의 숫자가 늘어날수록 쥐의 스트레스가 높아지고, 자살률이 높아졌다고 한다.

한정된 상자 안에 제 놈들끼리 있으니 서로 싸우며 물어뜯고 근친상

간이 자연 번질 수밖에 없다. 전부가 사촌, 육촌이 된다. 촌수 따지기도 바빠진다. 미물이라 할지라도 윤리적 문제가 발생하는 것이 당연하다.

담벼락에 머리를 부딪치는 자해행위를 하는 놈이 없나, 어머니를 물어뜯는 천하의 못된 불효 생쥐 등등 문제가 속출했다.

동물에게서도 밀도가 높아지면 정신질환자가 늘어나고 자살자가 늘어나게 마련이다. 그렇게 되면 삶의 질이 형편없이 떨어지게 되고 세상은 몰인정, 몰염치해진다.

▶우리 한국을 삶의 질 수준으로 평가한 보고서에 의하면 거의 아프리카 수준이라고 한다. 하버드를 나온 어느 외국 승려가 "한국인은 먹이를 양손에 모아들고 주위를 계속 두리번거리는 불안한 생쥐처럼 살고 있다."라고 했다.

땅덩어리 좁은 곳에서 경쟁자는 많고 먹을거리는 줄어드니 항상 불안하고 바쁠 수밖에 없다.

이렇게 살고 싶지 않다면 한적한 곳에 내려가서 살거나, 명상을 자주 하던가, 자주 야외로 낚시나 여행을 나가는 수밖에 없는데 이것도 돈이 어느 정도 있어야지 맘이 편해진다. 그러나 돈에 코가 꿰어서는 안 된다.

▶재물에 대한 욕심은 누구에게나 있다. 다만 자신이 관리할 수 있을 만큼만 가져라. 만일 황금 열 냥을 짊어지고 세상길을 가면 발걸음도 가볍고 즐겁겠지만, 백 냥을 짊어지고 가다가는 너무나 힘이 들고 몸이 먼저 망가질 것이다.

가장 잘 살다 가장 잘 죽는 방법은 쓰레기를 남기지 않고 죽는 것이다. 몸도 마음도 건강하게 살다가 자연사를 하는 것이다. 한마디로 등 잔이 되어라. 기름만 태우고 가는 것이 아니라 심지까지 완전히 태우고 가라. 가장 잘 죽는 방법은 자신의 모든 것을 태워 아무것도 남기지 않고 가는 것이다.

▶진장된 근육이 풀리면 의외로 마음속의 스트레스가 쉽게 풀린다는 사실을 체험해 본 사람은 누구나 알 수 있다. 마음속의 스트레스가 속 시원하게 풀려지면 강한 의욕은 저절로 샘솟는다. 따라서 근육을 풀면 반드시 인생이 즐거워진다. 이것은 사실이다.

▶스트레스 강화 운동법으로는 제자리 뛰기를 땀이 나도록 뛴다. 자주 숨차게 한다. 발가락, 손가락을 자주 누르고 비틀고 작은 막대를 끼워서 자극을 준다. 이렇게 해서 자율신경을 자꾸 활성화 시켜주면 스트레스에 강해진다.

▶독일에서 온 신경외과 의사는 "근육을 깊숙하게 풀어주니 잠을 잘 자고 통증도 매우 빨리 해결되었습니다. 스트레스로 인한 근육 경직에 효과가 매우 뛰어났습니다." 라고 하였다. 근육을 깊숙하게 풀어주면 스트레스에 강해진다.

스트레스 훌훌~ 막대요법 활용법

동작 1

· 베개 위에 작은 막대를 올려
두고 후두부(뒷머리)를 얹는다.

· 머리를 천천히 좌우로 움직여
보면 찌르는 듯 아픈 곳이 나
타난다.

· 아픈 부위가 근육 긴장이 되어
있다는 표시이고, 스트레스가 근육긴장으로 나타난 곳이다.

· 이곳에 막대를 대고 10분 정도 누르고 있으면 머리가 매우 맑아진다.

동작 2

· 옆으로 누워 긴 막대를 다리 사이에 끼운 다음 한 손으로 막대 끝을 잡고 누르면
다리 안쪽이 지그시 눌리면서 자극을 받는다.

· 스트레스가 많거나 예민한 사람들은 반드시 이 방법대로 잠을 자보라.

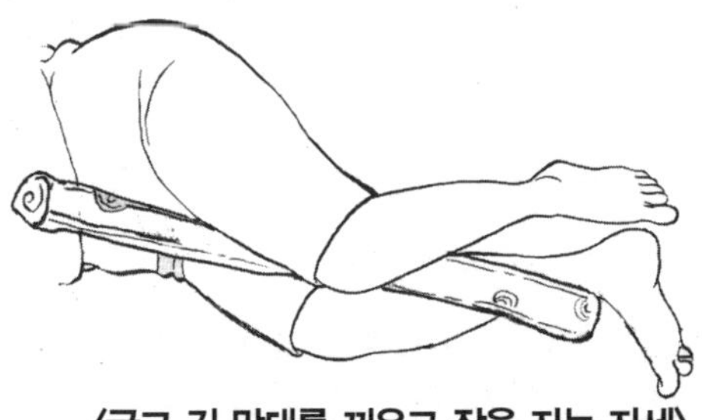

〈굵고 긴 막대를 끼우고 잠을 자는 자세〉

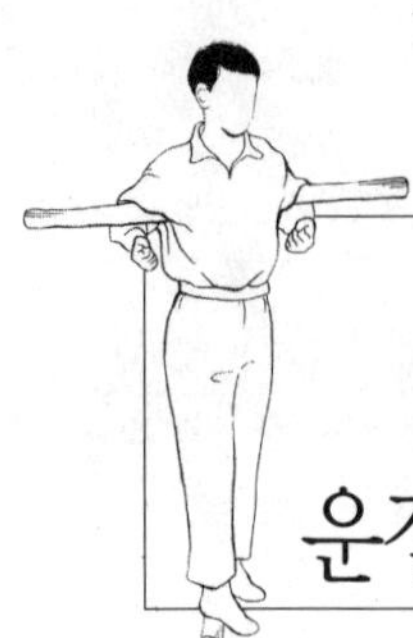

운전 중 피로 훌훌~ 막대요법

직업 운전사들의 70% 정도가 항상 피곤하다고 답했다. 전국 자동차 노조연맹이 대형 차량 운전사들을 상대로 피로도를 조사한 결과이다.

"한 주는 낮에, 그 다음 주는 밤에 근무하다보면 몹시 피곤해요. 아무리 참으려고 해도 운전 도중 졸음은 쏟아지고…."

피로는 주의력을 떨어뜨리고 졸음에 빠지게 하는 안전 운전의 '적'이다. 피로하면 하품을 하고 눈이 침침해지면서 주의력이 떨어지며 돌발 상황에 제대로 대응하지 못해 치명적인 사고를 초래한다. 전문가들은 과속 음주운전에 이어 사고의 주요 원인으로 운전자의 피로를 꼽는다.

택시나 화물차량 운전자는 하루종일 앉아 있어야 하기 때문에 허리, 엉덩이, 다리가 약화된다. 척추가 대들보인데 7~10시간씩 긴장된 자세로 쭈그리고 앉아 있으면 몸은 그야말로 파김치가 된다. 대들보를 싸고 있는 근육이 긴장되면 근육 속의 혈관, 신경기능이 떨어지고, 오래 지나면 노화속도가 빨라진다.

피로를 없애는 방법 중의 하나가 바로 막대요법이다. 막대를 등이나 허리에 대고 운전을 하면서 자극을 주면 의외로 어깨 피로가 사라지고, 눈도 맑아진다.

오래 앉아 있으면 척추기립근의 피로가 가장 심한데 이곳을 틈틈이 혹은 30분 정도 막대(직경 3㎝ 이내, 길이 30㎝ 내외)로 자극을 해주면 기력회복과 함께 피로를 막을 수 있다. 나무로 만든 옷걸이를 이용하여 V자로 허리 뒤에 대고 있어도 매우 좋다.

장시간 여행을 하거나, 직업상 운전 혹은 출장으로 시외버스를 탈 때에도 등 뒤에 막대를 대고 앉는다. 허리를 펴지 못하던 사람도 잘 펴지고, 아침에 등 근육이 뻐근하여 잘 굽혀지지 않는 사람도 막대요법을 하면 절대로 그런 불편함이 없이 평생을 살 것이다.

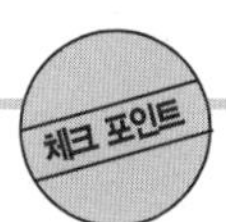

운전 중 근육이 뭉치거나 피로할 때

▶막대 요법 – 막대 하나쯤은 항상 차안에 비치해 둔다.

신호 대기 중이라면 막대를 목 뒤나 후두부에 대고 고개를 움직여서 긴장된 곳을 풀어준다. 머리 위 두정부쪽에도 막대를 올리고 양 손의 무게를 이용해 누른다. 양 주먹으로 옆구리를 비벼준다. 한 손으로 반대편 손목을 꽉 잡고 손목을 돌려준다.

▶운행 중이라면 시트를 뒤로 약간 눕히고 등 뒤에 막대를 대고 있으면 좋다.

▶아랫도리를 시원하게 한다.

 그러나 이렇게 하지 못할 때에는 막대를 회음부(항문과 생식기 사이) 밑에 깔고 앉아서 항문 조이기를 반복한다.

▶새끼손가락부터 주먹 쥐기

손가락을 새끼손가락부터 오므리는 순서로 주먹을 쥐었다 펴는 동작을 수회 반복한다. 혹은 핸들을 쥔 새끼손가락에 힘을 준다.

운전 중 등과 허리가 자주 결릴 때

▶작은 막대를 허리 중간쯤에 걸치고 운전을 하면 매우 시원하다.

무슨 교통사고 낼 일이 있냐고 반문을 할지 모르지만 필자의 경험과 주위 사람들의 많은 체험에 의하면 의외로 안전하고 효과가 크다고 한다.

그러나 척추 뼈가 부러지거나 골다공증, 심한 수핵 탈출증이 있는 사람은 피하는 것이 좋다. 보통은 만성요통이나 허리의 피로가 많은 경우에 효과를 가장 많이 볼 수 있다.

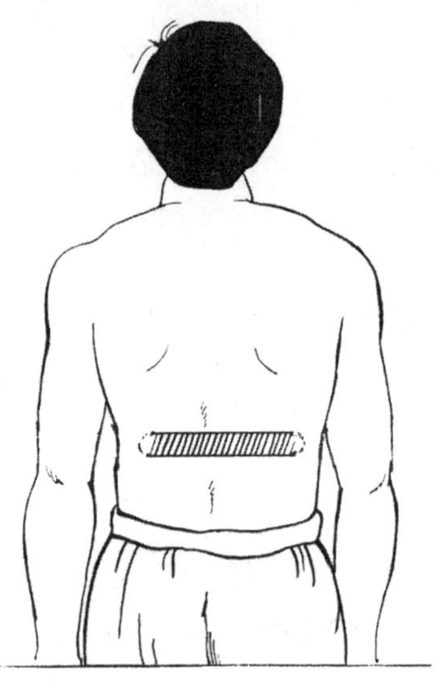

〈막대 대는 위치와 길이〉

▶**장시간 운전자는 등 뒤에 손바닥 길이의 나무 막대 하나만 대어주면 아주 좋다.**

가운데 등이 제일 돌출되어 그곳에 긴장이 가장 많이 오는데, 이곳에 막대를 대각선으로 대고 운전을 하면 근육이 자극을 받아 풀어지기 때문에 허리가 안 구부러지고, 피로도 훨씬 덜하며, 요통도 사라진다. 대각선으로 대는 것을 원칙으로 하지만, 많이 아플 경우에는 척추 뼈와 나란히 일자로(종으로) 받친다.

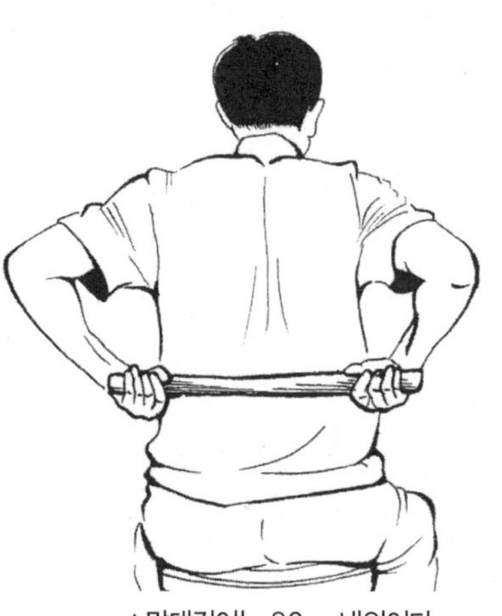

▲막대길이는 30㎝ 내외이다.
길수록 압박이 강하다.

▶**차를 타고 운전을 할 때에 막대를 비스듬히 등 뒤에 받치고 운전을 하게 되면, 척추가 눌리면서 굳어진 근육이 지압이 되어 잘 풀리게 된다. 통증도 빨리 사라진다.**

필자는 출퇴근 시간 1시간이 바로 척추 근육을 풀어주는 치료 시간이요, 시원한 안마시간이 되는 셈이다.

장거리 여행 시에는 한 장소만 하지 말고, 등 위쪽에서 골반까지 골고루 이동을 하면서 풀어준다. 시간을 딱히 정하지 말고, 불편을 느끼지 않는다면 20~30분 정도씩 해도 무방하다. 즉 본인의 컨디션에 따라서 무리하지 않게 하는 것이 가장 좋다.

▶**너무 빨리 좋아지게 할 욕심으로 지나치게 강한 자극을 주는 것은 좋지 않다.**

너무 긴 것은 좋지 않고 30cm 정도 내외로 자신의 몸에 맞게 잘라서 사용한다.

막대가 아프게 느껴질 때에는 10분 정도 막대를 뒤에 받치고 있다가 다시 빼거나, 막대에 수건을 감는다. 구체적인 요령을 소개하면 다음과 같다.

운전석 옆에 길이 30cm 정도의 작은 막대를 준비
한다. 장거리 운전시에 허리가 뻐근하거나 요통이
생기면 30분 정도 막대를 아픈 곳에 대고 눌러준다.
막대는 스스로 위치나 방향을 바꾸어서 본인에게 가
장 편하게 한다. 약간 아프면서 시원한 느낌이 들도
록 하는 것이 좋다.

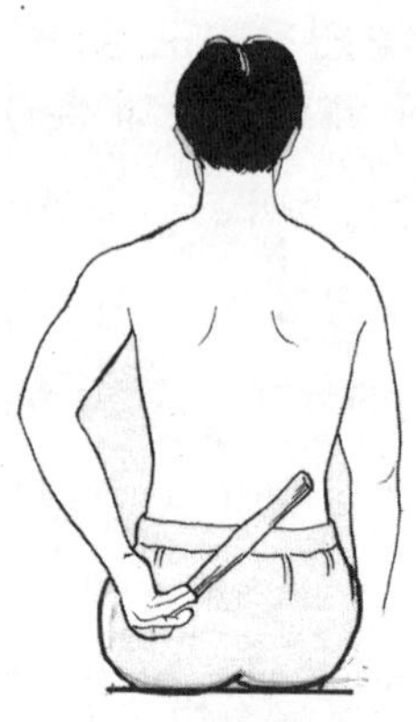

허리뼈 아래쪽이나 엉치 골반이 뻐근하거나 근육이
긴장되어 있을 때는 막대를 허리띠 근처에 댄다. 그
런데 만약 윗등이 뻐근할 때는 윗등에 대각선으로
막대를 대고 몸을 뒤로 기댄다.

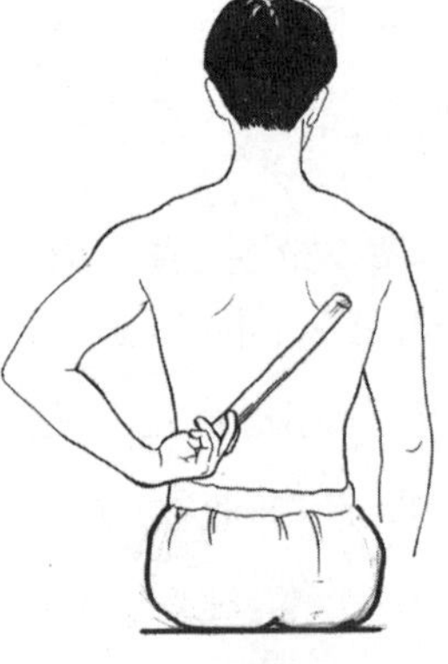

 만약 뼈에 막대가 닿아서 아픈 경우에 막대를 세로
로 세워서 한쪽씩 자극을 준다. 체형과 비만 정도에
따라 막대의 굵기나 지름을 달리할 수가 있다.

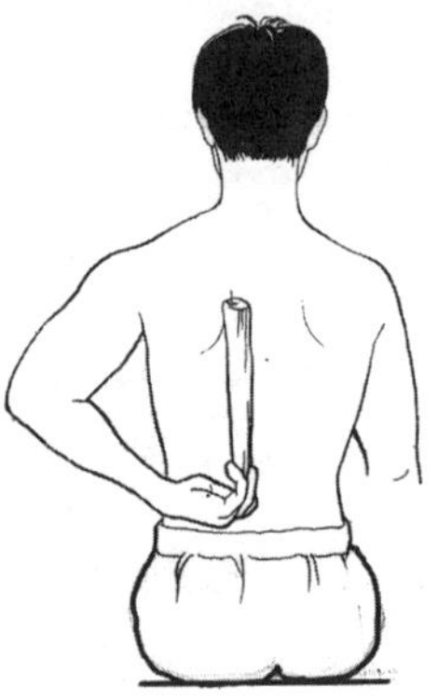

등을 쭉~ 펴주는 막대요법

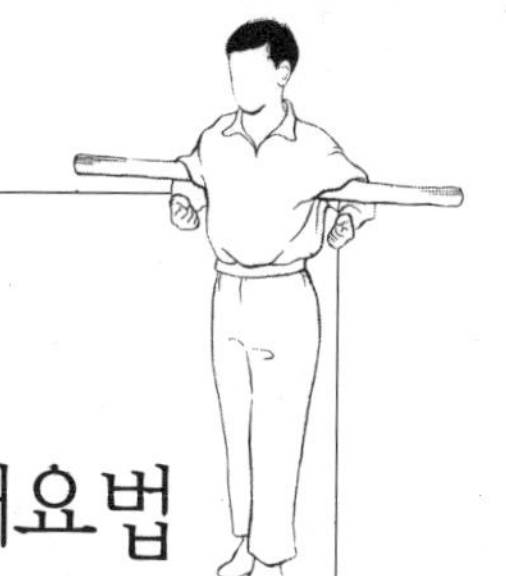

자세가 나쁘거나, 몸이 자꾸 앞으로 혹은 옆으로 쓰러지는 사람은 보기에도 좋지 않을 뿐더러 건강에도 대부분 문제가 있다.

몸이 앞으로 기울어지면 뱃심이 없어지고 장이 이완되며, 어깨와 윗등의 근육이 쉽게 긴장된다. 그래서 항상 피로함을 느낀다.

굳은 어깨를 풀고 등을 펴지 않으면 몸의 전반적인 기능이 떨어지고, 노화가 빨리 오며 성인병을 촉발하기 쉽다. 성인병이란 대부분이 배꼽 위의 병이 문제가 된다. 간, 심장, 뇌혈관계 등등….

결국 자율신경이 원활하게 작동되도록 하는 것이 매우 중요하다. 자율신경계는 내장과 혈관의 평활근, 심근 등의 작용을 자율적으로 지배하는 신경의 집단으로서 척추를 따라 내려오며 각 장기를 조절한다. 따라서 척추와 주위 근육을 부드럽게 풀어주게 되면 자율신경도 원활하게 기능을 다하게 된다.

등이 굽으면 오는 신체적인 피해

· 뇌에 피가 잘 들어가지 않기 때문에 집중력이 떨어진다.

· 가슴이 안으로 오그라져서 심폐기능이 나빠진다.

· 배에 힘이 들어가지 않아서 뱃심과 담력이 떨어진다.

· 척추가 휘어서 자율신경 기능이 나빠진다.

· 피로를 매우 빨리 느껴서 지구력이 없어진다.

· 짜증이 잘 나고 스트레스에 약해진다.

· 남자는 조루증, 여자는 생리불순으로 고민한다.

· 계획은 잘 세워도 실천력이 약해 물거품이 된다.

· 하는 일마다 뜻대로 풀리는 일이 드물다.

· 만 가지 질병을 불러일으키는 약체질이 된다.

바르게 앉는 것은 치아를 교정하는 것만큼 중요!

자세의 중요성은 백 번 잔소리를 하여도 부족하지 않다. 필자 자신
또한 고교시절 키는 크고 살은 없었는 데, 운동을 격렬하게 한 탓에 윗

등이 복서처럼 항상 구부러져서 훈련소 별명이 '꺼벙이'로 불렸다.

다행히 군대시절을 군사령부 의장대와 막사를 함께 사용하게 되었는데 자신의 모습을 객관적으로 돌아볼 기회가 되었다.

의장대 내무반 입구에는 시체를 넣는 관을 세워두었는데, 이것은 자세가 나쁜 신병들을 교정시키기 위해서였다. 관 안에는 가슴과 복부와 무릎을 묶는 끈이 있었다. 등이 꾸부정하고 엉성한 놈은 아무리 말로 해봐야 입만 아프다. 일단 관 속에 강제로 묶어 세워서 중대원이 보는 앞에서 벌을 서는 것이다. 이렇게 자꾸 벌을 서다 보면 쪼다(?)가 멋쟁이 의장대원으로 탄생하는 것이다.

그런데 문제는 앉아있는 경우이다. 서 있을 때는 멋이 있는데 앉기만 하면 불에 덴 오징어처럼 등이 구부러진다. 마치 군기가 바짝 든 초년병 시절이 지나고 헐렁해진 제대 말년의 쭈그러진 작업모처럼 보기가 매우 좋지 않다.

등은 왜 구부러지는가? 옛날 사람들은 나무 땔감을 하면 지게에 지고 운반을 하였다. 많은 무게를 등에 지면 이를 버티기 위해서 몸은 앞으로 숙여진다. 현대인은 책가방이나 배낭을 등에 짊어진다. 그리고 컴퓨터나 학습 행위들이 전부 등이 구부러지는 전굴 자세이다.

무거운 책가방을 등 뒤에 짊어지면 무게를 들기 위해서 등은 자연적으로 앞으로 구부러진다. 우리나라는 아기를 등 뒤에 업지만 외국의 경우는 앞으로 안고 걸쳐서 걸어간다. 앞으로 안게 되면 등은 자연스럽게 뒤로 쭈욱 펴진다. 가방 역시 앞으로 맬 수 있는 것이 고안되어 나온다면 저절로 등을 펼 수 있다. 물건을 옮길 때도 앞으로 안아서 옮긴다면 '꼬부랑 할머니'가 되지는 않는다.

의자에 앉을 때는 푹신하고 깊숙한 의자보다는 간단하고 가벼운 의자가 더 좋다.

실례지만 고관대작에 돈깨나 버는 갑부집 사람들이 쿠션이 너무 좋은 값비싼 소파나 고급 의자에 앉아서 놀다(?)보면 얼마 못가서 전부 몸 기능이 망가져 허다한 날 병원타령만 할 것이다. 지점장, 사장, 회장들이 자꾸 허리와 어깨, 목이 아픈 것도 다 이 때문이다.

그리고 높은 자리란 백척간두와 같아서 오래 머무를 수도 없고, 정상에 이르면 멀지 않아 하산을 하게 마련이다.

돈이 많이 들어간 의자일수록 천연가죽에 깊숙한 쿠션이기 때문에 척추가 대나무처럼 휘어서 복근과 배근이 지나치게 이완이 된다.

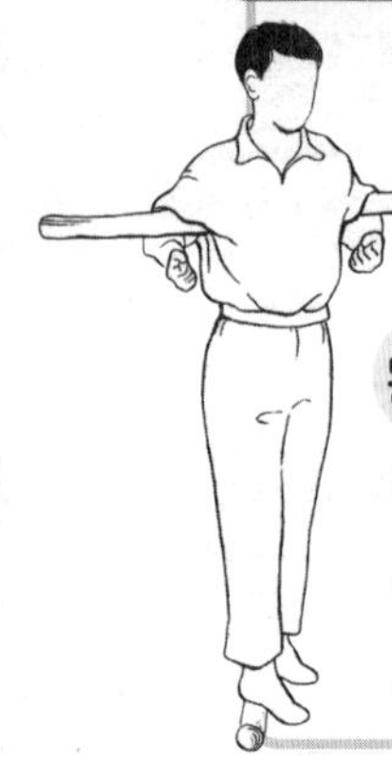

막대요법으로 자세 펴는 법

동작 1 서 있을 때

벽에 막대를 대고 등을 붙이고 선다. 막대가 빠져 떨어지지 않도록 등을 밀착시키고 1분 이상 유지한다. 점차 시간을 늘려 나간다. 이 자세로 TV를 시청하거나 책을 읽는 것도 좋은 방법이다.

 항상 긴 막대를 등 뒤에 걸쳐두고 기대는 것이 좋다. 등을 기대고 있는 것만 해도 몸과 마음가짐이 달라진다. 이때 막대를 엉덩이나 허벅지 밑에 깔고 있으면 엉덩이와 다리의 피로가 사라진다.

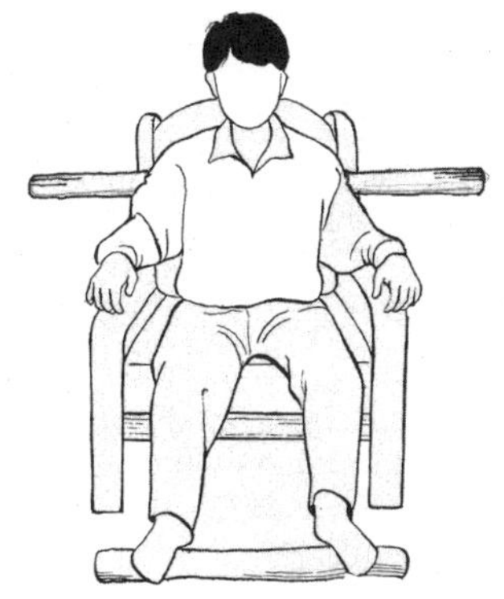

※주의

너무 딱딱한 의자에 앉아도 앉으면 닿게 되는 좌골 뼈 주위 근육 속의 혈관들이 순환장애를 일으키거나 통증이 생기므로 좋지 않다. 특히 꼬리뼈가 아픈 사람은 딱딱한 의자는 절대 금물이다. 의자에 앉을 때는 의자 뒤에 긴 막대를 대고 가끔씩 등을 펴주면 좋다.

등이 많이 구부러진 사람은 엉덩이를 의자 안쪽에 바짝 당겨 앉거나, 엉덩이를 의자 끝에 바짝 걸쳐 앉게 되면 자연적으로 등이 펴지게 된다.

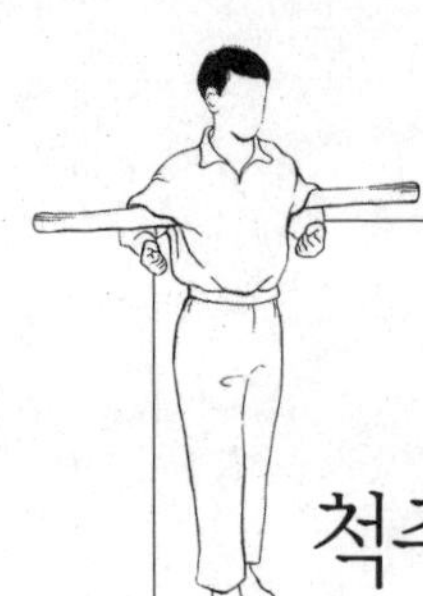

척추 측만증 다스리는 막대요법

척추는 보통 앞으로 구부러진다. 그러나 요사이는 S자로 휘는 청소년이 매우 증가하고 있다. S자로 척추가 휘는 것을 척추 측만증이라고 한다.

서울시 교육청의 발표에 의하면 현재 초등학생 10명 중 1명꼴로 허리가 휘었다고 한다. 나라의 장래를 책임지고 이끌어 나갈 청소년의 척추가 휘었다는 것은 여간 암담한 것이 아니다. 이것은 가정적으로나 개인적으로 많은 건강상의 문제를 가져온다.

이러한 척추 측만증의 원인은 다양하다. 그 중에서도 앉는 자세의 불량과 이런 불량 자세가 지속되면 척추 근육의 피로가 빨리오며 부분적으로 근육이 딱딱하게 경직이 온다.

오랫동안 컴퓨터를 한다거나 고양이처럼 등을 구부리고 오래 앉아 있으면 척추가 앞으로 굽은 상태로 생활하다가, 계속해서 오래 방치하게 되면 굽은 자세가 오히려 편해지게 된다. 그런데 이렇게 생활하다보면 더 이상 앞으로 구부러질 수 없는 한계점에 이르게 되는데 이때부터 서서히 옆으로 휘기 시작한다. 즉 더이상 앞으로 굽을 각도의 여지가 없기 때문에 옆으로 휘어질 수밖에 없는 것이다. 워낙 서서히 진행되기 때문에 발견하기도 쉽지 않다.

혹시 나도 척추 측만증일까? 스스로 진단법

목욕탕이나 집에서 자녀의 상의를 모두 벗긴 뒤 등을 굽히게 하고 부모가 뒤에서 관찰해 보면 된다. 어깻죽지나 갈비뼈의 좌우 비대칭 여부를 살펴보고, 한쪽 등이 튀어 나왔다거나 허리 한쪽이 쏙 들어가서 좌우가 다를 경우에는 일단 병원이나 전문가의 도움을 받는 것이 좋다.

주로 가족이 목욕탕에 가서 자녀들이 서거나 구부릴 때 뒤에서 보면 좌우 불균형을 발견하게 된다. 그러나 육안으로 발견될 정도면 사실상 '석고상' 처럼 틀을 완전히 잡은 상태이기 때문에 회복이 매우 느리다.

척추가 휘면 어떻게 해야 하나?

피로가 심하고 집중이 잘 되지 않는다. 두통이나 비염에 걸리기 쉽다. 장 기능이 원활하지 않으며 활력이 떨어지게 되어 지켜보는 부모들로 하여금 안타까움을 금할 수 없게 만든다.

큰 대궐이나 집을 지을 때에도 키가 크고 바르게 곧은 나무를 사용하였다. 그런데 어린 소나무가 벌써부터 동서남북으로 휘어서 구부러져 있으면 이런 나무를 도대체 어디에 크게 사용하겠는가?

일찍이 옛날부터 될 성 싶은 나무는 떡잎부터 다르다고 하였다. 그런 면에서 휘어진 자세를 바로잡는 일은 국운을 세우는 것과 다름이 없다. 그러나 자식에게 아무리 "등을 펴라!"고 잔소리를 하여도 별 소용이 없다.

척추 측만증 해결하는 막대요법

동작 1

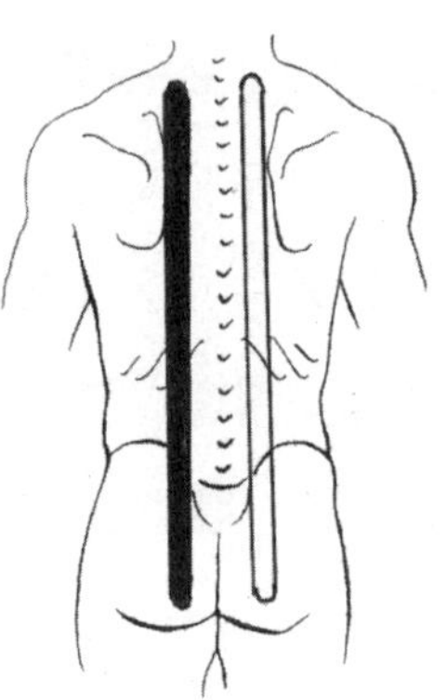

· 척추 좌우의 척추기립근과 심부근을 충분하게 풀어 주면 반드시 좋아진다.

· 좌우 똑같이 풀어주어야 한다. 사다리 타기 게임처럼 지그재그로 근육의 응어리가 뭉쳐서 측만증이 만들어지기 때문에 반드시 양쪽 다 깊게 풀어야 척추가 펴진다.

· 따라서 척추 측만증에 효과적인 막대요법은 척추 옆의 기립근을 따라 막대를 대고 누우면 된다.

동작 2

· 골반과 고관절의 두텁고 깊은 근육을 풀어야 한다.

· 척추가 휘는 것은 의자에 앉은 골반이 반듯하지 않기 때문에 2차적인 변형으로

진행되기 때문이다.

· 한쪽 다리만 집중적으로 꼰다든가, 두 다리를 한쪽으로만 기울게 한다든가 몸을 옆으로 기대면 골반이 기울게 된다. 골반만 기우는 것이 아니다. 기울어진 골반과 척추를 지탱하려는 힘이 불균형하게 집중되고, 이 부위에 피로가 쌓이면서 경화상태가 만들어지는 것이다.

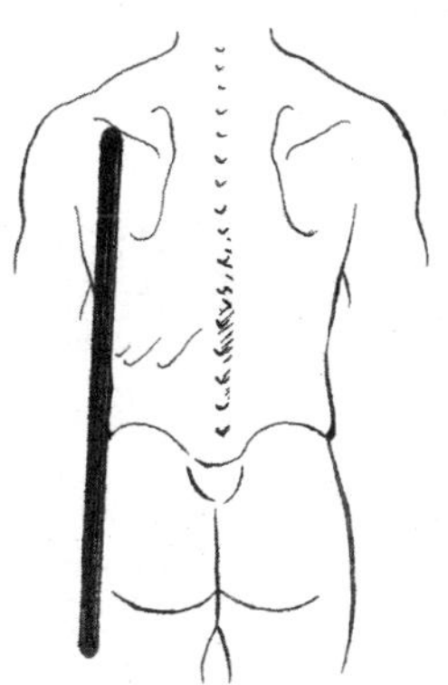

· 이때 엄지손가락이나 팔꿈치로 강하게 누르는 사람이 많은데, 이렇게 좁은 면적과 단단한 것으로 해서는 역긴장으로 역효과가 나기 쉽다. 이럴 때는 겨드랑이, 옆구리, 엉덩이를 따라 막대를 깔고 옆으로 눕는 것이 좋다.

※주의

근육을 풀어주지 않은 상태에서 척추를 함부로 틀게 되면 오히려 부작용이 올 수도 있다. 또한 척추 뼈가 휘어 있다고 해서 뼈만 교정해서는 문제가 결코 해결이 되지 않는다. 왜냐하면 뼈가 휘는 것은 전적으로 편측 근육의 수축과 긴장 혹은 경화로 인하여 촉발되어지기 때문이다. 따라서 척추 주위의 근육만 깊숙하게 풀어주어도 측만증은 반드시 잡히게 되는 것이다.

필지는 뇌성마비로 인해 심한 척추 측만증에 걸린 사람을 근육만 다루어서 반듯하게 펴 보인 경험이 있는데, 조금이라도 근육에 대한 이해가 있는 분이라면 누구나 이런 경험을 쉽게 할 수 있다고 생각한다. 세상에는 해결 방법이 없다고 생각하지만, 그것은 자기 방식으로 해결 방법이 없을 뿐이며, 조금이라도 자기를 접고 긍정적으로 다가서면 어디에나 다 해결의 실마리는 있는 법이다. 부모나 가족 중의 한 분이 배워서 직접 시술을 하여도 효과를 볼 수가 있다.

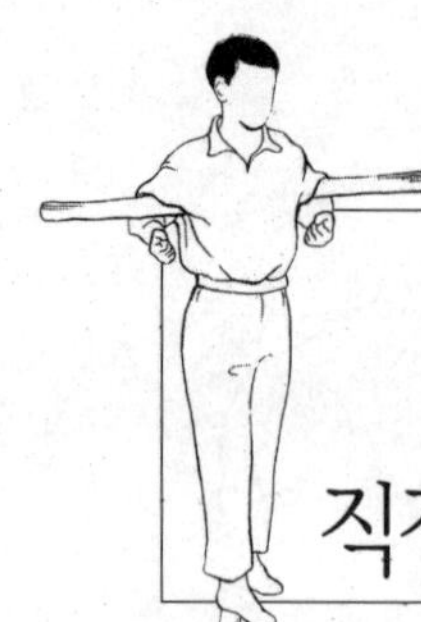

직장인 과로사 막는 막대요법

　오늘날의 직장이란 자신의 육신만이 아니라 정신과 영혼까지를 모두 쏟아붓지 않고서는 무한경쟁의 이 시대를 헤쳐나갈 수 없는 곳이다.

　강연을 위해 어느 회사를 방문할 기회가 있었는데, 거기서 필자는 벽에 써붙인 표어에 경악을 금치 못하였다.

　"경쟁에는 피도 눈물도 없다. 오직 승자에게만 삶이 있고 패자에게는 죽음뿐이다."

　몇 억의 정자 중에서 겨우 한 마리로 살아남았더니, 그러한 영광은 순간이고 처절한 싸움터에 홀로 남게 되다니, 이것이 과연 천국인가? 지옥인가?

　독일 시사주간지 슈피겔 최신호는 회사 중역과 언론인 등은 기억력 감퇴, 막연한 불안감, 탈모 등의 증상을 보이며 빨리 늙는다고 이탈리아의 연구 결과를 인용해 보도했다.

특히 회사 중역들은 중요한 회의를 앞두고 머리카락이 무더기로 빠지는 일이 흔하며, 기억력 감퇴에 따른 업무능력 저하도 많이 경험한다고 이 잡지는 전했다.

이번 연구를 이끈 록 피터데 브라제 교수는 "성공을 향해 수단과 방법을 가리지 않는 경쟁이 건강을 해치는 부메랑으로 돌아온다."며 "권력을 추구하는 마음이 사람을 빨리 늙게 한다."고 지적했다. 그는 업무 중 과중한 스트레스를 받는 사람은 직업에 관계없이 35세가 넘으면 '심혈관 계통'의 질병을 조심해야 한다고 경고했다.

직장인의 심장, 혈관을 강화하려면 최소한 하루에 한 번 정도는 숨이 차도록 운동을 해야 좋다. 자동차도 오래 타려면 하루에 한 번은 시동을 걸고 적절한 주행을 시켜야 한다. 껍데기만 닦을 것이 아니라 엔진을 관리하는 것이 중요하다. 목덜미와 윗등의 근육을 깊숙하게 풀어주는 것이 심장 동맥과 신경질환의 예방이 된다. 즉 배꼽 위의 근육은 다 풀어야 한다. 성인병이란 거의가 배꼽 위의 이상에서 발생하기 때문이다.

또한 스트레스에 우선 강해야 하는데, 기초 체력이 준비되어 있지 않으면 소용이 없다. 과격한 운동을 해서 좋을 것은 없다. 근육이 뭉치지 않도록 자주 풀어주고, 틈이 나는 대로 발가락을 꺾어준다. 목을 자주 돌리고 손목, 발목 운동을 자주 하여 이완을 시킨다.

이렇게 하는 이유는 피를 빨리 외곽으로 보내어 심장의 부담을 덜어주고, 굳은 관절의 마디를 풀어서 갑작스러운 발작을 예방하는 데 좋기 때문이다. 심장병이나 뇌졸중을 막으려면 목과 어깨 근육들이 굳지 않도록 자주 풀어야 한다.

직장인들의 위장장애는 사실 손바닥을 자극하지 않는 데에 그 원인이 있다고 해도 과언이 아니다. 자극을 해도 화끈하고 땀이 약간은 날 정도로 해야 효과를 본다. 사무실에 앉아서 컴퓨터를 친다면서 손가락만 쓰고 손바닥 전체를 힘있게 쓰지 않으면 소용이 없다.

검도나 야구 등 막대를 들고 힘차게 휘두르게 되면 자연스럽게 손바닥을 자극하여 소화가 잘 된다.

나무꾼은 도끼를 들고 나무를 자꾸 내려치다보면 소화불량은커녕 항상 배가 고프다. 이들에게 소화불량이란 말은 먼 외계인의 일처럼 들릴 것이다. 위장을 튼튼하게 하려면 팔을 많이 쓰고, 장을 튼튼하게 하려면 다리를 많이 써야 한다.

직장인의 목 디스크와 어깨 결림의 이유는 오랫동안 의자에 앉아 있어서 목과 허리 근육의 약화가 자세불량과 겹쳐서 조직에 무리를 주거나 근육긴장을 유발하는 데 있다.

컴퓨터를 오래 다루거나, 잦은 술자리, 바둑, 고스톱, 낚시 따위로 시간을 보내는 분들은 틈이 나는 대로 걷거나 제자리 뜀뛰기라도 하는 것이 좋을 것이다.

건강은 일류 호텔의 비싼 헬스클럽에서 만들어지는 것은 결코 아니다. 우선 의자 뒤에 긴 막대기 하나라도 대고 있다가 가끔 한 번씩 기지개를 펴듯이 막대에 등을 기대어 보라. 얼마나 몸이 즐거워하는지, 그리고 막대를 사용할 때와 사용하지 않을 때의 차이점을 확실하게 체험할 것이다.

의자를 활용한 막대요법으로
직장인 과로사 막는 법

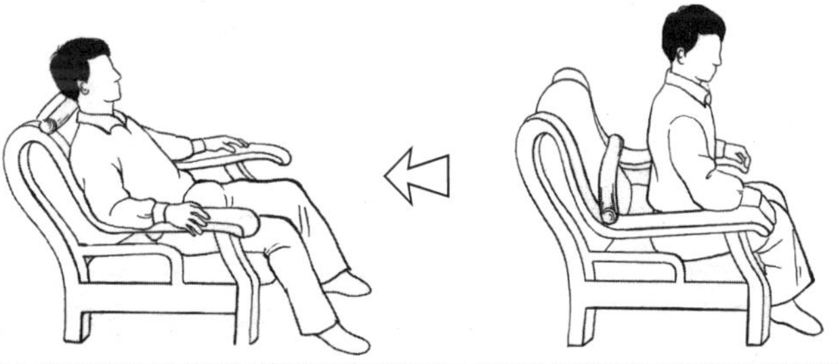

동작 1

· 의자에 앉아서 발 밑에 막대를 놓고 굴린다.

· 그런 다음 일어서서 자근자근 밟아준다.

동작 2

· 쉴 때 목뒤에 막대를 걸쳐두고 머리를 기대거나 좌우로 천천히 돌리고 누른다.

동작 3

· 의자 뒤에 항상 막대를 걸쳐두고 허리나 등을 뒤로 젖히거나 기대어 누른다.

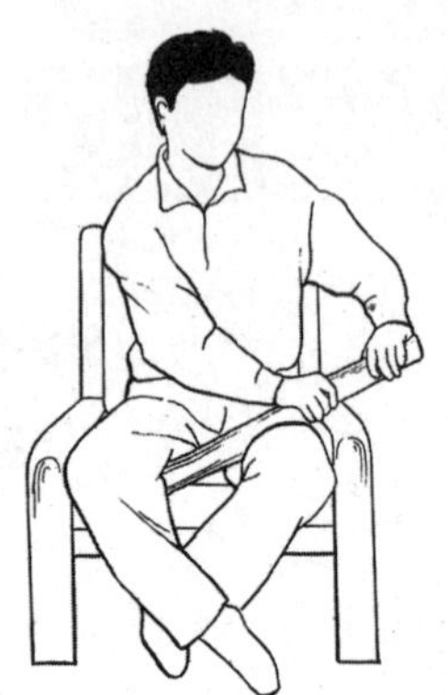

· 막대를 다리 사이에 끼우고 팔의 무게를 이용하여 아래로 누른다.

· 컴퓨터나 오랜 의자 생활을 하는 사람들은 자주 반복한다.

돈을 벌기 위해 많은 시간을 보내지만, 자신을 위해 보내는 시간은 없다. 비록 돈은 적게 벌되 나 자신을 위한 시간을 더욱 많이 가지게 된다면 당신은 어느 것을 선택하겠는가?

※직장인 목 디스크와 어깨결림 심할 때

목 뒤의 근육이 긴장되어 있을 때는 베개 위에 막대를 올려놓고 목 근육이 막대에 닿도록 한다. 약간의 아픔이 느껴지는 곳에 지그시 동작을 멈추고 주변 근육을 풀어준다. 팔이 저릴 때에는 팔 뒤에 막대를 걸쳐두고 팔의 무게를 이용하여 눌러주면 된다.

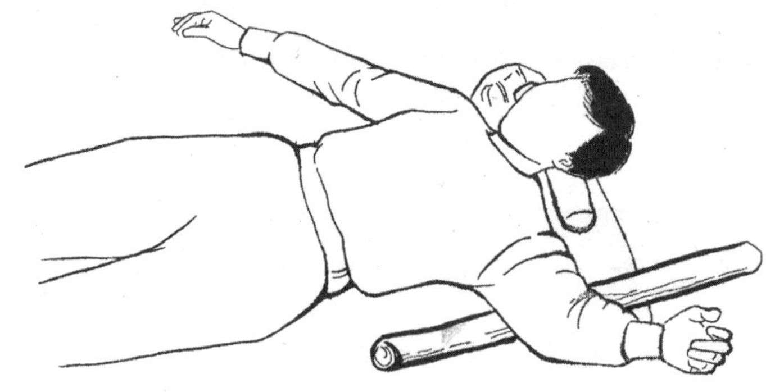

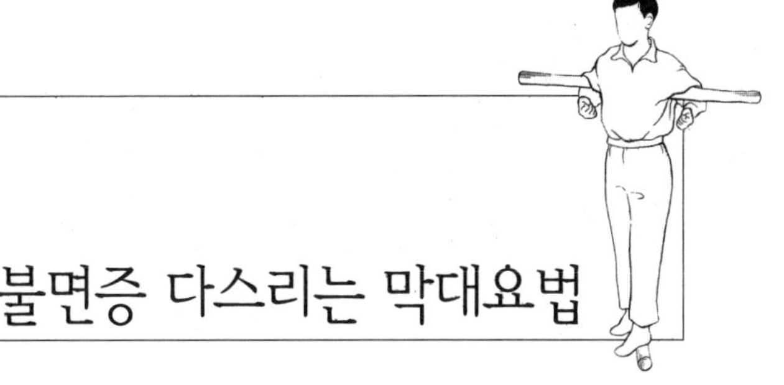

불면증 다스리는 막대요법

프쉬케가 비너스에게 준 미녀가 되는 몰약^{沒藥}이 있다. 그것은 '잠'이다. 생명의 흐름대로 흐르게 두면 지치지도 않으며, 또 눈물을 흘리는 법이 없다는 노자의 생명 철학을 현대의학에 도입한 사람은 캠브리지 대학의 하커 박사다. 인체 안에는 생물로서 주기적으로 움직이는 리듬 곧 바이오리듬만 타면 병도 줄고 장수하게 된다는 것이다.

그는 밤에만 나다니는 야행성 해충 바퀴벌레에 밤낮을 바꾸어 사육을 했다. 정반대의 주야 리듬이 체내에 공존하는 난조가 원인이 되어 바퀴벌레의 창자 속에 100% 암이 발생했음을 보고하고 있다.

"문명 속의 부자연스런 생활이 신경과 호르몬의 체내 조절력의 리듬을 깨뜨려 암 발생을 재촉한다는 사실이 증명되었다."는 것이 결론이다. 노자 철학과 부합되는 결론인 것이다.

사실 모든 건강은 밥 잘 먹고(쾌식), 배설 잘 하고(쾌변), 잠을 잘 자면(쾌면) 저절로 이루어지는 것이다. 그런데 잠을 잘 못 자는 이유는 늦잠을 자는 습관 즉, 여러 가지 고민들이나 야근 따위로 수면 리듬을 깨뜨리기 때문이다. 원인을 알 수 없는 대부분의 불치병들은 따지고 보면 불규칙한 수면으로 생체 리듬을 깨뜨렸기 때문에 찾아오는 것이다.

돈 많은 재벌 집 할머니(80세)의 경우이다. 뇌 세포가 원인도 없이 죽어가는 병으로 팔다리를 쓰지 못하고 침대에 누워서 인생 말년을 보냈다.

10년이 넘도록 침대 위에 누워 있었으니 팔다리가 꼬부라지고 굳어서 휠체어에 앉으면 종아리가 허벅지 뒤에 메뚜기 다리처럼 붙어 굳어 있었다. 잠을 자지 않을 때는 사나흘씩 눈을 뜬 채로 소리를 계속 지르거나 경련이 계속되어 몹시 괴로워하는 모습이었다.

이미 미국의 의학 박사 3명이 3년간이나 매달렸지만 허사였다. 그뿐만이 아니라 한의사를 비롯한 숱한 의료진들이 다녀갔지만 소용이 없었다.

어느 날 이 분의 아드님이 하는 말씀이 "우리 어머님은 잠을 못 자서 생긴 병이니 잠만 잘 자도록 해 주시면 고맙겠습니다."

그렇다. 오랫동안 잠을 못자면 불치병도 생기는 것이다. 정말 혼신의 노력과 정성을 기울인 결과 병세가 크게 호전되기 시작하였다.

나중에 그분의 아드님이 어머니의 건강을 회복시켜 주셨다며 하는 말씀이 "현대의학에서 못 고치는 불치병들은 전부 정신적인 스트레스에서 오는 것 같습니다. 현대의학으로 못 고치는 불치병은 이렇게 대체요법으로 해결이 되는 것 같습니다. 진작부터 김 선생님의 도움을 받았으면 이런 병에 걸리지도 않았을 터인데요."라고 고마워하였다.

인간의 몸이란 낮에는 자율신경인 교감신경의 지배를 받기 때문에 활동하는 데에 적합하고, 밤에는 부교감신경의 지배로 휴식을 취하여 몸에 영양을 축적해 두기에 적합하게끔 되어 있다.

그러므로 잠을 자야 할 밤에 졸음을 참아가면서 일을 하거나, 좋지 않은 일에 신경을 써서 잠을 자지 않고, 낮에 억지로 잠을 자는 생활을 계속하면 몸의 자연스러운 리듬이 깨어진다. 이것은 우주의 궤도와 마찬가지여서 이런 자연스러운 궤도를 이탈하게 되면 충돌하여 문제가 된다. 이렇게 부자연스러운 생활을 하면 우선 생활 리듬이 깨져서 근육에 이상적인 긴장이 생기고 근육조직 속의 혈관, 임파, 신경계통의 기능이 급격하게 떨어진다.

불면증은 반드시 사라진다

"안 해본 것 하나도 없어요. 작고한 모 재벌 회장이 했다는 단전호흡법에서부터 요가, 지압도 받아보고, 기氣가 좋다기에 1년 동안 개인적으로 시술을 받았지만 나한테는 하나도 안 맞았어요. 힘만 들었어요. 엄동설한의 차가운 바윗덩어리 같은 내 몸뚱아리를 휴지 조각 한 장으로 데우려 한 것이나 마찬가지였어요."

지금 소개하는 L씨(동부이촌동 거주, 50대 후반, 주부)는 39세에 자궁근종으로 자궁을 들어내는 대수술을 받았다. 그 이후로 몸은 항상 무겁고 찌뿌둥하여 잠을 잘 수도 없었다. 손발도 차갑고 몸 어느 한 곳이라도 따뜻한 곳이 없었다. 만성 변비로 항상 시달렸다. 등은 굽어서 뱃심도 없었다. 이런 L씨가 막대요법을 받고 난 다음날 찾아와서는, "첫날 근육을 한 번 풀자말자 잠이 절로 쏟아지는 거예요. 전에는 1시간도 연결해서는 못 잤거든요. 게다가 뱃심이 생기고 허리가 쫙 펴지는 거예요. 너무 신기했어요."라고 말했다.

몸을 평소에 차게 하지 않았었냐고 물으니 L씨는 자기는 "온 몸이 다 차가운데 가슴속은 불덩어리가 들어있는 것 같이 항상 화끈했어요. 그래서 겨울에도 냉방으로 써늘하게 해서 지내고, 슬리퍼도 신지 않은 상태로 차가운 바닥을 걸어 다녀요."

이렇게 몸을 차게 하면 변비도 잘 생기고, 불면의 원인도 된다. 수면이 부족하면 마음의 안정감이 없어진다. 잠을 못 자면 근육이 쉽게 굳어서 자율신경 기능이 나빠진다. 지나간 일이 구질구질하게 자꾸 생각나고, 좋은 일보다는 나쁜 일들이 더 많이 떠오르기 때문에 초조하고 불안해진다. 때문에 정신과적으로 문제가 생길 수도 있다. 그러나 아무리 심한 불면증도 막대요법으로 사지의 근육을 깊숙이 풀어주고 척추 좌우의 근육을 풀어주면 수면부족은 근본적으로 해결이 된다.

밤에 잠을 못 자는 사람들은 원인모를 불치병에 가장 많이 걸리고, 전반적으로 몸의 기능이 떨어져 있어서 가장 회복이 느리다는 사실이다.

이것은 신진대사와 순환장애로 인해 모든 기능이 떨어졌기 때문이다. 무슨 병이든 잘 먹고 잠을 잘 자게 하면 저절로 해결이 된다. 그리고 불세출의 대문호나 철학가, 과학자가 되지 않을 바에는 휴식이 필요한 밤에 절대로 정신적·육체적으로 작업을 하지 마라.

유명 연예인들은 수면부족이 매우 심한데, 화장을 하지 않은 얼굴은 핏기가 하나도 없어서 그야말로 얼린 두부나 강시와 같다.

또한 요즈음 신세대들은 경쟁적으로 밤에만 잠을 안 자려고 하는 것 같다. (밤에 불을 밝히고 잠을 자면 생체리듬이 깨어져서 성장 호르몬이 현저히 감소된다)

그래서 그들의 겉은 신세대이지만, 속은 기능저하가 되어 늙은 노인처럼 항상 비실비실 거린다.

알아두어야 할 것은 근육이 제대로 풀리지 않는 한 잠도 깊이 잘 수 없으며, 자고 나도 피로회복이 되지 않는다는 점이다.

일반적으로 잠을 오랫동안 자지 못하면 척추와 목둘레의 근육이 먼저 굳기 시작한다. 우리가 학교에 다닐 때 시험기간 동안 밤새기를 하고 나면 뒷골이 당기거나 텅 비어 있는 듯한 느낌이 드는데, 이때 근육이 굳는 것이다. 근육이 굳으면 뇌로 가는 경동맥을 비롯한 여러 가지 혈관들과 신경이 눌리게 되고 서서히 뇌세포에 혈액과 영양이 공급되지 못하여 뇌세포사가 일어날 수 있다. 원인불명의 불치병들은 사실 근육이 굳어서 혈관과 신경이 눌리어 순환과 영양을 충분하게 각 세포에 공급하지 못하여 일어나는 것에 지나지 않는다.

불면증 해결에는 막대요법이 좋아요!

잠을 오랫동안 자지 못하면 몸 여기저기 근육이 긴장하거나 경화되기 쉽다. 특히 근육을 자주 풀어주면 수면부족으로 인한 근육경화를 예방하게 되고 잠도 훨씬 잘 오게 된다.

하는 요령도 간단하다. 베개 위에 막대를 올려두고 후두부를 풀어주면 되기 때문이다.

옆으로 비스듬히 (이렇게 하면 심신이 더 편해서 건강에 좋다고 함) 누워 두 무릎을 새우처럼 구부리고, 가랑이 사이에는 잘 다듬은 팔뚝 굵기의 막대를 끼우고 있으면 잠이 저절로 온다. 즉 홍두깨처럼 굵은 막대가 있다면 사타구니 사이에 끼우고 허벅지와 종아리 안쪽을 자극한다. 이렇게 하면 막대가 다리 안쪽의 방광경을 자극하기 때문에 방광·생식기계통이 좋아진다.

종아리 밑에 굵고 긴 막대를 걸쳐두고 발목을 돌리거나 굴신운동을 하면 수면부족, 허리 신경통, 냉증에도 효과적이다.

잠이 오지 않을 때는 잠이 올 때까지 계속 발가락 끝을 구부렸다 폈다를 반복해준다. 발가락을 자주 까딱거리면 자율신경계를 자극하게 되어 몸의 면역력도 높아지며 쉽게 잠들 수 있다. 마음속으로 숫자를 세거나 양떼를 세는 것보다 근육을 풀어주는 것이 백배 더 효과가 있다.

만일 오랜 불면증이 있었다면 근육들이 많이 뭉쳐 있을 것이다. 막대를 대어서 약간 아픈 부위가 있다면 주저하지 말고 막대요법을 해보라. 만일 요통으로 허리와 엉치가 뻐근한 사람은 엉치 밑에 막대를 깔고 있으면 기분 나쁜 통증은 몇 분 뒤면 거짓말처럼 사라지고 어느새 잠이 든다.

동작 1

· 잠이 잘 오지 않을 때는 옆으로 비스듬히 눕는다.

· 그런 다음 두 무릎을 새우처럼 구부리고, 가랑이 사이에는 잘 다듬은 팔뚝 굵기의 막대를 끼우고 있으면 잠이 저절로 온다.

동작 2

· 잡생각이 많이 나고 잠이 잘 오지 않을 때는 막대를 베고 눕는다.

· 이때 양손은 모아 배위에 얹어놓고 두 다리는 구부려주는 것이 좋다. 단, 막대를 베고 있는 시간은 10분 정도가 적당하다.

동작 3

· 잠이 잘 오지 않을 때는 머리→목→다리 등의 부위를 막대요법으로 자극을 주면 된다.

· 이때 한 가지 주의할 것은 막대요법은 잠이 들기 전 한 부위에 1분 이내로 조금씩 부위를 바꾸어가면서 하되 전체적으로 10분 이내로 실시하는 것이 좋다.

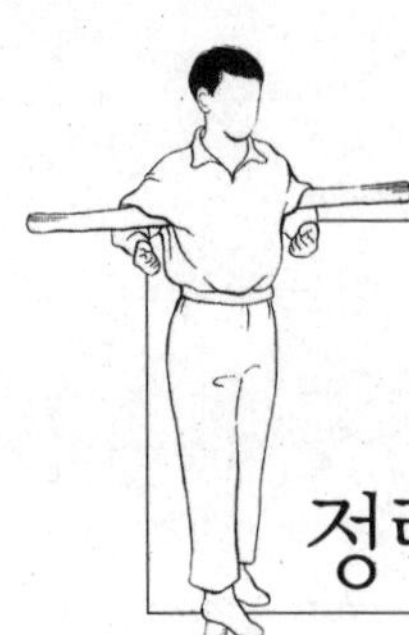

정력이 쑥쑥 증강되는 막대요법

일부 몰지각한 보신족 때문에 지금 우리의 산야가 피비린내 풍기는 야생동물의 살육장이 되고 있다. 천연기념물뿐 아니라 뱀, 개구리까지도 보신용으로 수난을 당하고 있다. 인생의 전부가 오직 자신의 '성욕 충족'에만 있다는 양 체면도 버리고 욕심을 부리는 사람이 있다. 특히 고위 공직자와 방귀깨나 뀐다는 사업가들이 야생동물을 찾는 주요 고객이라니 이 땅은 조만간 틀림없이 새도 지저귀지 않는 삭막한 불모의 땅이 될 것이다. 몸은 이미 늙었는데 덜 말려 늘어진 '가지' 같은 자신의 생식기를 위해 야생 동물 씨 말리기를 하는 자들은 필시 제명에 못 살 것이다.

북극 지방에서는 물개를 한 곳으로 몰아 몽둥이로 두드려 패서 죽인 다음 껍질은 가죽으로, 고기는 음식으로 먹어치우고, 생식기는 모조리 한국의 힘(?) 없고 불쌍한(?) 인간들을 위해 전량 수출이 된다고 한다.

사람들이 물개 수컷의 생식기를 왜 찾는가? 물개처럼 수십 마리의 암컷을 압도할 정력을 갖고 있기 때문에 그 놈의 것을 먹으면 자신도 그처럼 강해지리라고 생각한 것이 아닌가? 가짜가 많아서 약효를 보기 어렵다고 소문이 나 있지만, 진짜를 먹어봐야 그 효력이 땅이라도 뚫을 수 있겠는가? 차라리 정식으로 비뇨기과 의사를 찾아가 자신의 건강에 맞는 처방을 받는 편이 확실할 것이다.

쓸데없이 값비싼 정력제를 먹고는 오뉴월 황소 불알 떨어지기를 기다리듯 입을 벌리고 있지만 소용없는 일이다.

그들은 황소 불알이 떨어지면 잽싸게 구워 먹으려고 항상 숯불을 가지고 다닌다. 진시황의 불로초인양 과신하여 약효를 기다리지만 쓸데없는 헛된 노력일 뿐이다. 기력도 쇠하고 건강이 좋지 않은 사람이 정력만 좋아진다면 이것은 가장 위험한 도박이 된다. 흔히 알려진 '복상사'는 나이와 건강에 맞지 않는 정욕 때문에 일어난다.

어찌 먹는 것이 능사인가? 녹이 슬은 낡은 똥 파이프에 아무리 좋은 산삼 우린 물을 흘러 부어봐야 그게 얼마나 효력이 있겠는가? 그러나 이 정도는 조족지혈이다. 하지만 비교를 하자면 그 어느 생식기보다 더 강한 것이 있다. 그게 바로 나무 싹이요, 풀싹이다. 그 춥고 얼어붙은 땅덩어리를 뚫고 나올 수 있는 존재가 세상 어디에 있겠는가?

월남 이상재 같은 어른도 "두꺼운 땅을 비집고 나오는 새싹은 누가 도와주는 것도 아닌데 뚫고 나온다. 그것이야말로 진정한 독립"이라고 하였다.

자, 정력에 눈이 멀어 물불 가리지 않는 자들은 죄다 비싼 물개 생식기나 그슬린 뱀을 먹을 게 아니라 풀, 나무만 삶아 먹어도 그 이상은 될 것이다.

원숭이가 많은 어느 나라에는 살아 있는 원숭이 골腦 요리가 인기다. 식탁 가운데에 살아있는 원숭이를 집어넣고, 구멍으로 머리만 내밀게 한 다음에 손님에게 포크 대신 쇠망치를 준다. 이 망치로 머리를 직접 때려서 사냥의 흥미도 느끼게 하고, 죽으면 확인하고 종업원이 칼로 뚜껑을 열어서 골은 떼내어 쟁반에다 한 점씩 놓아준다.

"잔인하지 않습니까" 하고 물었다.

그러자 "원숭이 골을 먹어서 신의 경지라도 오르게 된다면 못 먹을 것도 없지 않습니까?"

그러나 동물의 골을 먹어서 신의 경지에 오른 자는 한 명도 없다.

정력과 건강의 함수관계

성생활은 단지 종족 보존의 수단이나 쾌락의 도구만은 아니다. 성행위가 우리 몸에 끼치는 영향에 대한 과학자들의 연구 성과를 종합한 결과 나이를 불문하고 만병통치약은 아니지만 최소한 '만병 예방약'은 된다는 결론이 나왔다.

우선 정상적이고 즐거운 부부관계는 기분 좋은 화학물질을 혈류에 전달함으로써 고통을 경감시키고 근육을 이완시킨다.

둘째, 뇌하수체의 활동을 증진시켜 옥시토신이라는 물질을 배출케

함으로써 활기찬 기분을 만들어 준다.

셋째, 머리를 스마트하게 만든다. 연구 결과 섹스 후 30분이 경과했을 때 인간의 두뇌는 최고의 능력을 발휘한다고 한다.

넷째, 인간의 노화를 방지하는 가장 강력한 수단이라는 것이다. 일주일에 3회 이상 섹스를 즐기는 경우 그렇지 않은 사람에 비해 10년 정도 더 젊어 보인다고 한다.

미국 펜실바니아의 월크스 대학 연구소에 따르면 섹스를 위한 신체 접촉은 몸의 면역기능을 높여 감기를 예방해 준다고 한다.

따라서 성을 하나의 쾌락을 위한 도구로 생각하지 않고 건강을 위해 적절히 사용한다면 이보다 더 좋은 약은 없을 것이다. 그러나 정력이 세다고 함부로 휘두르지 말 것이며, 정력이 약하다고 해서 기가 죽을 필요는 없다. 누구나 다 욕심을 부리지 말고 자기 성능에 맞게 살아 나가면 된다.

정력은 첫째가 타고나야 한다.

정력이 좋은 남자는 목이 굵다. 배꼽이 세로로 움푹 패여 있다. 자세가 매우 곧고 바르다.

이런 사람은 틀림없이 대단한 정력가이다. 이렇게 타고난 사람은 특별한 영양식을 먹지 않아도 항상 여성을 압도한다.

그러나 목이 가늘고, 배꼽이 가로로 찢어져서 배가 늘어져 있으며, 자세도 사흘 굶은 하이에나처럼 등이 굽어 있는 자라면 '검객(?)'으로 나서지 않아야 한다. 말 그대로 무武보다는 문文으로 승부를 걸어야 한다. 만약 비아그라나 발기 개선제만 믿고 함부로 칼을 휘둘러 대었다가는 수명만 단축시킬 뿐이다. 진짜 강한 무사는 부드러움을 갖고 있다는 것도 알아야 한다.

둘째는 육체적인 쾌락보다 더 좋은 것이 많다는 것을 깨달아야 한다.

날이 퍼렇게 선 명검처럼 평생 무뎌지지도 않을 것 같지만 젊음과 함께 힘도 사라진다. 그리고 찾아올 늙고 죽는 좌절과 허무는 전혀 알지 못한다.

일전에 유명 연예인들을 많이 사귄다는 삼십대 초반의 재미 교포 청년이, "나는 결혼 따위는 하지 않을 겁니다. 한 여자에게 붙잡혀 지내는 것은 싫어요. 많은 여자들과 재미를 보며 평생을 즐길 거예요."

오뉴월 메뚜기도 한 철이다. 이 청년은 종족 보존을 위한 생리적인 현상(발정기)이 영원히 계속되리라는 착각 속에 빠져 있다. 어린이의 선한 눈을 마주하고 아름다운 음악과 자연의 위대성은 일체 도외시하고 있는 것이다. 육체적인 오르가즘보다 훨씬 뜨겁고 멋진 세계가 존재하고 있는 줄 전혀 모른다.

셋째는 후천적으로 운동과 노력을 하면 충분히 향상시킬 수 있다.

정력을 유지하고 향상시키기 위해서는 사랑하는 아내의 눈과 마음을 항상 배려하는 따뜻한 마음이 무엇보다 중요하다.

나이가 들어가면서 강한 힘만을 염원해서는 안 된다. 힘과 테크닉보다는 부드러운 배려(전희와 후희)가 더욱 중요하다. 자기 볼일만 끝나면 사과나무에서 썩은 사과 떨어지듯이 툭 떨어져서, 코를 골며 꿈나라로 가는 저 혼자만의 특급열차를 타지 말아야 한다.

특히 성질 급한 한국인의 '빨리빨리병'이 조루와 발기부전의 원인이 된다는 점을 알아야 한다. 시작이 반이라고 하지만 마무리는 더욱 중요하다.

또한 다리를 많이 쓰는 운동을 규칙적으로 함께 한다. 골프나 스키, 등산, 테니스 등 다리를 쓰는 운동을 부부가 항상 함께 하면 호흡을 비롯하여 모든 것이 일치된다. 집에서는 휴식을 취하면서 막대를 이용하여 허벅지 안쪽을 따라 자주 자극을 주는 것도 매우 좋다.

특히 정력을 쑥쑥 증강시키는 데 있어 막대요법을 활용하는 것도 많은 도움이 된다. 하는 요령을 소개하면 다음과 같다.

정력 쑥쑥 높이는 막대요법

· 앉아서 굵은 막대를 이용하여 서혜부 뿌리쪽과 대퇴부 내측을 따라 체중을 이용하여 수시로 눌러주며 자극을 준다.

동작 2

· 막대를 반대편 오금에 끼워서 지렛대 원리를 응용하여
  눌러준다.

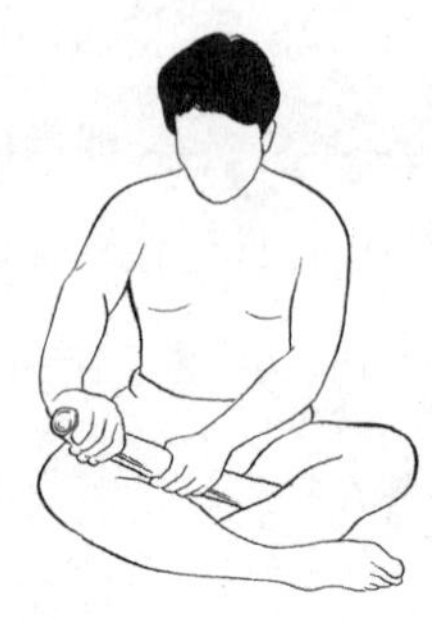

동작 3

· 충분한 숙면은 정력의 지름길이다.

· 잠을 잘 때에 굵은 막대를 허벅지
  사이에 길게 끼우고 잠을 자는 습관을 들인다.

· 다리 무게에 의하여 시원한 압박이 가해지면 숙면에 들기 쉽고 방광·생식기능을
  증진시킬 수 있다.

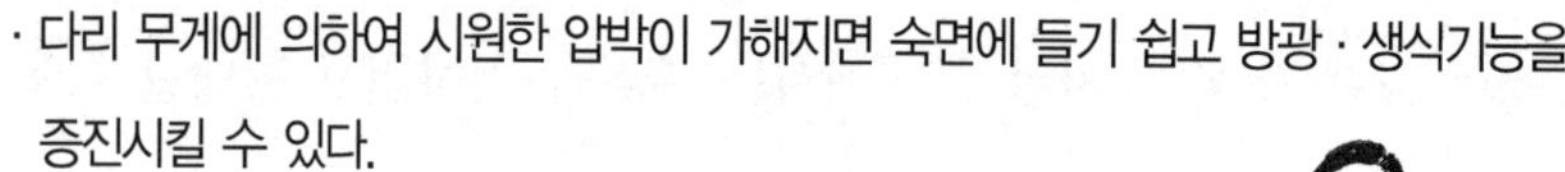

동작 4

· 막대를 항문이나 회음부 아래에 끼워넣고 숨을 들이
  마신 다음 길게 항문을 조여준다.

동작 5

· 막대 끝을 약간 들어올리면서 항문을 10초 이상 지속
  적으로 조여주게 되면 요도괄약근의 강화로 조루증,
  요실금, 정력증진에 매우 효과적이다.

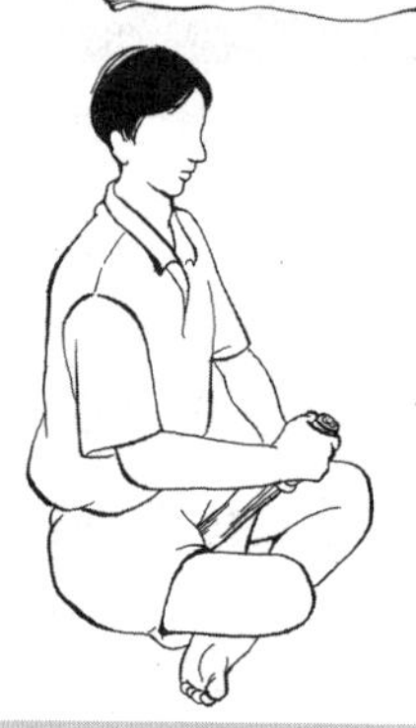

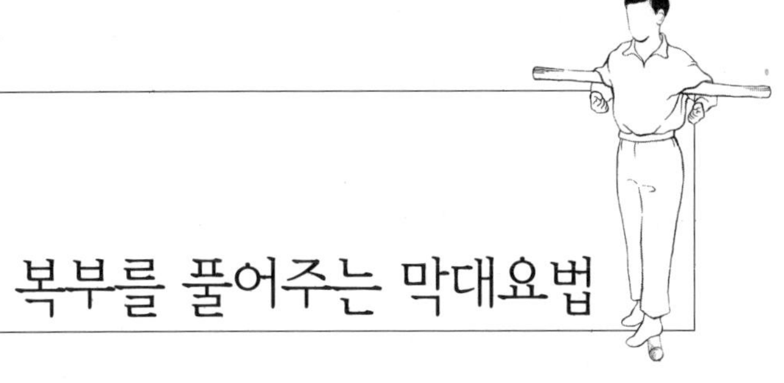

복부를 풀어주는 막대요법

배꼽 주위가 돌처럼 굳어있는 사람들은 정신적으로나 육체적으로 매우 불안하며 건강치 못한 경우가 대부분이다.

배는 인간의 근본이다. 배에 붙은 배꼽을 통해 태아는 어머니로부터 자양분을 공급받아 살게 된다. 배는 중력의 중심이고 힘과 활력의 중심부이자 기본적인 감각과 밀접한 관계가 있다.

배는 또 다른 브레인(brain, 두뇌)이라고 한다. 배는 본능적인 감정과 본능적인 허기, 성적인 욕망, 그리고 정신적인 충족감과 공허감을 저장하고 있다. 따라서 내장만큼 정신적인 지배를 받는 부위도 없다. 마음에 모가 난 사람들은 뱃속도 좋지 않다.

"사촌이 땅을 사면 배가 아프다."는 격언이 이를 잘 말해주고 있다. 또한 화가 난 고양이의 위를 꺼내보면 딱딱하게 굳어 있다는 사실도 이를 증명한다. 그만큼 배와 마음은 일치한다는 것이다.

장을 다스리기 전에 마음을 잘 다스리는 것이 중요하다. 욕심내어 먹는 만큼 뱃살은 늘어나고 누르는 만큼 살은 빠진다.

소화기계는 음식물이 들어오는 입에서 시작하여 고형의 노폐물이 밖으로 빠져나가는 항문으로 끝나는 일종의 관이다. 이런 내장이 원활하게 배설소화 기능이 이루어져야 모든 인간행위가 가능해지는 것이다.

'탈' 없는 건강한 내장을 만드는 법

⊙ 즐거운 마음으로 음식을 대한다.

⊙ 급하게 먹지 말고 천천히 식사를 한다.

⊙ 차가운 음식물을 빠르게 섭취하지 말아야 한다.

⊙ 틈나는 대로 장을 자주 풀어주는 것이 좋다.

뱃속에는 태양신경총이라는 신경다발들이 있으며, 인체에서 가장 굵은 복대동맥이 지나가고 있다. 이렇게 중요한 복부는 극도로 민감하며 연약하지만 강한 복근들이 보호를 하며 뒤덮여 있다. 배를 눌러보면 복직근과 물렁물렁한 지방층 밑으로는 돌덩어리처럼 단단한 것이 만져지는 사람들이 있다. 이런 사람은 대개 소화기능이 좋지 않은데 자가 진단을 하지 말고 전문의사의 진단을 받아서 특별한 이상이 없는 경우에만 막대요법을 해야 한다.

동작 1 가슴 한가운데 움푹 들어간 곳(명치)을 지그시 눌러준다.

· 이 부위는 수분대사를 촉진하는 급소이다.

· 더부룩하게 배가 불러져 있는 경우나 부어있을 때 활용하면 효과가 크다.

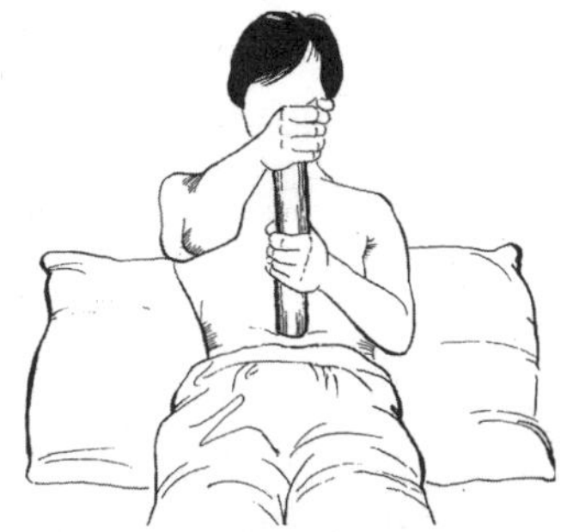

〈비스듬히 누운 자세〉

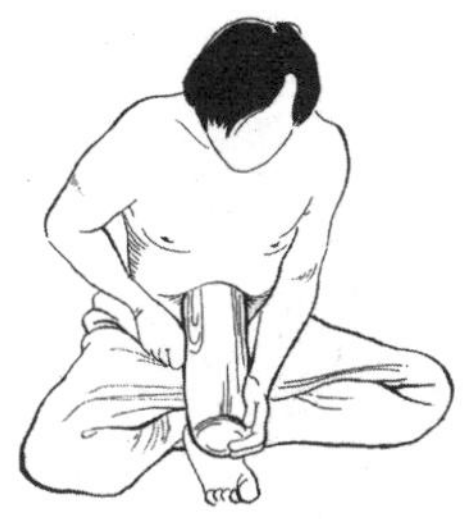

〈앉은 자세〉

동작 2 명치에서 좌우 늑골 상방(통변)을 지그시 눌러준다.

· 이 부위는 변을 잘 보게 하고, 노폐물을 내보내는 급소이다.

· 여분의 수분이나 지방 등을 몸의 바깥으로 빨리 배설해주는 효과가 크다.

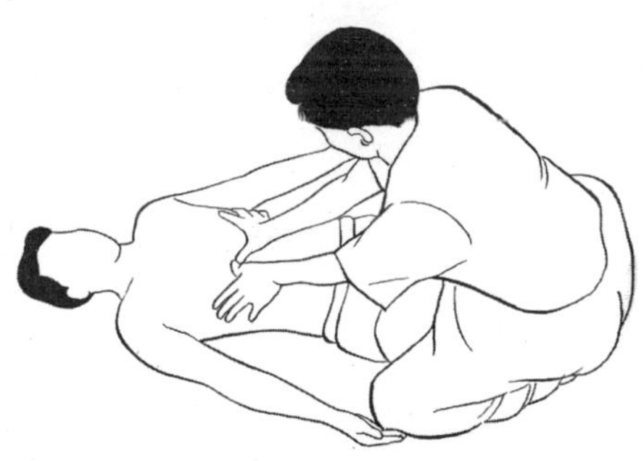

〈타인이 시술하는 방법〉

· 이 부위는 배설을 좋게 해주는 급소이다.

· 하복부의 당김이나 저혈압 등 부인과 계통의 병에도 효과가 크다.

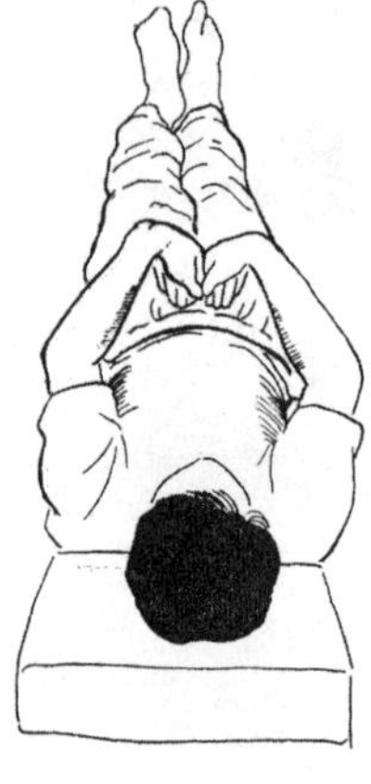

〈자가시술 방법〉
반듯이 누워 손가락을 모아 세우고 숨을 내쉬면서 복부를 누른다.
이때 손가락의 방향은 머리쪽으로 퍼올리듯이 부위를 바꾸어가며
실시한다.

위에 열거한 급소를 호흡에 맞추어 막대로 누른 상태에서 몸을 앞으로 구부렸다가 다시 세운다. 막대요법은 편안하게 눕거나 앉아서, 혹은 서서도 할 수 있으며 동작을 바꾸어 가면서 하기 때문에 깊숙하게 풀린다. 하는 방법은 아픈 곳에서 먼 곳부터 누르고, 외곽부터 서서히 눌러 가면서 호흡을 통해 누를 때는 숨을 내뱉고, 뗄 때는 숨을 들이마시면서 압박을 조절하면 되는 것이다.

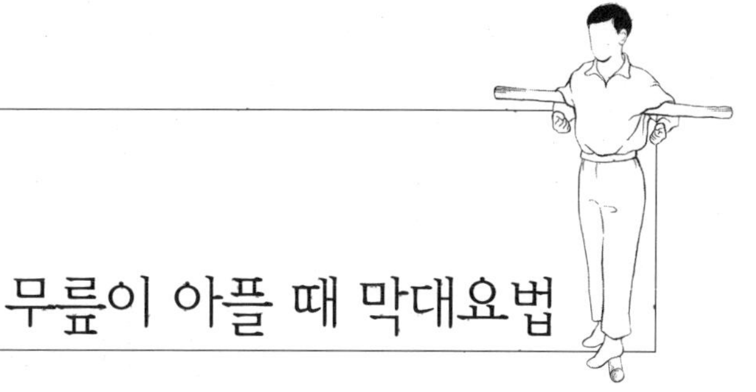

무릎이 아플 때 막대요법

　어떤 분이 무릎이 아파서 병원에 가 물리치료를 몇 개월간 받아도 차도가 없자 담당의사에게 이유를 물었더니 "운동을 열심히 해서 체중을 줄여야 무릎이 낫는다."는 말을 했다고 한다.

　그런데 무릎이 아픈 사람이 무슨 운동을 제대로 할 수 있단 말인가? 그러면서 체중을 쉽게 줄이려면 "저녁을 아예 먹지 마라."고 하더란다.

　물론 체중이 많이 나가면 무릎에 나쁜 영향을 미치는 것은 당연한 것이다. 그러나 당장 무릎이 아파서 제대로 걷지도 못하는 사람으로서는 듣기가 섭섭했다는 요지이다.

　무릎이 아픈 첫째 이유는 규칙적인 운동을 하지 않고 갑작스럽게 무리를 주기 때문이다. 젊었을 때의 오기로 운동에 나섰다가 약화된 연부 조직과 근육에 무리를 주기 때문이다.

　둘째 이유는 한 가지 자세로 너무 오래 앉아있기 때문이다. 오랜 시간동안 무릎을 바짝 구부리고 앉아 있으면 혈액순환도 되지 않고 조직들도 강한 압박을 받게 된다. 할머니들은 경로당에 가서 화투를 한나절 치고 일어서면서 "아이고 무릎이야!" 한다.

앉아있는 자세도 매우 중요하다. 무릎을 오래 꿇고 앉거나 양반다리로 너무 오래 앉아있는 것도 무릎에는 좋지 않다.

이러한 무릎통을 개선하는 데 있어 막대요법은 천연의 효과가 있다고 할 수 있다.

☞ 따라해보세요!

동작 1

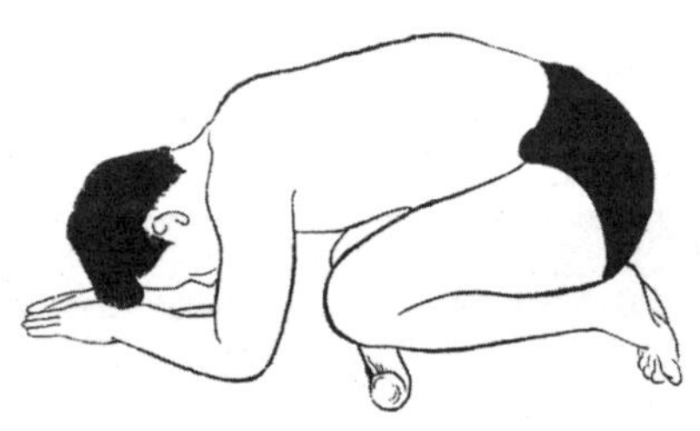

· 무릎을 꿇고 양다리 안쪽에 막대기를 낀 후에 엎드린다.

· 오금을 풀 경우에는 막대가 가늘수록 좋다.

· 오금에는 많은 혈관들이 밀집되어 있는데, 이곳을 자극하여 풀어주면 관절이 아프거나 근육이 피로한 경우에 효과적이다.

동작 2

· 무릎을 꿇고 엎드린 자세에서 종자뼈 (슬개골) 바로 아래의 힘줄에 막대기를 가로로 위치하여 지그시 누른다.

· 주로 다리의 아래 위를 연결하는 관절 주위의 힘줄에 피로가 많기 때문에 이곳을 자극하는 것만으로도 아픔이 훨씬 가라앉는다.

· 반듯하게 엎드려 누운 자세에서 허벅지 전면부에 막대를 댄다.
· 주로 종자뼈(슬개골) 바로 위의 근육을 풀어준다.
· 이곳 근육을 막대로 풀어주게 되면 관절의 압력을 덜어주어 무릎이 편안해진다.

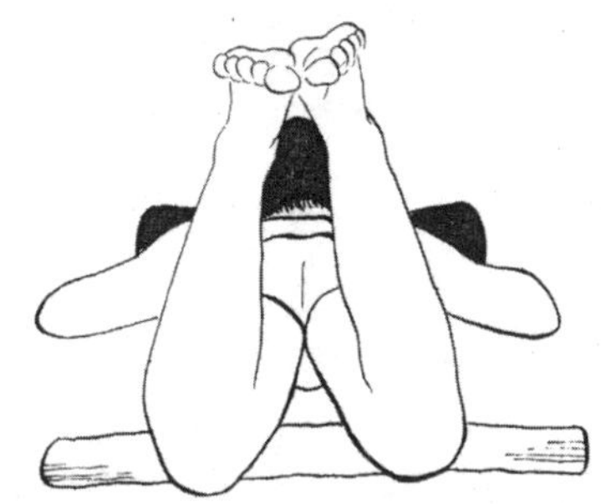

▲다리를 좌우로 움직여서 천천히 젖히면 근육이 풀린다.

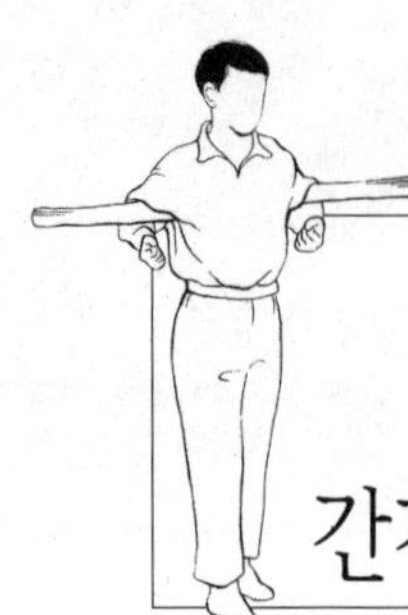

간기능을 좋게 하는 막대요법

"하도 피곤하고 뱃심이 없어서 기氣하는 수련원장님의 권유대로 단전호흡을 해보기로 했습니다. 그러나 도저히 힘들어서 하기도 힘들고 뱃심도 생기지 않았어요. 부부관계 후에도 아랫배가 텅 비어 다리가 덜렁거릴 정도였는데, 막대요법을 배운 후에는 아랫배와 다리에 힘이 생겨 마음대로 돌아다니게 되었습니다."

50대 후반인 K씨는 필자의 권유로 병원에서 진단을 받았다. 특별하게 간염이나 간암은 아니지만 수치가 많이 나쁘니 지속적인 관리가 필요하다는 결과가 나왔다. 즉 간기능이 현저히 떨어져 있었다. 간 기능이 떨어진 사람에게 억지로 운동이나 수련을 강하게 시켜서는 안 된다. 그는 가슴이 안으로 오그라져 있어서 뱃심도 없지만 우측 어깨가 자주 결려 잠도 잘 못 잔다고 했다.

간기능이 좋지 않은 사람은 우측 어깻죽지와 우측 옆구리가 자주 나른하고 결리는 현상이 있다. 간은 척추를 중심으로 약간 우측으로 위치해 있다. 일반적으로 오른손잡이처럼 우측 손을 많이 쓰는 경우는 우측 어깨가 쉽게 뭉친다. 우측 어깨와 간은 이렇게 상호 관련성을 가지고 있다. 따라서 우측 어깨가 아프다는 것은 몸을 많이 사용했으니 몸 관리를 잘하라는 경고이다.

막대요법은 평소에 무리한 근육을 그때그때 풀어서 자연스럽게 피로 회복을 앞당겨 간이나 다른 기관들의 기능 저하를 예방하는 것이다.

동작 1 우측 겨드랑이와 옆구리 부분을 막대를 이용해 가볍게 풀어준다.

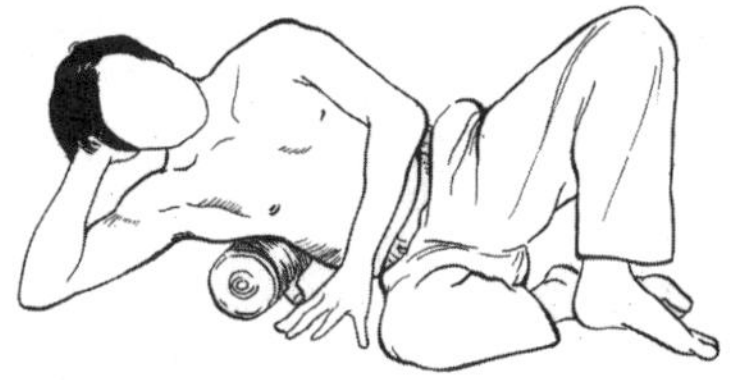

동작 2 단단한 공을 이용하는 방법

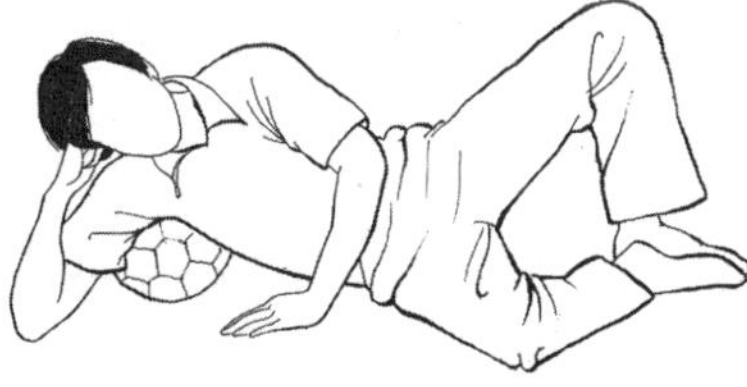

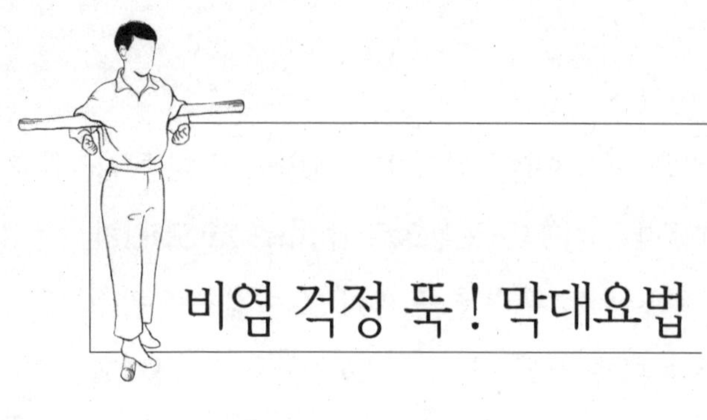

비염 걱정 뚝! 막대요법

비염으로 고생하는 사람들은 목덜미와 어깨 근육이 속으로 깊숙하게 뭉쳐져 있다. 이런 부위의 근육이 굳어지게 되면 척추 뼈와 뼈 사이가 좁아지면서 신경과 혈관이 압박을 쉽게 받는다. 그렇게 되면 신경과 연결된 조직 기관의 기능이 떨어져 비염 증상도 벚꽃 잎이 터지듯 발작을 일으킨다. 이것을 역으로 근육을 깊숙하게 풀어서 이완시켜 주면 알레르기 발작을 억제할 수가 있다.

몸을 과로하거나 수면 부족, 지나친 부부관계나 수음 등도 근육 긴장을 일으키는 한 원인이 된다. 골프나 헬스 등 가벼운 운동은 비염을 예방해주지만 운동 후에는 반드시 근육을 풀어주어야 한다.

또한 비염과 아토피의 자극 인자인 진드기를 반드시 제거해야 한다. 요즘은 진드기를 박멸하는 '자외선 박멸기'로 손쉽게 원인물질을 제거할 수 있다.

먼저 침구나 잠옷의 진드기를 없애고, 적당한 영양 보충과 운동으로 체력을 향상시켜 주면서 막대요법으로 근육을 풀어주면 지긋지긋한 비염과 아토피에서 해방될 수 있다.

손을 이용하여 뒷머리와 목, 어깨 근육을 풀어주고 자세를 바로 잡아 주면 틀림없다. 연약한 어린이는 딱딱한 막대를 직접 사용하는 것을 싫어할 수가 있다. 이때는 막대 위에 타월이나 모포를 덮은 상태에서 5분 이내로 가볍게 뒷머리를 굴려서 풀도록 실시한다. 막대를 깔고 잠을 자도록 내버려 두어서는 안 된다.

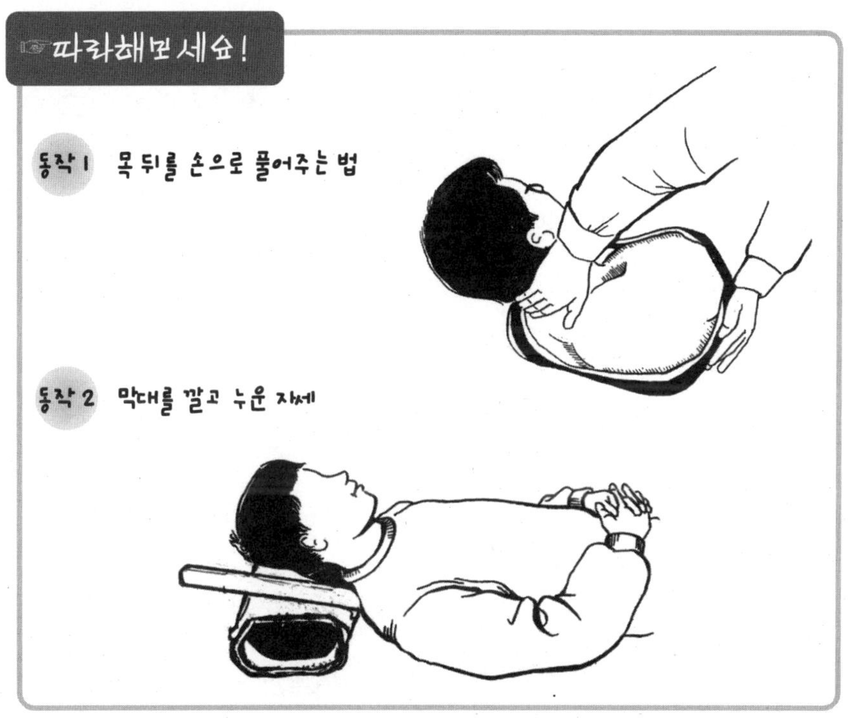

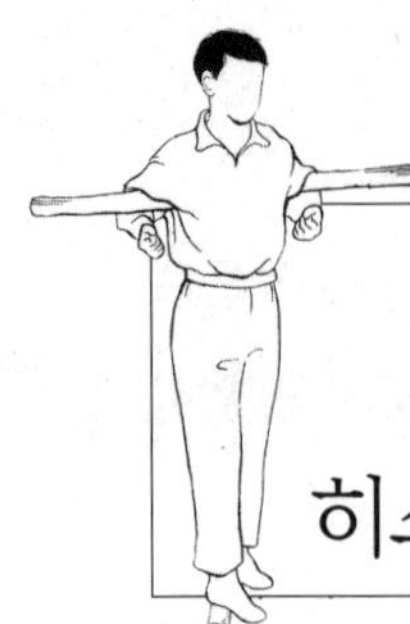

히스테리 심할 때 막대요법

　자신의 욕구불만과 스트레스를 감당 못하면 주변 사람에게 감정을 폭발하는 경우가 많다. 통제 불능인 감정 상태는 육체까지 망가뜨린다. 실제로 전환성 히스테리는 몸이 점점 마비된다든가, 말이 잘 안 나온다든가, 수족을 못 쓰게 되는 현상까지 나타난다.

　사실 히스테리를 갖고 있는 사람들은 매우 여성적이고 책임감이 강한 완벽주의자이다. 그러다보니 스트레스도 많이 받는다. 섬세하고 내성적인 성격에 일이 뜻대로 풀리지 않고 좌절하면 남에게 짜증을 부린다. 정신적인 스트레스를 남보다 많이, 더 잘 받게 되니 본인은 더욱 피곤하다.

　이런 히스테리는 육체적으로도 근육긴장을 가져와서 턱관절 장애나목, 어깨결림으로 나타나기 쉽다.

　근육 긴장이 나타나면 몸이 불편해지고 짜증이 폭발하기 쉽다. 따라서 순환이 잘 되도록 목과 어깨 근육이 뭉치지 않게 자주 풀어주어야 한다. 동시에 뱃심을 기르고 복압운동을 자주 하는 것도 좋은 방법이다.

근육이 뭉치지 않도록 잘 풀어주면 히스테리도 사라진다. 또한 자세가 좋아지고 등이 펴져 있으면 뱃심도 좋아져서 웬만한 일에도 스트레스를 받지 않게 된다.

동작 1

· 막대로 배를 누르면서 뱃심을 기른다.

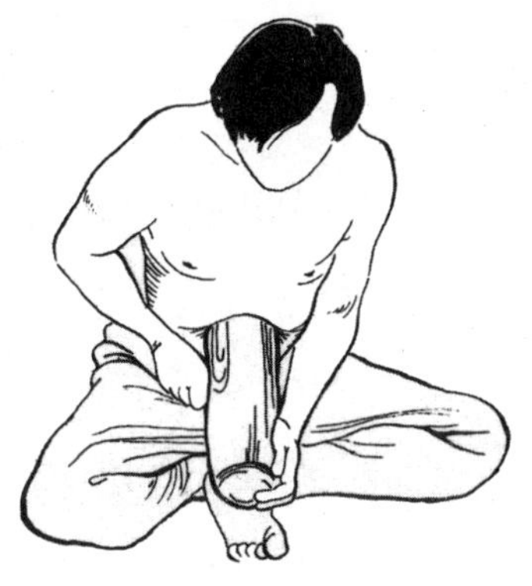

동작 2

· 배 위에 무거운 물통이나 다듬이 돌을 얹어두고 복식호흡을 한다.

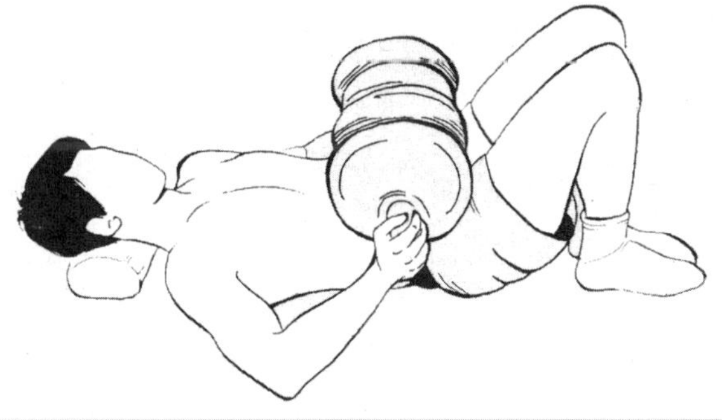

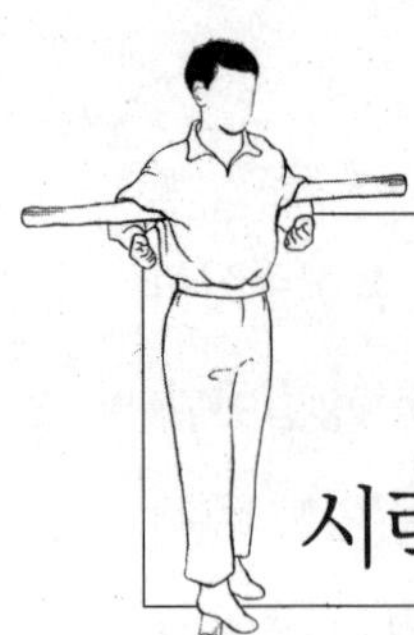

시력감퇴 다스리는 막대요법

50세가 되기도 전에 녹내장에 걸린 이 씨는 좌우의 시력이 매우 좋지 않다. 녹내장 수술 후에도 상태가 좋지 않았다. 키는 크지만 노인처럼 등이 굽어서 보기가 좋지 않다. 이 씨의 중학생 딸도 등이 굽어서 자세교정을 받으러 왔다.

가족 모두가 자세불량이었다. 이 씨 역시 시력뿐만 아니라 항상 피로와 어깨 결림, 잦은 두통에 시달려왔다고 한다.

시력이 좋지 않은 대부분의 사람들은 어릴 때부터 자세가 나쁘다. 등이 굽으면 목은 뒤로 많이 젖혀지게 되고 시신경과 안면부 쪽의 혈액순환을 저해시킨다. 등을 펴지 않고서 안구만 운동시켜서는 절대 시력이 회복되지 않는다. 초등학교 저학년인 경우에는 자세교정과 목 주변의 근육만 풀어주어도 시력이 매우 좋아진다. 그만큼 조직이 아직은 생생하기 때문이다.

이 씨는 목에서부터 허리까지 등이 타이어처럼 단단하게 굳어 있었다. 이 근육을 풀지 않으면 시력뿐만이 아니라 다른 성인병도 가을날 떨어지는 낙엽처럼 올 것이다. 썩은 낙엽이나 썩은 열매는 외과수술로 간단히 제거할 수 있지만 병든 뿌리는 제거할 수가 없기 때문이다. 뿌리가 되는 원인은 자세불량과 과로, 스트레스로 인한 근육 경화이다.

그에게 막대요법을 가르쳐주고 나니 일주일 후에 찾아와서 이렇게 소감을 말했다.

"처음엔 아플 줄 알았는데 의외로 참 시원합니다. 어깨도 한결 편하고 침침하던 눈이 다 맑아졌습니다."

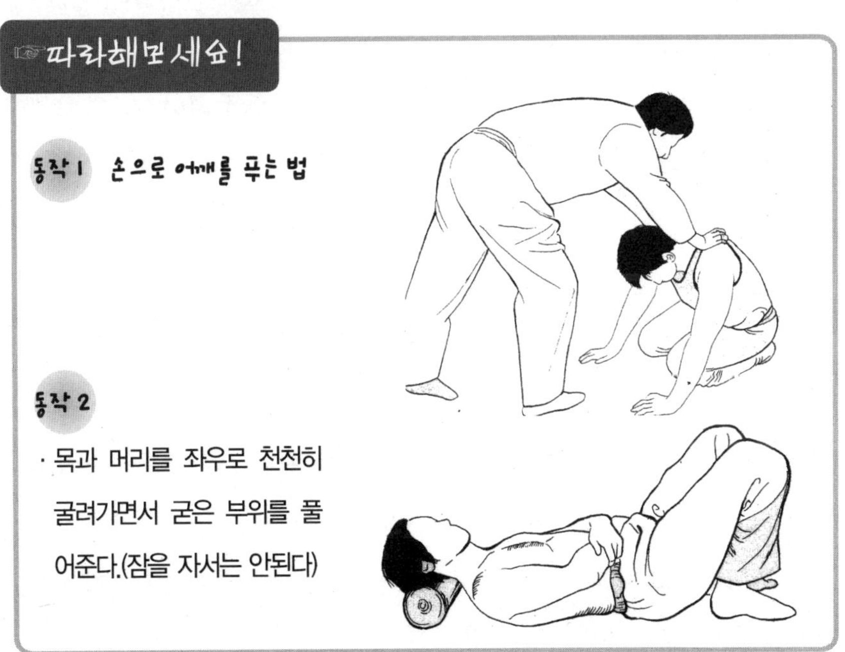

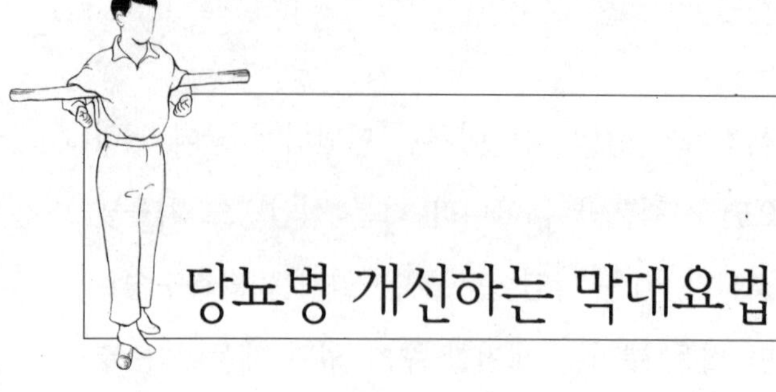

당뇨병 개선하는 막대요법

소를 탄 동자승 그림으로 유명한 어느 스님은 70세가 가깝다. 당뇨가 있는 몸으로 바닥에 한 번 쪼그리고 앉으면 그림을 몇 백 장씩 그린다. 그러던 어느 날 얼굴에 주름이 갑자기 많아지고 살이 빠져보였다.

"3개월간 틀어박혀 그림만 그렸더니 맥이 다 빠지고 걸음걸이도 시원찮아지는 겁니다. 그래서 운동을 하지 않으면 이러다 죽겠다는 생각이 들었습니다. 그러다 문득 전에 알려주신 막대요법이 생각났습니다."

그 즉시 스님은 암자 뒤뜰에 있는 대나무 숲에 들어가 긴 대나무를 두 개 잘라 왔다고 한다. 통나무도 하나 만들었다.

처음에는 벽을 짚고 대나무 위에 올라서서 왔다갔다 30분간 밟았다. 몸무게를 전부 실으니 자극이 컸다. 이동을 할 때는 중심을 잡느라고 균형감각도 늘고 다리 운동이 되었다. 창밖의 경치를 감상하며 한 발로 서서 앉았다 섰다를 반복하니 땀도 나고 기분도 좋아졌다.

잘라온 통나무는 의자 모양으로 되어 있어서 오르락내리락 하면 제법 숨도 찼다.

신도 중에 누가 뽕잎 가루를 두고 갔는데 물에 타 마시기도 했다. 전에는 '이런 맛도 없는 걸 누가 먹어?' 하며 쳐다보지도 않았던 것이었다. 그랬던 탓이었을까?

막대운동도 하고 좋은 식품도 먹고, 서울의 내과 병원도 열심히 다니면서 몸이 건강해진 스님은 이제 얼굴이 환해졌다. 결국 아무리 좋은 영약을 먹더라도 운동을 하지 않으면 소용이 없다는 것을 깨달은 것이다.

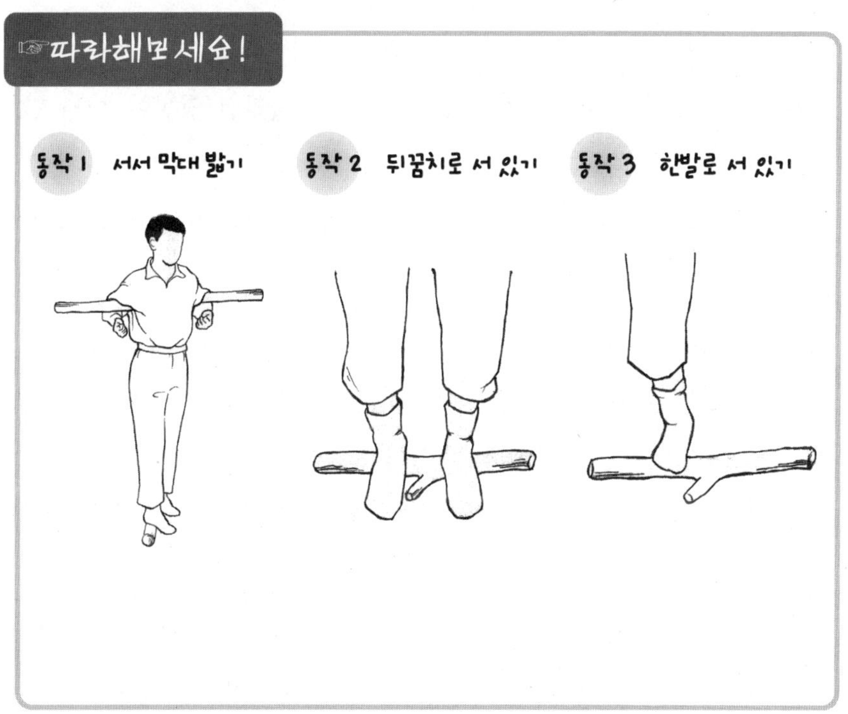

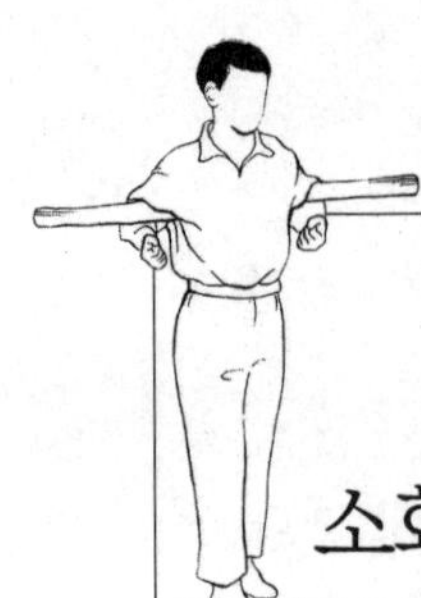

소화불량 낫게 하는 막대요법

타고난 체력이 황소 같아 감기 한 번 걸리지 않았으며, 무엇이든 잘 소화시키고, 그래서 술을 좋아해도 일체 간섭 말라던 양반이, 어느 날 위암 수술을 받았다. 그 뒤에도 무서운 회복력으로 좋아져서 또 술을 마시다가 1년도 못가서 저세상으로 떠났다. 할머니는 장탄식을 하며 영감을 아쉬워했다.

"지 말만 들었어도 안 죽고 잘 살았겠지유."

그렇게도 병원 가서 내시경 한 번 하자고 해도 이 핑계, 저 핑계 미루다가 목구멍에서 커피색 진한 핏덩이가 쏟아지자 그제서야 병원으로 갔다. 그러나 이미 때는 늦었던 것이다. 그러니 "건강만큼은 절대 장담하지 마라."는 것이다.

위암胃癌의 암을 뜻하는 한자를 파자하면 산山처럼 많이 입속으로 밀어넣으면 큰 질병에 걸린다는 모양이다. 즉 과식이 부르는 병이다.

이렇게 잔뜩 먹은 후에 양손으로 배를 받치고 방안을 이리저리 돌아다니거나 소화제를 먹으며 끙끙대어도 정작 병원에는 잘 가지 않는다는 것이다.

인체란 어느 기관에 부담이 가해지면 원군을 보내어 제압을 한다. 그러나 젊었을 때의 건강한 상태가 그대로 노년까지 이어지지는 않는다. 당연히 혹사를 한 기관은 그만큼 빨리 노화하고 병이 든다는 사실을 알아야 한다.

소화가 잘 안 되면 참지 말고 즉시 병원에 가서 진료를 받아야 한다. 막대요법이란 치아를 닦아내듯이 평소에 위장과 관련된 부위를 칫솔질하는 '건강 자극법'으로 써야 한다.

앉거나 서서 명치 부위에 막대 끝을 대고 가볍게 눌러준다. 강하게 누르는 것이 아니라 가볍게 접촉하여 지속압을 유지하는 것이 요령이다. 끝이 둥글고 매끄러운 막대나 작은 병을 이용하여 배꼽 방향으로 반복하여 쓰다듬어 내려주면 좋다.

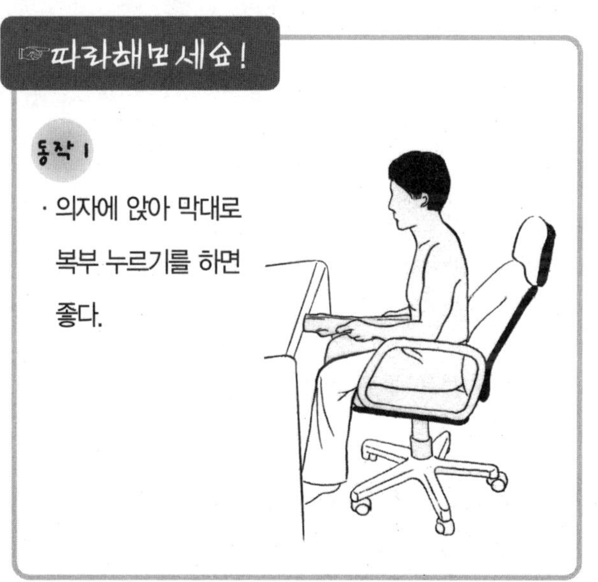

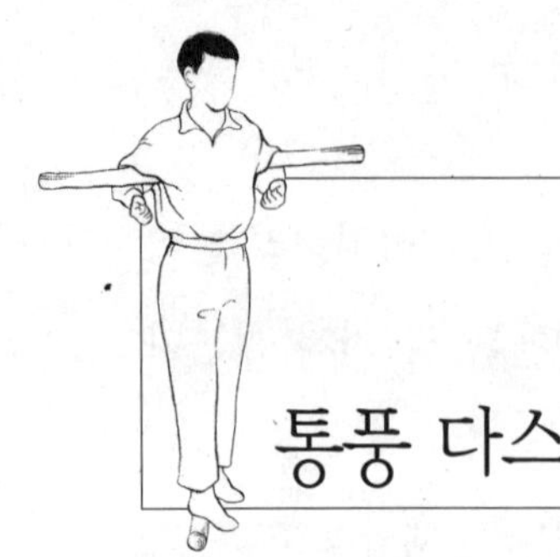

통풍 다스리는 막대요법

인체의 무게를 전부 실어 나르는 발 중에서도 엄지발가락의 역할은 으뜸이다. 중심을 잡으며 직립보행을 하기 위해서는 강인하고 유연한 엄지발가락이 필수적이다.

따라서 엄지발가락 관절의 피로와 무리가 반드시 뒤따른다. 통풍은 요산이라는 화학적 피로물질의 산물이기도 하지만 사실은 육체적, 기능적인 피로의 결과이기도 하다.

통풍은 엄지발가락 뿌리 관절 근처에 찌르듯이 오는 아픔이 대표적인 증상이다. 급성인 경우 갑작스럽게 관절이 붓는 부종과 통증으로 손을 댈 수 없을 정도로 아픔이 크다.

밤이 되면 증상이 심해지는 데 막대요법은 주로 만성인 경우에 적용할 수 있다. 요령은 아픈 관절은 나중에 풀고 먼저 관절 원위부 주변을 충분하게 풀어주는 것이 요령이다.

엄지발가락과 연결된 종아리와 발등, 발 전체를 잘 풀어주어 피로가 쌓이지 않도록 해야 한다.

긴 막대를 그림과 같이 다리 사이에 끼우거나 깔고 그 무게를 이용하여 외곽부터 서서히 가볍게 자극을 준다. 익숙해지면 시원한 느낌이 들 정도로 자극을 주다가 발가락을 움직여 가면서 압을 조정한다.

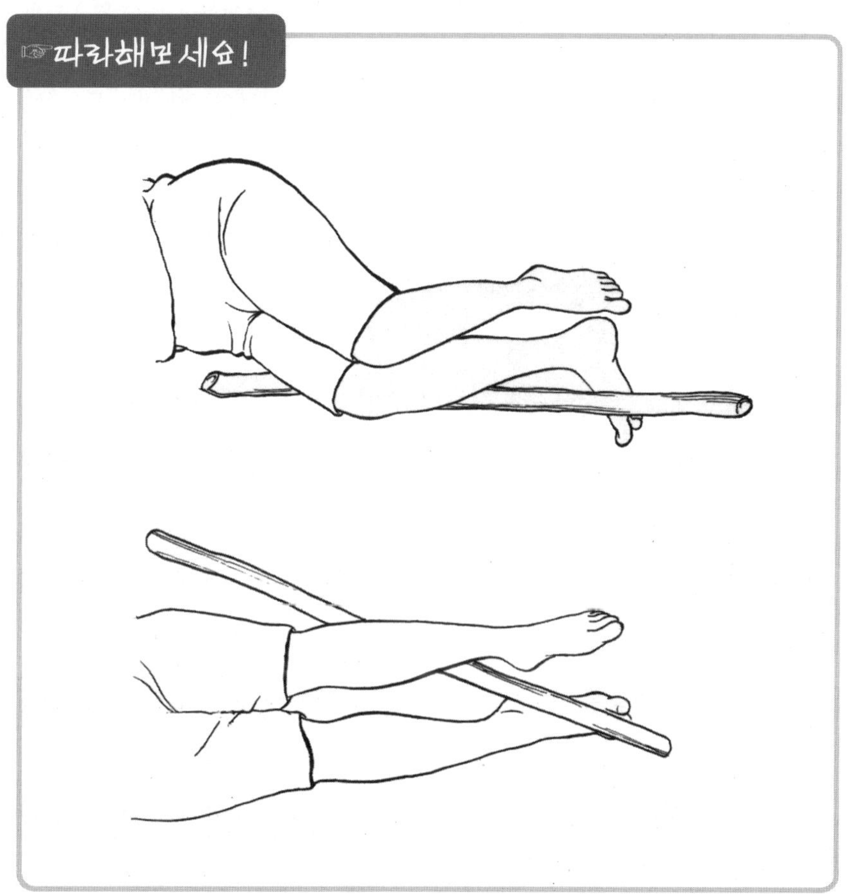

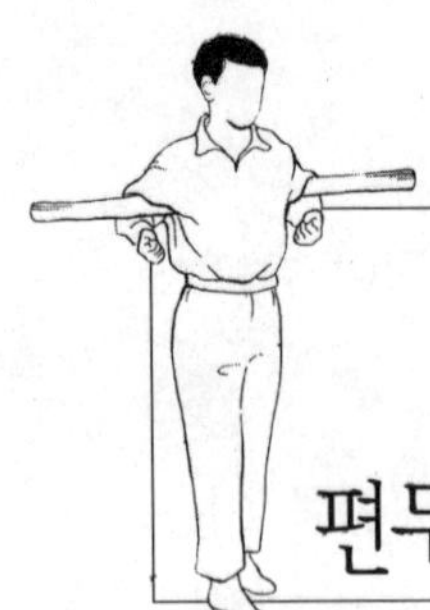

편두통 말끔 해소! 막대요법

18년 전부터 두통과 목, 어깨, 양팔이 저린 38세 주부 김순현 씨. 통증이 오래 가면 우울증까지 생기기도 한다. '아이도 싫고 신랑도 싫고 세상도 싫다.'고 했다.

입에서는 항상 '피곤하다'거나 '못 살겠다'는 푸념뿐이다. 결혼하기 전부터 아프기 시작했는데 다행히 마음씨 좋은 남편은 모든 것을 잘 참아주었다. 하는 일도 없이 가만히 지내는 데도 항상 피곤했다. 아침이 되면 몸을 가눌 수도 없고 머리가 아파서 몸이 후들후들 떨려서 아침에 일어날 수가 없었다.

병원에 가서 진료를 받았으나 궤양성 대장염을 앓고 있다는 것 외에는 특별한 이상도 없었다. 머리 반쪽에 마비가 오며 몽롱한 상태가 계속되어서 일상생활조차 하기 어려웠다. 귀 밑에는 멍울이 단단하게 만져지고 턱관절 통증으로 불면증까지 있었다. 성당이나 시장에서 이웃

주민을 만나기만 하면 짜증나는 '병치레'만 늘어놓는 그녀를 이제는 모두가 기피할 정도이다. 주민들의 말대로 겉보기는 '러시아 미녀'처럼 건장해 보이는 데 얼굴 표정은 오랜 고통으로 짜증이 잔뜩 배어있다.

이제는 굿이라도 해보고 싶은 심정이란다. 하지만 '믿거나 말거나' 막대요법으로 지긋지긋한 고통에서 해방이 되었다.

막대요법을 가르쳐주자 처음엔 반신반의했다. 하지만 보름이 지나자 이제는 뭉치고 아픈 곳을 찾아서 대고 누우면 그렇게 시원할 수가 없다고 한다. 막대요법을 사용한 지 2달 만에 인구주택 조사원으로 2주일을 밤낮없이 쏘다닌 것도 '기적'이라고 했다. 머리가 몽롱하고 아픈 것이 사라지니 하루하루가 너무 좋다고 한다.

동작 1

· 막대 2개를 머리에 깔고 비스듬히 누워 아프거나 시원한 곳을 찾아가며 풀어준다.(※머리 부위는 막대를 깔고 자서는 안된다)

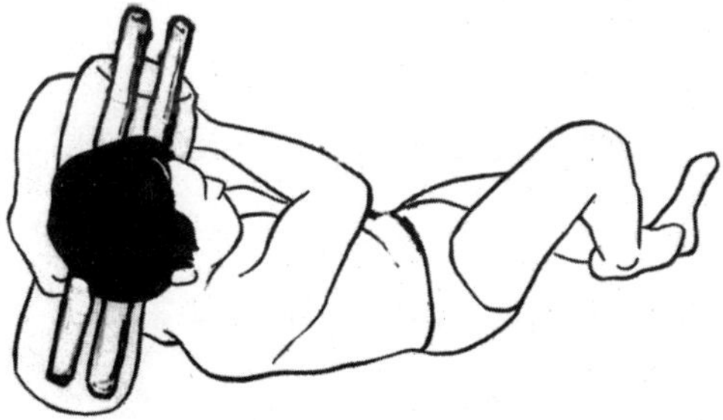

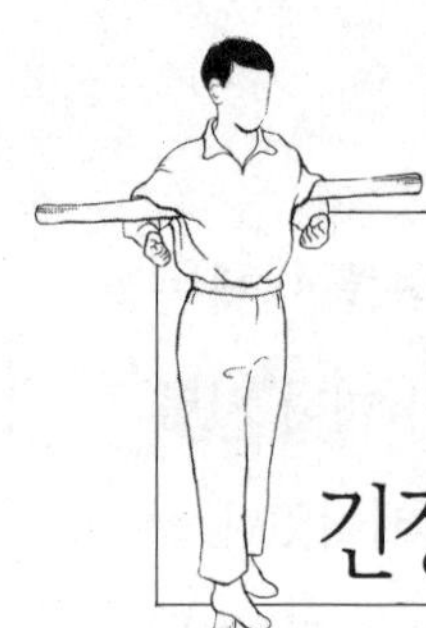

긴장증 해소하는 막대요법

용인의 어느 절에 계신 스님은 언제부턴가 머리 위에 회색 수건을 또아리처럼 틀어 올려두고 지냈다. 잠에서 깨어나면 수건을 둘둘 말아 올려 두고 하루를 시작하였다. 신도들이 궁금해서 법문 도중에 그 이유를 물었다.

"스님도 인간입니다. 세상사에 저라고 어찌 잡념이 없겠으며, 헛된 망상이 없겠습니까? 머리에 수건을 올려놓으면 떨어뜨리지 않기 위해 신경을 쓰고 그러다보면 온갖 잡념 망상이 범접할 틈이 없습니다."

막대를 베개 위에 올려두고 머리를 누이는 이치도 이와 같다. 아픈 곳은 도망을 치고, 시원한 곳을 찾아서 머리를 굴리다보면 잡념은 언제 없어졌는지도 모르게 사라진다. 머리 위에 막대를 올리고 양손으로 잡고 있으면 팔의 무게에 의해 자연스럽게 머리 표면의 순환을 증진시킬 수가 있다.

그림과 같이 야구 방망이를 머리 위로 길게 올려두면 머리가 미끄러지지 않으려고 주의를 집중시킬 수 있다. 한 수 더해서 막대는 근육의 피로와 골막의 긴장까지 없애주니 더욱 효과적이다.

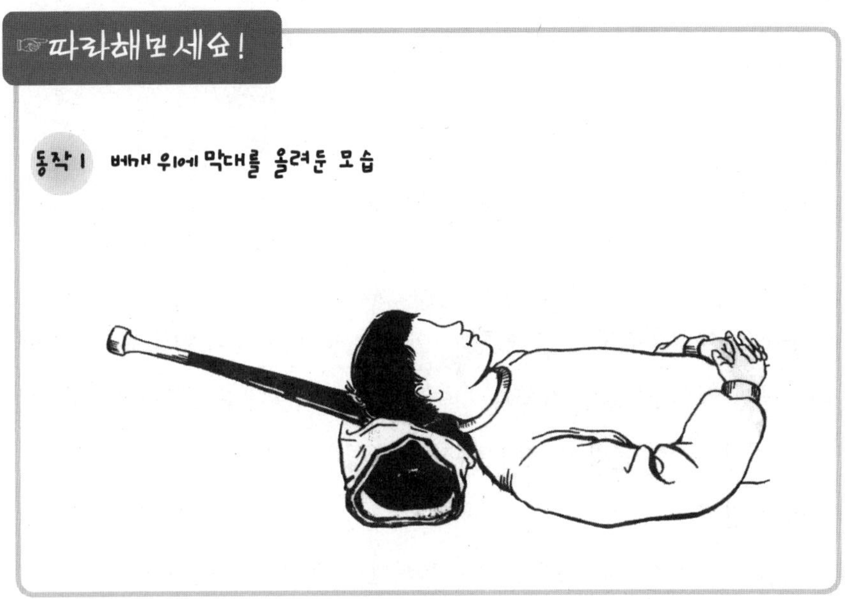

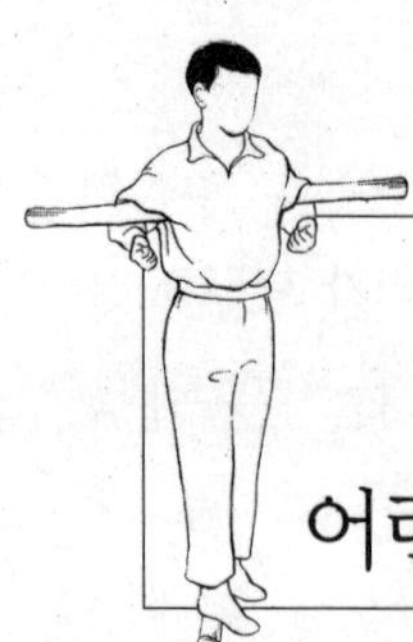

어린이 성격장애 고치는 막대요법

부모의 학업성취도가 높은 강남 아이들 중에는 성격장애나 학습장애 아이들이 의외로 많다. 적성과 지능이 각기 다른 데도 불구하고 일류대학을 지향하기 때문에 도중에 좌절하는 경우도 많다. 소위 문제 학생들이라고 한다.

그런데 개인적으로 학생들에게 물어보면 대부분 아버지 때문에 생긴 현상이다. 그런 아버지들은 돈과 지위를 물불 가리지 않고 성취해온 경향이 있었다.

사회에서의 체면으로 억지 춘향격의 모습만 보이다가 아무도 안 보는 집에만 오면 갑자기 망나니로 돌변해서 부인과 자식에게 상소리를 퍼붓거나 비인간적인 모습으로 바뀐다. 즉 본래의 성격은 잡스럽고 흉포한데 사회적으로 격에 높게 출세하면서 본성을 누르고 사회생활을 하려니 스트레스가 있을 때마다 집에서 폭발하는 것이다. 이것이 자식에게도 스트레스가 되어 마음의 병이 된 경우가 너무 많다.

　이런 아이들은 머리 전체의 근육 긴장도가 매우 심하다. 조금만 눌러도 통증을 호소한다. 하지만 아프지 않을 정도로 가볍게 머리를 풀어주면 놀라울 정도로 회복이 빠르다. 후두골과 머리 전체를 20분간 10여 회 정도 풀어주게 되면 거짓말처럼 성격이 변화된다. 부모가 조금씩 손으로 풀어주어도 좋고, 아이가 막대를 이용해서 스스로 가볍게 풀어주어도 좋다. 막대가 너무 아프면 타월을 한 장 정도 덮고 머리를 올려두면 좋다.

동작 1

· 머리 위에 막대를 올리고 양손으로 잡고 있으면 팔의 무게에 의해 저절로 풀린다.

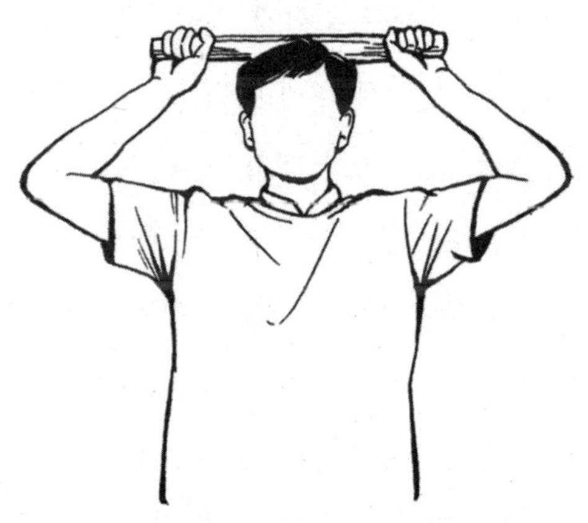

알코올 중독 개선하는 막대요법

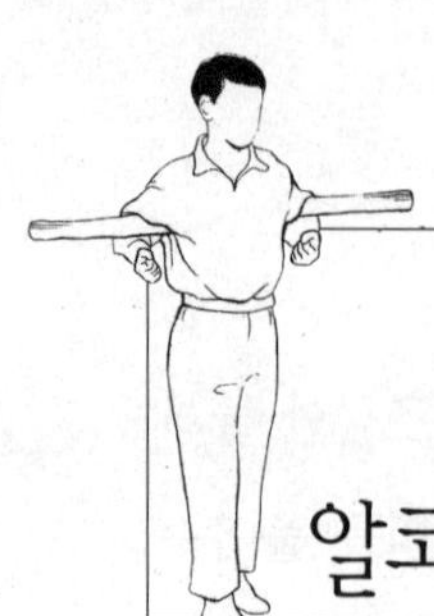

몸이 아픈 환자들도 혈액순환이 된다면서 술을 자주 마시는 경우가 많다. 이것은 술을 마시면 알코올의 작용으로 혈액이 온몸 구석구석까지 흘러들어 처음에는 아픔을 잊는다.

그러다가 어느 정도 시간이 지나면 알코올 속의 아세트 알데히드란 노폐물이 상처난 조직과 망가진 조직에 집중적으로 모인다. 당연히 노폐물에 둘러싸인 상처는 잘 낫지 않게 된다.

술독에 빠져 사는 알코올 중독 문제가 심각한 것은 무엇보다도 뇌기능에 손상을 준다는 점이다. 술만 취하면 싸움과 구타를 일삼거나 기물을 부수는 이유는 술이 정상적인 뇌기능을 마비시키기 때문이다. 알코올의 노폐물질인 아세트 알데히드는 홍수에 의해 범람하는 물줄기처럼 뇌세포와 뇌혈관을 침수시켜서 서서히 뇌세포를 망가뜨린다. 과잉 음주는 뇌와 간뿐만이 아니라 알코올성 치매, 고혈압, 대퇴골두 괴사, 말초신경염 등 여러 조직에도 부담을 준다.

또한 술을 마시고 거실 소파나 의자에 쓰러져 꼬부리고 잠을 자면 비정상적으로 관절과 근육이 찌그러진다. 몇 시간만 이런 자세로 지속되면 목과 어깨 등은 심각한 기능과 순환장애가 남게 된다.

알코올 중독과 그 후유증을 막으려면 술을 빌리지 않고도 몸과 마음이 즐거울 수 있도록 순환증진과 최상의 컨디션을 만들어주면 된다. 몸이 맑다면 독한 술을 세포 자체가 거역할 것이다.

그러나 내 몸이 쓰레기장과 같이 더럽고 지독하다면 독한 술과 담배 따위는 달콤한 감미료에 지나지 않는다. 가벼운 운동, 그리고 막대와 공을 이용하여 몸을 자주 풀어주면 효과를 볼 것이다.

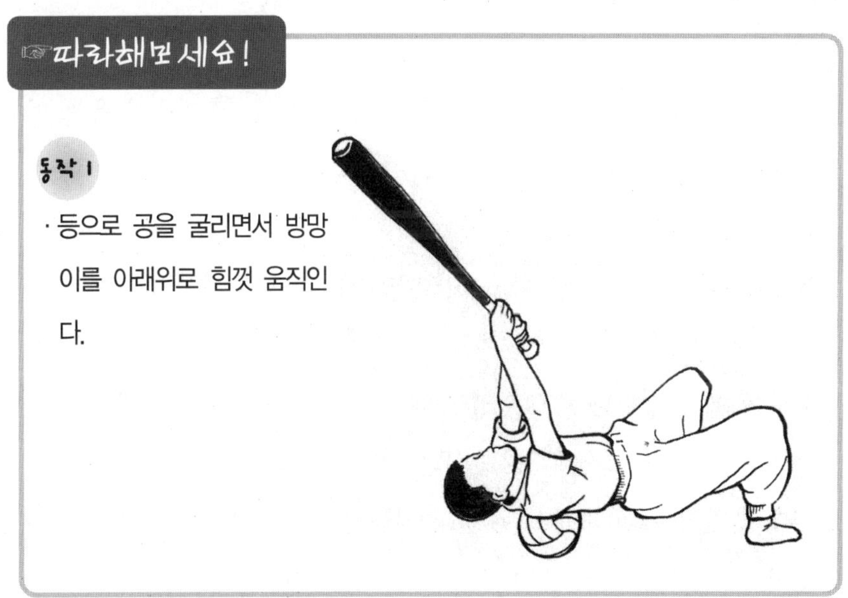

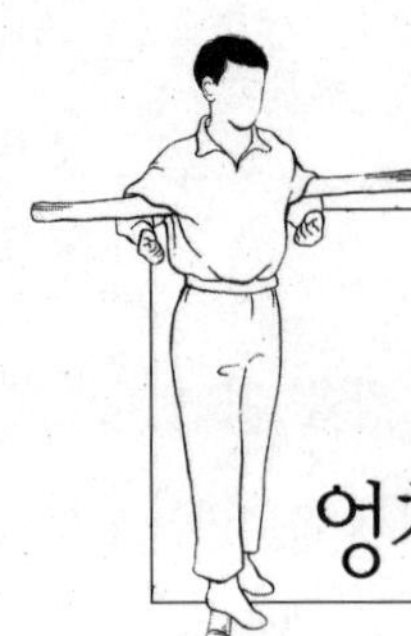

엉치가 시리거나 뻐근할 때 막대요법

소파에 오랫동안 앉아 있다가 일어나는 순간 '뻑'하며 허리를 삐끗한 김경돌 씨.

그때부터 우측 엉덩이가 툭 튀어나오면서 제대로 걷지를 못하였다. 허리를 바로 세우려고 하면 척추가 옆으로 틀어지는 측만증과 우측 엉치의 통증으로 1년이 다 되었다.

"그동안 어떻게 지냈소?"

"자세교정 한다는 데 가니 3분간 이리저리 두두둑 틀어주고는 됐다고 가라 하더군요. 열 번이나 해도 더 아프기만 해서 '이건 아니다' 싶어서 병원에 갔습니다. CT 촬영을 해도 디스크는 아니라며 아무 이상이 없다고 합니다. 그런데 낫지는 않아요."

40대 후반인 이 사내는 등이 길고 다리가 짧다. 오른손으로 튀어나온 엉덩이를 받치고 절룩거리며 걷는다. 허리를 펴려고 할수록 몸은 옆으로 더 틀어진다.

비행기 활주로처럼 일자 허리에 척추 기립근은 고무로 만든 방망이가 들어있는 듯이 좌우로 불규칙하게 툭 튀어나왔다. 우측 엉치 고관절 주변의 근육도 단단히 뭉쳐 있었다. 문제는 척추를 받치는 5번 요추와 선장관절 사이의 삼각지대가 매우 단단하게 경직되어 있었다. 이곳의 힘줄과 근육이 처음에 손상을 받은 상태로 회복이 되지 않아서 염증 조직이 떡이 되어 굳어버린 것이다.

이렇게 떡이 된 염증 조직은 풀기가 그만큼 어렵다. 결국 짧아져 구축이 된 힘줄과 근육이 골반과 척추 뼈를 활처럼 잡아당겨 자세가 틀어진다.

"잠은 딱딱한 곳에서 잡니까?"

"예, 옥돌이 깔린 딱딱한 돌침대 위에서 반듯하게 누워서만 잡니다."

딱딱한 돌침대에 그냥 누워자면 요통과 측만증을 유발한다는 사실을 그는 모른다.

"당장 잠자리부터 바꾸세요. 일반 침대에서 누워 잠을 자되 모로 누워서 가는 나무막대를 엉치에 받치고 누워서 잠을 자세요."

측만증이 오래되면 양쪽 어깻죽지뼈 근처까지 굳어 있어서 척추 전체의 근육을 다 풀어줘야 한다. 측만증은 위축된 살이 차올라오기까지는 시간이 제법 걸리지만 휘어진 척추는 반드시 제자리로 잡힌다는 사실을 알아야 한다. 김 씨 역시 10회 정도의 막대요법으로 척추가 반듯하게 돌아왔다.

동작 1

· 푹신한 이불 위에서 가는 막대를 깔고 옆으로 눕는다.

· 뼈 돌출부를 피해서 근육에 닿도록 한다.

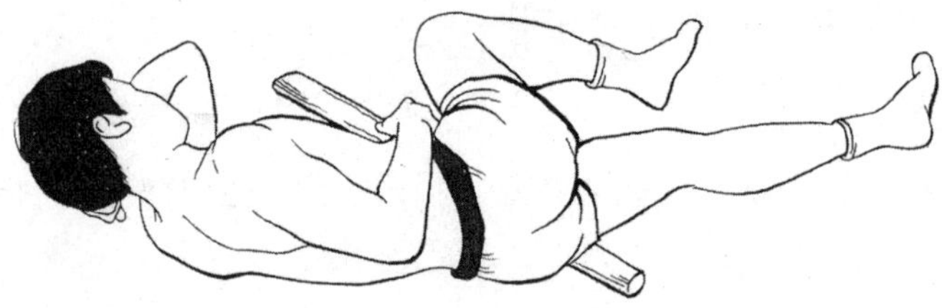

동작 2

· 무릎을 굽힌 뒤 막대를 대고 눕는다.

· 뭉친 엉덩이를 막대에 대고 몸을 비틀어 기울이며 움직여 준다.

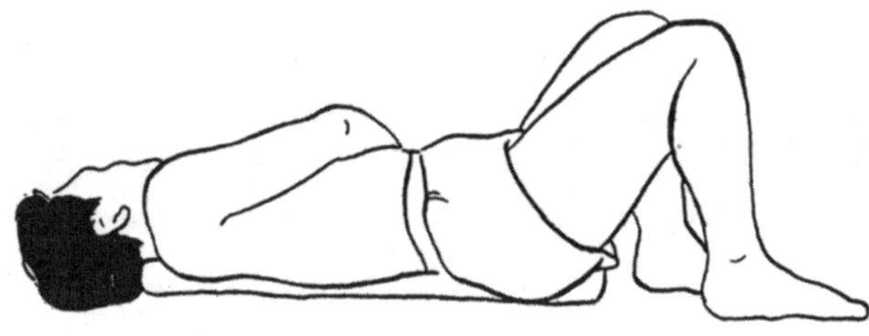

저혈압 다스리는 막대요법

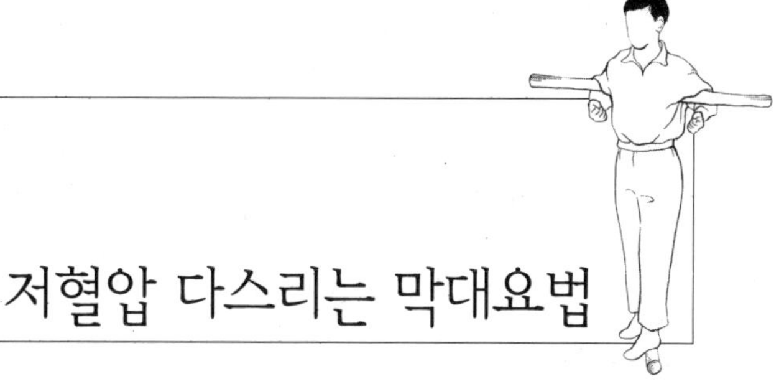

심장의 펌프작용이 약해지면 저혈압으로 인한 뇌졸중의 위험이 있다. 목덜미 근육이 굳게 되면 혈관을 압박해 피가 뇌속으로 잘 들어가지 않게 되어 허혈성 뇌 색전증에 걸리기 쉽기 때문이다. 말하자면 뇌에 혈액과 산소공급이 몇 분이라도 중단되면 뇌세포는 치명적인 손상을 입게 된다.

저혈압은 신경이 예민하거나 펌프의 수축작용이 약한 사람에게 많다. 목덜미 주위와 어깨 주위의 굳은 근육을 풀어 뇌속으로 혈류가 잘 돌게 해야 한다. 그러나 근육도 굳어있고 펌프도 약하다면 문제가 나타난다.

일어설 때에 현기증이 나는 기립성 저혈압은 서 있을 때 중력이 작용하여 혈액이 하체로 쏠려서 순환장애가 발생하기 때문이다. 즉 뇌 자체에 혈액이 부족하면 빈혈이 뒤따른다. 서 있을 때에 실신失神이 발병하면 우선 눕혀서 머리를 낮게 하고 다리를 높이는 자세를 취하게 한다.

저혈압 역시 규칙적인 운동과 동시에 목덜미와 어깨근육을 평소에 자주 풀어 뇌에 혈액이 부족하지 않도록 도와주어야 한다. 또한 자세를 반듯하게 펴주고 내장의 기능을 증진시켜서 전체적인 체력 향상이 이루어져야 한다.

☞ 따라해 보세요!

동작 1

· 머리와 목을 좌우로 움직여 순환을 촉진해야 한다.

동작 2

· 다리를 높게 머리를 낮게, 손으로 목뒤를 주물러 준다.

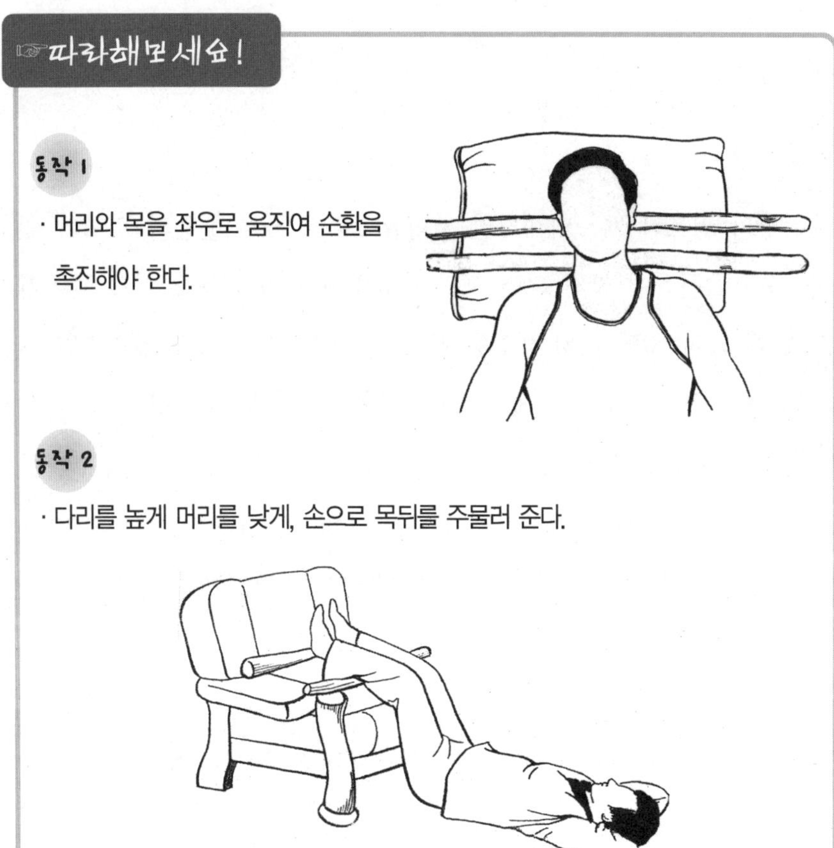

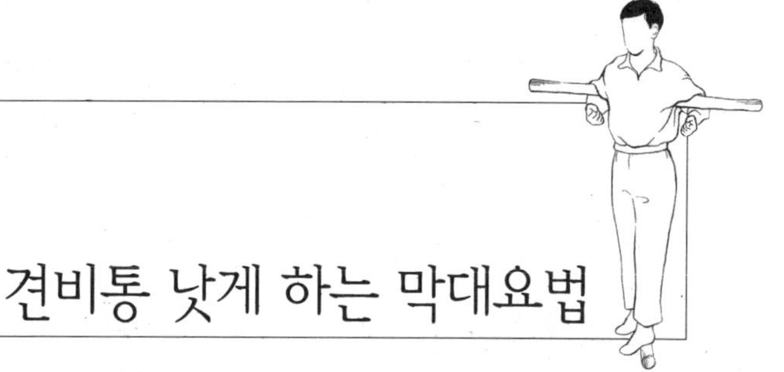

견비통 낫게 하는 막대요법

50대 중반인 농협 지점장인 김 씨.

"아이구, 견비통 때문에 죽겠습니다. 이렇게 약 봉투와 부항자국을 달고 삽니다."

등과 어깨가 자주 결린다는 그는 과거에 물리치료, 척추교정 등 여러 가지를 받았지만 소용이 없었다고 한다. 아주 강한 지압을 하는 지압사에게 근육도 자주 풀었다는 데 아프기만 했지 효과가 없었다고 하소연했다.

"아프기만 한 것은 마비된 경우에 좋고, 아프고 시원한 것은 근육을 풀 때 좋으며, 시원하게만 하는 것은 피부 표면에만 좋습니다. 근육이 아프거나 뭉친 것은 통痛하고 쾌快를 섞어서 써야 좋습니다."라고 말해주었다.

견비통은 단순한 근육통으로 치부하기 쉽지만 사실은 체력저하나 정신적인 스트레스, 잠을 자는 자세와 생활습관 등과 매우 관련이 깊다.
따라서 이러한 원인들을 함께 개선해 나가야만 한다.

동작 1

· 베개 위에 방망이를 걸쳐 두고 누워서 견비통이 있는 부분을 누르면서 팔을 돌려
  준다.

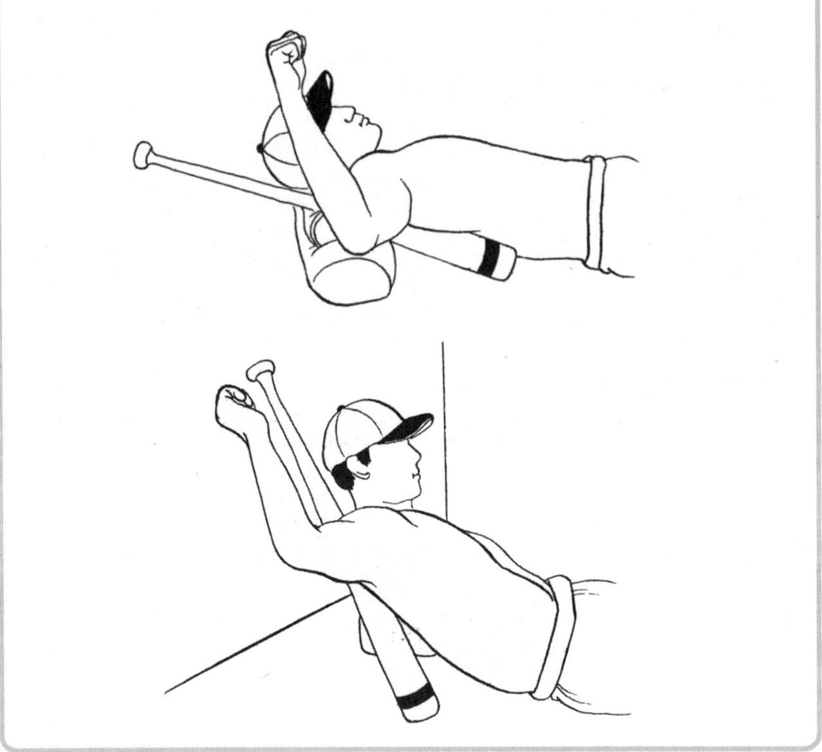

심장병 다스리는 막대요법

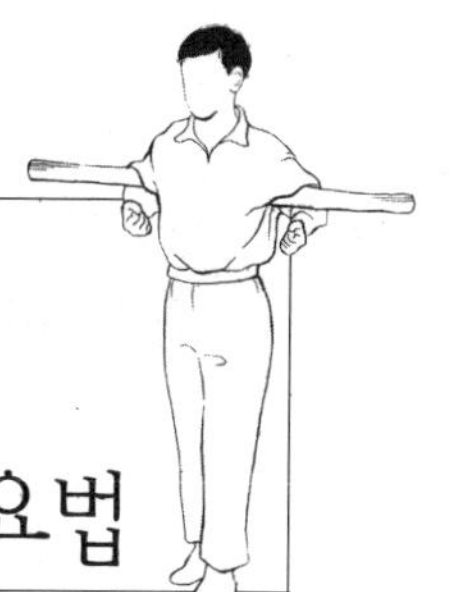

　환갑이 다 된 할머니께서 손가락이 쑤셔대고 마비가 와서 잠을 못 잔다고 하소연이다. 살이 많이 찌고 체격이 좋았다. 목도 짧고 어깨도 두텁다. 대학병원에서 MRI 촬영 등 정밀검사를 하였지만 별 이상은 없다고 했다.

　한 달 이상이나 침과 물리치료를 하였지만 차도가 없었다. 손가락이 쑤셔대면 자다가 서너 번씩 깨는데 별 수를 다 써도 해결책이 없었다. 그러다가 병원의 담당의로부터 일단 수술을 하여 절개를 해보는 쪽으로 가닥이 잡혔다. 이런 와중에 어느 교회 집사의 소개로 찾아왔다.

　주요 증상은 왼쪽 가슴이 자주 뻐근하다고 했다. 또 왼쪽 어깨와 목, 머리 근육이 다 굳어 있었다. 계단을 오르내리면 숨도 찬 데 병원에서는 심장이 좋지 않다고 하더란다.

　이럴 경우 막대요법을 활용하면 좋은 효과를 볼 수 있다.

동작 1

· 막대와 접촉된 좌측 팔목, 뒷머리의 긴장된 근육을 풀어주면 심장기능을 좋게 하는데 효과가 있다.

· 특히 이때 목과 팔꿈치를 움직여 주면 더욱 좋다.

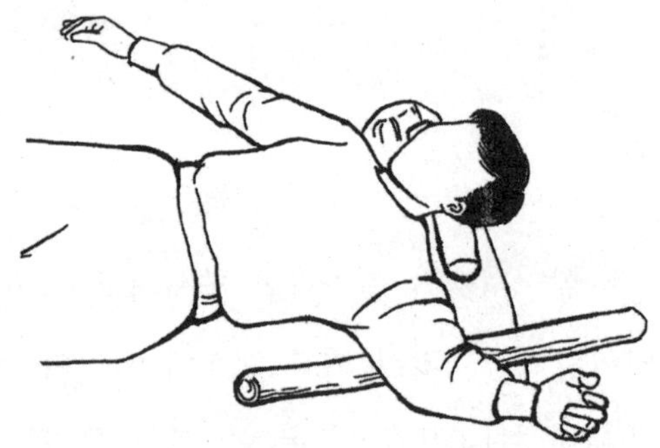

동작 2

· 심장병에 좋은 임파마사지법이다.

· 좌측 어깨와 팔 부위의 근육을 쓸어당기듯이 반복해서 풀어준다.

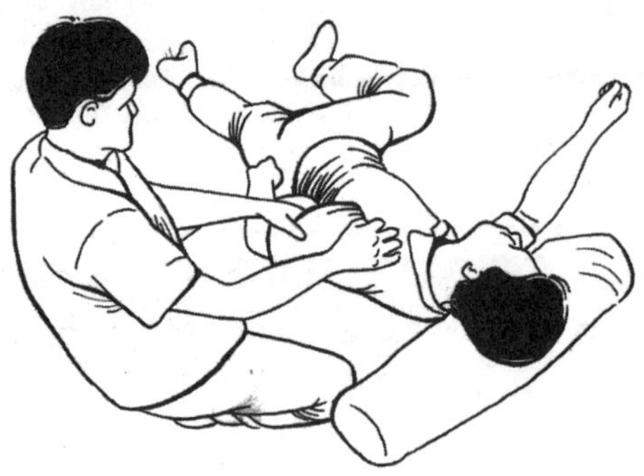

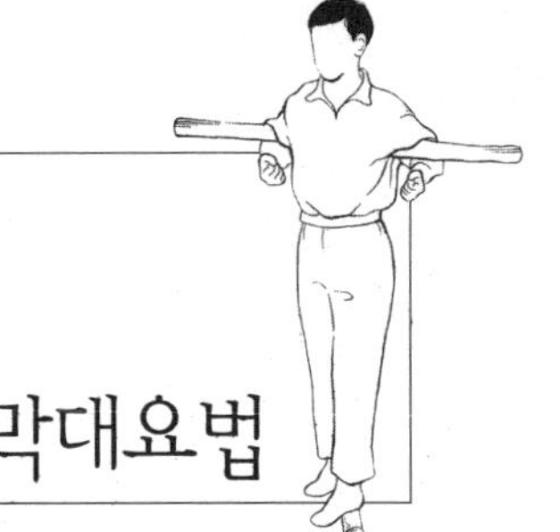

고혈압 개선하는 막대요법

추위나 스트레스 등으로 근육이 긴장하면 근육 속에 있는 혈관이 수축하게 되고 혈관이 눌려 가늘어지게 되면 혈압이 올라가기 쉽다.

약물로 조절이 가능하지만 평소에 목덜미와 어깨, 팔 등의 근육을 풀어주면 위험을 줄일 수가 있다.

평소에 목덜미가 뻣뻣하게 굳어있는 느낌이 들거나 상체가 두터운 사람들은 근육을 자주 풀어주는 것이 좋다. 나이가 들면서 하체가 부실한 상태에서 상체에 지나친 긴장을 주게 되면 고혈압 등의 성인병에 걸리기 쉽다. 상체보다는 하체를 많이 사용하면 아래쪽으로 피를 골고루 보내주게 되어 고혈압도 예방할 수 있다.

다리를 많이 쓰지 않으면 하체에 피가 들어가지 않는다. 가벼운 보행과 등산으로 하체를 단련시키고 그때마다 근육을 풀어서 순환이 잘 되도록 해야 한다. 상체는 풀고 하체는 단련시킨다. 인체의 모든 관절을 원활하게 운동시켜 주면 상, 하지에 골고루 펌프작용 효과를 얻을 수 있다.

아침 잠자리에서는 '발딱' 일어나지 말고 심호흡을 10여 회 정도 한 후에 막대를 깔고 머리끝에서 발끝까지 막대요법을 하고 일어나는 습관을 들인다.

막대나 명패를 종아리 밑에 두고 종아리 발목을 움직여 주면 종아리에 피가 잘 돌고 발목 관절이 펌프작용을 하여 혈압을 끌어내리는 효과가 있다.

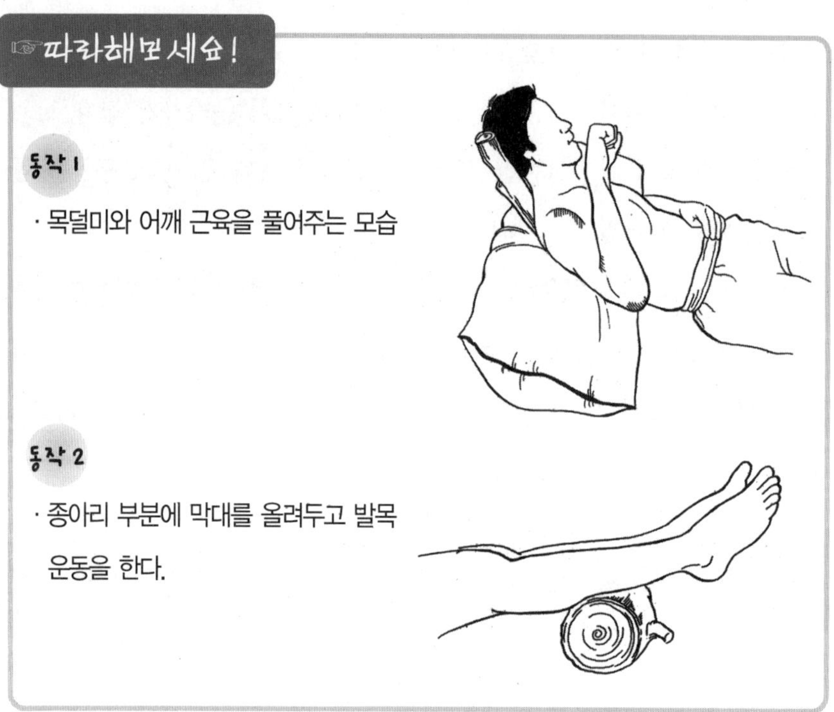

동작 1

· 목덜미와 어깨 근육을 풀어주는 모습

동작 2

· 종아리 부분에 막대를 올려두고 발목 운동을 한다.

지긋지긋 뱃살 쏙 빼는 막대요법

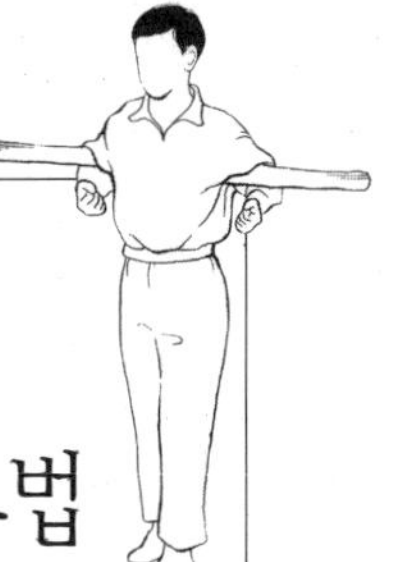

여성의 몸매는 결혼과 출산을 하게 되면서부터 현저하게 변하기 시작한다. 여성 호르몬 에스트로겐이 감소하면서 체지방의 분포 형태에 변화가 일어나 몸 여기저기에 군살이 붙는 것이다.

배와 가슴 등에 체지방이 몰려 체형이 바뀌는데, 특히 배 안쪽보다는 배 바깥쪽에 지방이 쌓여서 '삼겹살 아줌마'가 된다.

이렇게 되면 엉덩이가 커지고 체중이 불어나서 약해진 인대로 인하여 허리, 무릎, 발목 관절을 다치기가 쉽다. 비만인 여성은 정상인보다 2배 이상 퇴행성관절염에 걸릴 확률이 높다고 한다.

"여자가 중년이 되면 우선 아랫배에 지방이 붙고, 허리가 굵어져 몸에 안정감이 있어 보인다. 처녀 때는 개미 같은 허리에 하이힐을 신고, 보도 위를 걸으면 미풍만 불어도 휘어지던 그 허리가 가슴에서 히프에 이르기까지 평행선으로 굴곡없이 평퍼짐하게 살이 붙어…"

이는 수필 '중년여성' (이창배. 1994)의 한 대목이다. 펑퍼짐하고 튼튼해서 '태풍이 불어도 끄덕하지 않을 것 같은' 중년 여성이 몇 계단만 올라도 숨이 차고 관절이 쑤셔대는 '부풀어 터진 만신창이 아줌마 인형'이 되는 경우가 많다.

뱃살이 찐 사람들은 일반적으로 몸이 차갑다. 지방이 많으면 혈액순환이 나빠져서 발과 다리, 배가 모두 얼음장처럼 차가워지기 때문이다. 몸에는 혈관을 따라서 림프관과 신경조직이 있는데 피하와 근육, 힘줄에 침전물이 고이고 혈관이 압박되면 모든 흐름이 정체되어 부어오르거나 지방이 쌓이게 된다.

그렇다면 왜 복부에 지방이 쌓이는가?

내부 장기를 기계적인 쇼크로부터 지키기 위해서이다. 흉곽처럼 방패막이가 되어줄 뼈가 없으므로 장기는 항상 불안하다. 특히, 여성의 경우에는 소중한 태아를 보호하기 위해 지방층이 두껍게 붙어 있다.

또 하나의 이유는 차가워지는 장기를 지키기 위해서이다. 위장이나 대장은 섬세한 장기이므로 조금만 차게 하여도 설사를 한다거나, 조금만 덥게 하여도 식욕을 잃게 된다.

지방은 비열比熱이 크기 때문에 열에 대하여 안정성이 있으므로 배에 붙기 쉽다. 그러나 지나치게 많이 붙으면 허리에 무리가 오거나, 각종 성인병의 온상이 된다.

비만이 무서운 것은 지방이 체표면에 붙을 뿐만이 아니라 혈관, 대장, 근육과 근육 사이에 달라붙어서 기능을 떨어뜨리기 때문이다. 그리

고 계단을 오르내리면 숨이 차거나, 가끔 가슴이 조이는 듯 아프기도
한데, 이것은 심장의 위험신호일 수도 있다.

뱃살 쏙 빼는 막대요법

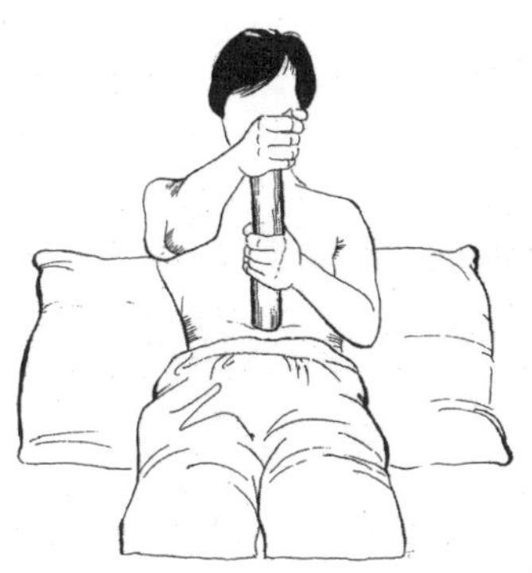

동작 1

· 비스듬하게 누운 자세에서 막대를 세워 막대
  한쪽 끝이 뱃살에 닿고 한쪽 끝을 손으로
  잡아 내리누르면서 호흡에 맞추어 실행
  한다.
· 가장자리부터 풀기 시작하여 가운데 쪽을
  눌러준다.

동작 2

· 복부 급소 자극법을 실시한다.
· 해당부위에 1~3분간 다리 무게를 이용하여
  지그시 눌러준다.

동작 3

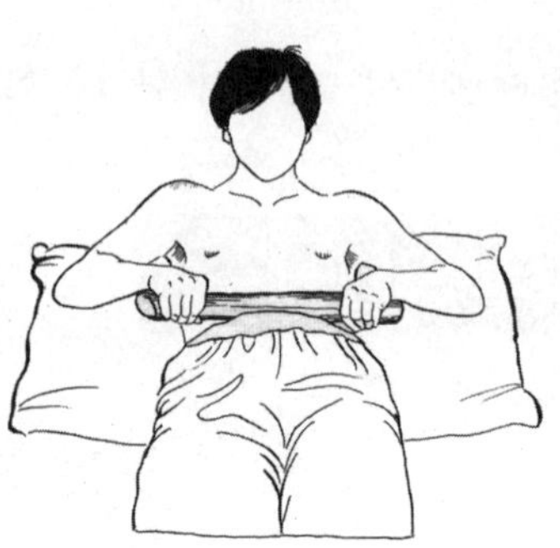

· 바른 자세로 선 채 굵은 막대 끝을 잡고 다른쪽은 복부에 댄다.

· 눌러서 아프지 않은 곳이나 외곽부터 누르면서 가운데로 차츰 이동을 하며 눌러준다.

· 누를 때는 숨을 내쉬고 뗄 때는 숨을 들이마신다.

동작 4

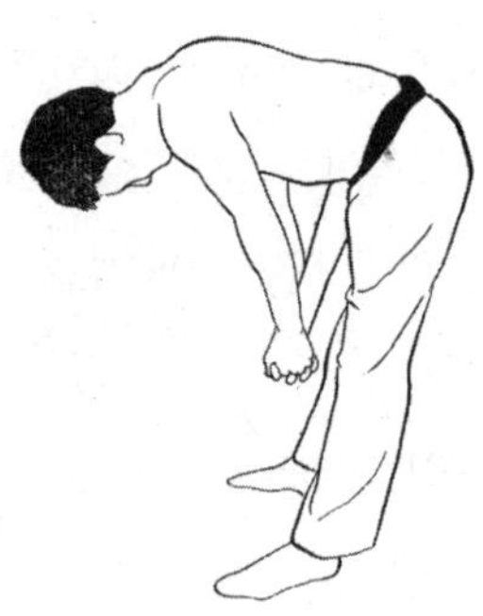

· 깍지 낀 두 손으로 막대 끝을 잡고 허리를 밑으로 구부린다.

· 일어날 때에는 숨을 토해내면서 복부를 향해 서서히 눌러준다.

· 8회 정도 반복한다.

동작 5

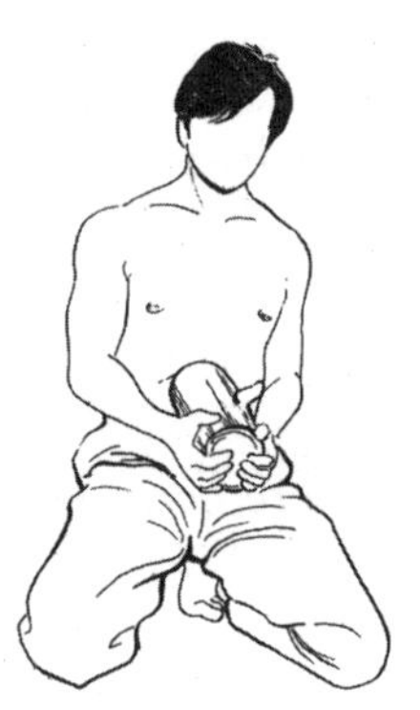

· 꿇어앉은 자세로 막대 끝을 양손으로 잡고 배꼽 쪽으로 끌어당긴다.

· 상체를 굽혔다가 일어나면서 복부를 눌러주는 요령으로 반복한다.

동작 6

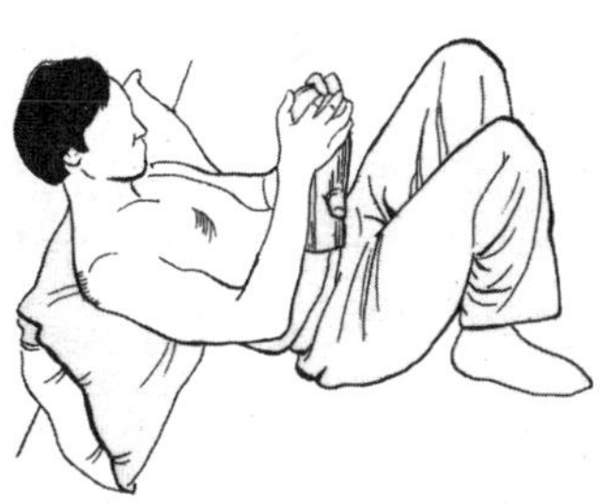

· 다리를 구부리고 벽에 비스듬히 누운 자세를
  취한다.
· 양손으로 막대 끝을 모아잡고 복부를 향해
  천천히 눌러준다.
· 압력이 약하다고 생각이 되면 한쪽 다리를
  막대 위에 걸쳐두면 훨씬 압력이 증가한다.

동작 7

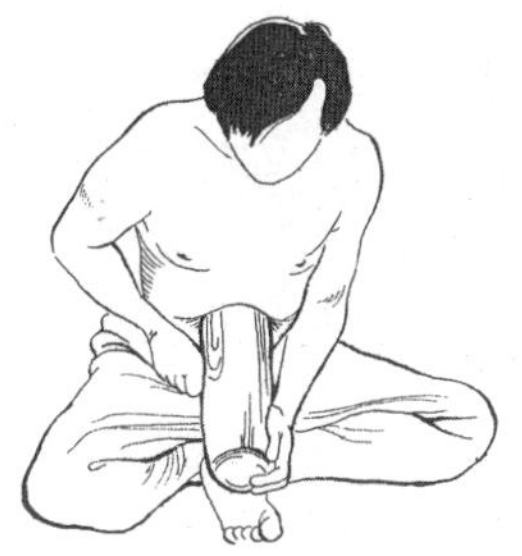

· 양반다리로 앉는다.
· 막대를 복부에 대고 체중을 실어 바닥을 향해
  지그시 누른다.
· 다른 막대 끝은 발바닥에 두어서 발과 복부를
  동시에 자극을 해도 된다.

동작 8

· 비스듬히 손바닥으로 머리를 받치거나 베개를
  베고 옆으로 누운 상태로 옆구리 밑에 막대를
  댄다.
· 옆구리 근육이 뭉쳐 있거나 나른할 때, 옆구리에 살이 많이 찐 사람들에게 좋다.

가만히 있어도 살이 쏙 빠지는
똥배탈출의 급소

▶그림 ① : 먹으면 쉽게 체하거나 뱃속이 더부룩하고 무겁게 느껴질 때 풀어주는 급소이다. 수분이 잘 빠지지 않아서 부어보이는 뱃살은 명치 가운데를 잘 풀어주면 효과적이다.

▶그림 ② : 뱃살이 아래로 현저하게 처지거나 똥배가 나오신 분들에게 좋은 급소이다. 몸안의 노폐물을 바깥으로 빨리 내보내는 급소는 명치 좌우로 주먹 하나쯤 거리에 위치해 있다.

▶그림 ③ : 배설을 좋게 하여 노폐물을 배출하는 급소는 옆구리의 가장자리이다. 염증이나 세균성이 아닌 복통에는 이곳을 부드럽게 눌러주면 통증이 쉽게 사라진다. 옆구리 살이 많이 찌신 분이나 변비가 있는 경우에 효과가 크다.

▶그림 ④ : 변을 시원하게 보지 못하는 경우에 좋은 곳이다. 적변이 있거나 저혈압 등 부인과 계열의 병이나 하복부가 당길 경우에 효과를 볼 수 있는 급소이다.

▶**그림** ⑤ : 장의 기능이 떨어져 있다거나 설사와 변비를 교대로 자
주 하는 사람에게 좋다. 또한 부인과 계열의 병을 예방하고 풀어주
며 호르몬 밸런스를 잡아주는 급소이다.

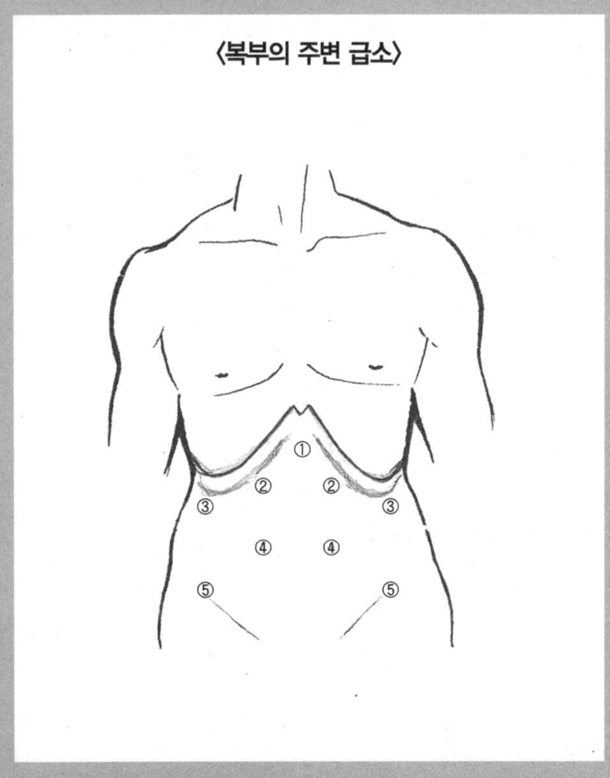

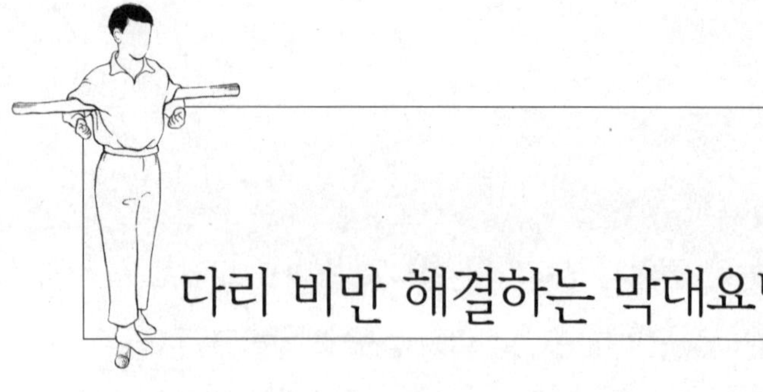

다리 비만 해결하는 막대요법

물은 항상 밑으로만 흐르지만, 인체의 체액이나 물은 근육의 수축과 심장의 펌프 따위와 같은 정밀한 메커니즘에 의해 움직여진다. 엄밀히 말해 심장에서 뿜어져 나온 피는 근육의 수축력에 의해 다시 심장으로 짜 올려진다. 만일 근육이 너무 굳어 있거나 다리를 사용하지 않게 되면 심장의 기능도 떨어지고, 체액의 흐름도 나빠져서 다리가 퉁퉁 부어오를 수가 있다.

이때 여러 가지 방법으로 다리를 주물러 보지만 쉽게 해결되지 않았던 경험이 있을 것이다. 그것은 다리 근육이 손으로 주무르기에는 너무 굵고 단단하기 때문이다. 그러나 막대요법은 그런 고민을 아주 쉽게 해결할 수 있다.

방법은 매우 간단하다. 살을 빼고 싶은 부위에 막대를 대고 있으면 된다.

복부 비만은 엎드려서 아랫배에 대고 있고, 엉덩이는 깔고 누워 있으며, 허벅지는 사이에 끼우고, 종아리는 막대 위에 다리를 걸치고 잠을 자면 된다. 부엌에서 일을 할 때에는 바닥에 막대를 놓고 그 위에 올라서서 일을 하면 된다.

동작 1 : 다리 내측 풀기

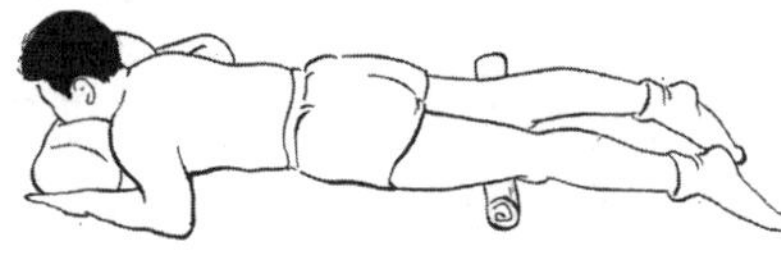

· 임파액이나 혈액이 잘 흘러가지 않는
  사람은 지방이 많아지거나 허벅지가 굵어진다.
· 이런 경우 잠을 잘 때에 허벅지 사이에 야구 방망이나 굵은 막대를 끼우고 누르고
  있으면 좋다.

동작 2 : 허벅지 전면 풀기

· 다리 근육을 많이 쓰거나 혹사한 경우에 허벅지 전면 근육이 많이 뭉치게 된다.
· 막대를 깔고 편안하게 엎드려서 허벅지 아래, 위로 이동을
  시켜가며 누르면 좋다.

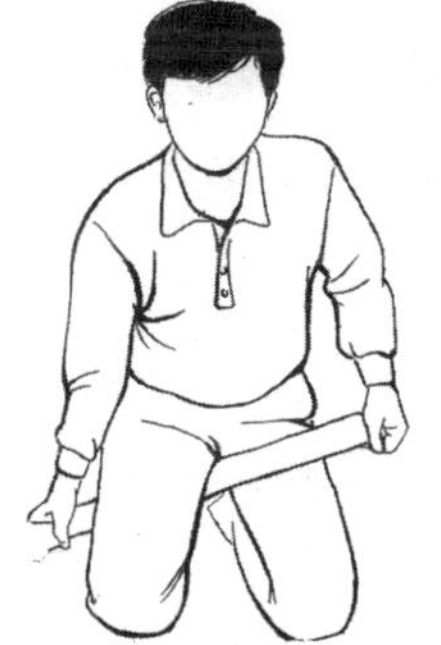

동작 3 : 허벅지 후면 풀기

· 무릎을 꿇고 앉아서 한쪽 다리에 그림과 같이 막대를
  가로로 끼운다.

· 막대 끝을 손으로 잡고 이동시키면서 체중을 이용하여 누른다.

· 허벅지 후면부와 종아리가 많이 뭉쳐 있을 경우에 좋은 방법이다.

동작 4

· 옆으로 누워서 무릎을 나란히 구부린 자세를 취한다.

· 허벅지 바깥쪽과 종아리 바깥이 동시에 닿도록 막대를 깔고 있으면 그 부위의
  지방과 살을 동시에 제거할 수 있다.

동작 5

· 종아리가 굵은 사람은 조직이 돌처럼 단단하다.

· 이렇게 단단한 부위는 막대를 끼우고 꿇어 엎드려 책을 보면서 지내는 것이 좋다.

· 막대를 조금씩 아래로 내려가면서 뒤꿈치 위의 아킬레스건까지 눌러주면 보다
  효과적이다.

동작 6

· 무릎을 꿇고 앉아 막대를 끼우고 상체를 세
  운다.

· 이때 발 뒤꿈치를 세워서 압력을 조절한다.

· 이 방법은 자극을 보다 깊게 줄 수 있다.

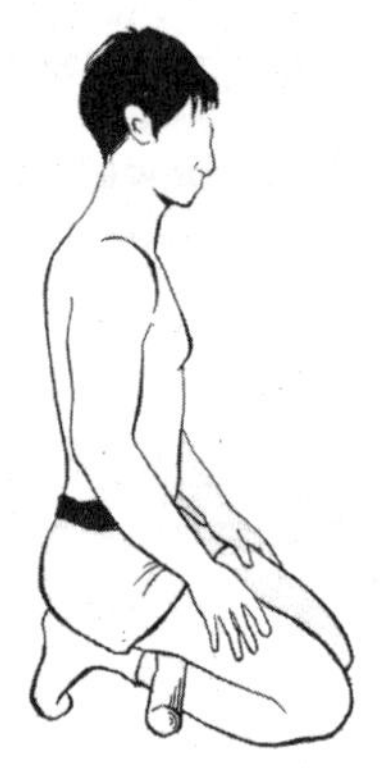

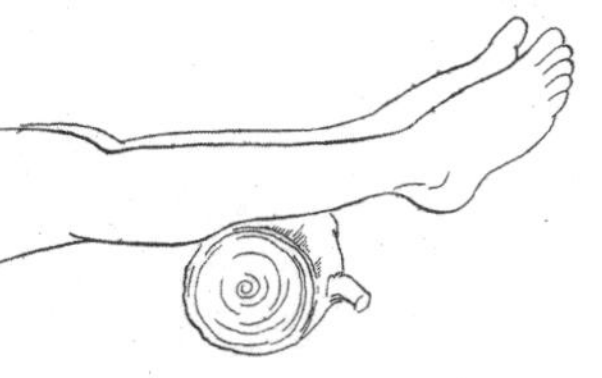

· 종아리가 많이 뭉치거나 자주 붓는 사람은
  잠을 잘 때에 굵은 막대를 두고 그 위에 종
  아리를 걸치고 있는다.

· 이 상태에서 발목을 돌려주거나 움직이면 더욱 잘 풀린다.

· 자극을 강하게 주려면 한쪽 다리를 걸쳐서 무게를 더 주면 된다.

☞이런 운동과 병행하면 좋아요!

▶제자리 뜀뛰기 – 매일 천 번씩 실천한다.

처음 일주일간은 하루에 300회 정도 한다. 평소 운동을 하지 않던 사람이 제자리 뜀뛰기를 하면 처음에는 300번만 해도 뒷 종아리가 당겨서 매우 고생을 한다. 하지만 서서히 날이 갈수록 횟수를 증가시켜 나중에는 천 번 정도 반복한다.

▶막대 휘두르기 – 매일 천 번씩 실천한다.

이 방법은 제자리 뜀뛰기를 검도에 적용시킨 것이다. 검도는 일족일도의 간격에서 몸을 전후좌우로 움직여 공격과 방어를 하며 상대에게 틈이 생기면 그 부분을 재빠르게 뛰어들어가 격자하거나 상대의 격자를 순간적으로 되받는다. 이때 오른발을 앞으로 약간 내밀며 뜀을 뛰거나 밀어 걷기를 하는 데 죽도를 내리치면서 연습을 하면 상체와 복부 비만에 보다 효과적이다.

▶누웠다 앉으면서 허리와 발목 굴신운동 – 매일 천 번씩 실천한다.
누웠다가 몸을 일으켜 앉으면서 양쪽 발과 손을 안으로 말아 넣으면서 손이
발에 가까이 갈수록 더욱 효과적이다. 이 자세는 벌어진 흉곽과 골반을 안으
로 조여주기 때문에 늘어진 살을 없앨 수 있다.

▶누워서 목 뒤에 양손을 깍지 끼기 – 양다리를 동시에 들어서 무릎이
가슴에 닿도록 구부렸다가 다시 내리기를 3분간 반복한다.

이상의 방법을 소개하면 "이렇게 많은 횟수를 언제 다 하냐."고 반문
하시겠지만 효과는 100% 확실하다. 평소 좋아하는 음악이나 텔레비전
을 시청하면서 하는 것을 생활화 하면 결코 어렵지도 힘들지도 않을
것이다.

특히 이들 방법은 다이어트 비용이 전혀 들지 않으며 1년 안에 허리
둘레뿐 아니라 몸 전체적으로 살이 빠지며, 체중 감량은 걱정스러울 정
도이다. 하지만 절대 안심! 이유는 살만 빠지는 것이 아니라 몸이 너무
가뿐해지고 건강해진다는 사실이다.

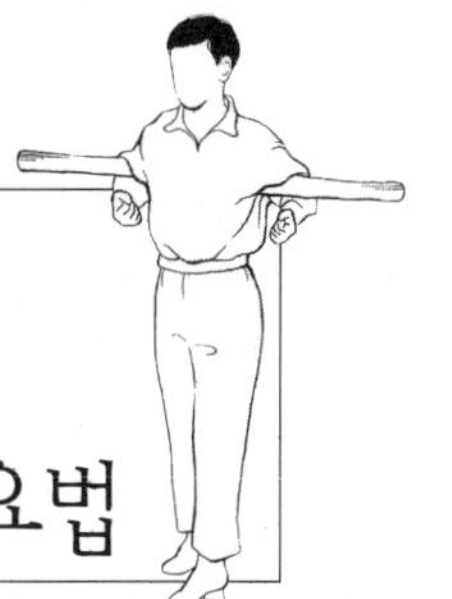

지긋지긋 변비 낫는 막대요법

배변시에 힘이 많이 들고, 통증이 있거나 딱딱하고 적은 양의 변을 본다. 변을 보고 난 뒤에도 변이 남아 있는 느낌이 들거나 하복부가 팽만한 느낌이 들면 몸이 상쾌할 수가 없다.

대변이 오랫동안 배 안에 머물러 있으면 정체된 노폐물에서 발생하는 유독가스에 의해 피부가 거칠어지고 노화를 앞당긴다. 정체된 변비에 의한 유독가스가 혈액을 탁하게 하고 모든 세포와 기관에 나쁜 영향을 주기 때문이다.

그러나 통쾌법과 막대를 이용하여 변비와 숙변 제거의 효과를 본 사람이 많다.

막대를 이용하여 복부를 자극하면 내장 기능이 활성화되어 변비를 간단히 사라지게 할 수 있다.

동작 1

· 굵은 막대를 배 밑에 깔고 엎드려서
좌우로 몸을 반복해서 비틀어 준다.

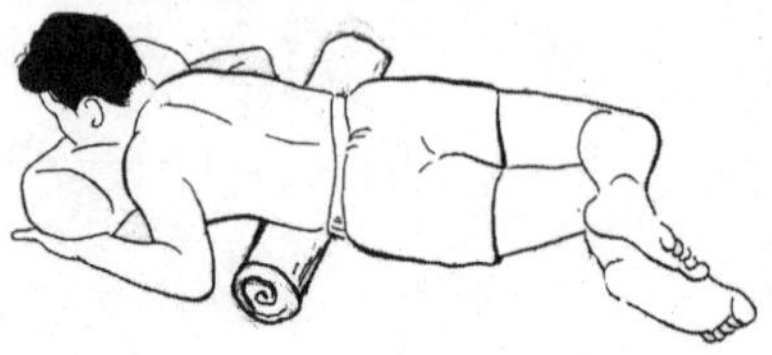

동작 2

· 압박이 강하여 불편한 사람은 가는
막대를 이용한다.

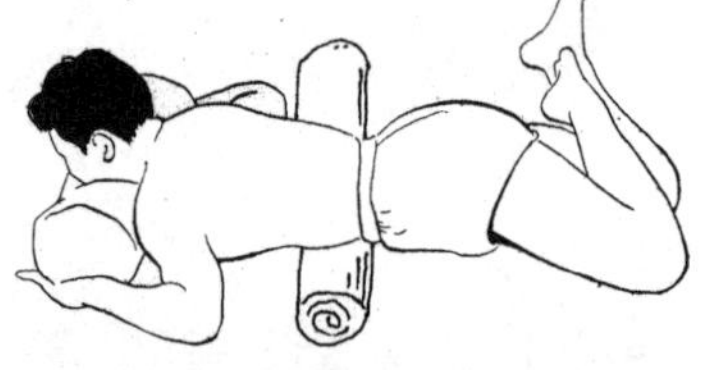

제 6 장

신기한
연필 자극요법

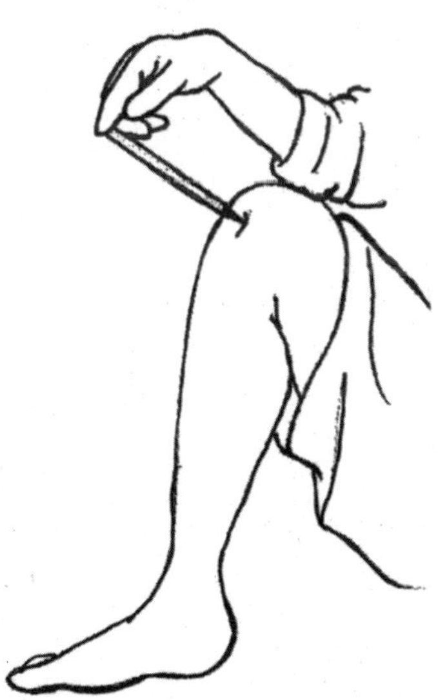

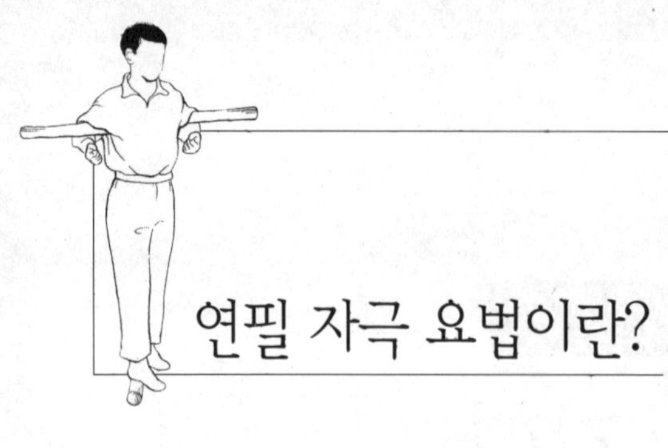

연필 자극 요법이란?

막대가 너무 굵어서 작은 부위에 발생하는 섬세한 고통이나 긴장을 풀어주기에는 역부족이다. 따라서 연필심이나 지우개가 있는 머리 쪽을 이용하여 발가락이나 무릎 사이를 누르면 아주 작은 압력으로 눌러도 효과적으로 자극을 줄 수 있다.

일반적으로 사용하는 연필을 끝이 날카롭지 않도록 둥글고 매끈하게 하여 좋지 않은 부위에 대고 가볍게 누르기만 하여도 아픔이 사라진다. 이것은 침의 원리와 물리치료의 원리를 응용한 가정치료법이다. 이쑤시개를 사용하여도 무방하다.

▶자극 부위

뼈와 뼈 사이의 관절, 통증이 있는 인대, 근육이 붙는 자리 등을 찾아서 가볍게 누르다보면 서서히 자극에 의한 아픔은 사라지고 시원한 쾌

감이 든다. 이렇게 반복해주면 며칠이 지나지 않아서 상태가 매우 좋아
진다.

▶연필 요법의 장점

- 피가 나지 않는다.
- 전혀 비용이 들지 않는다.
- 경혈이나 침놓는 자리를 몰라도 상관이 없다.
- 감염의 위험이 없으므로 소독이나 의료기구가 따로 필요 없다.
- 자기 스스로 해결을 할 수 있다.
- 아프지 않기 때문에 시술의 공포가 없이 편안하게 할 수 있다.

▶자극 요령

지그시 누르고 있으면서 근육이나 관절을 계속적으로 움직여서 자극
을 극대화시킨다.

▶자극 느낌

아프면서 시원하거나 간지러우며 시원한 느낌이 들면 된다. 누르는
부위에 따라 졸리거나 트림이 나거나 시원한 쾌감이 든다. 몸이 편안하
게 가라앉기도 한다.

▶자극 방법

· 맨소래담이나 안티푸라민 등을 약간 바르거나 물을 찍어서 아픈 부위 주변부터 가볍게 시작해서 중심으로 원을 그리며 마사지를 반복한다.

· 그 후에 연필심을 동그랗고 부드럽게 깎아 관절 틈의 패인 부분을 따라 손가락 끝으로 만져서 약간 들어간 부위를 연필을 이용하여 지그시 누른다. 의도적으로 강하게 누르려고 하지 말고 손가락이나 손의 무게만큼만 가볍게 잡더라도 부드럽게 잡아 힘을 뺀 상태로 누른다.

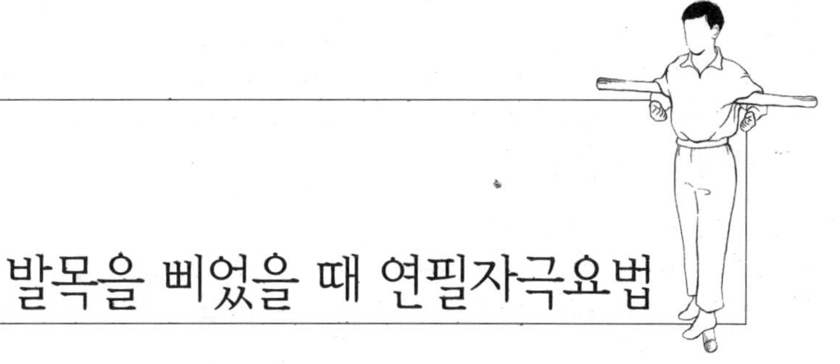

발목을 삐었을 때 연필자극요법

발목을 삐는 순간 발목 관절을 이루는 뼈가 순간적으로 서로 충돌하게 되는데, 이때 연부조직이 손상을 입거나 관절 사이를 연결하는 인대가 손상을 받게 된다.

다친 후 24시간까지는 차가운 얼음찜질을 계속하거나 병원에 가서 적절한 응급조치를 취한다.

발목을 삐면 적어도 일주일 이상은 발목을 함부로 돌리거나 강하게 눌러서는 안 된다. 왜냐하면 다친 조직은 원상태로 회복되는 기간이 최소한 일주일이 걸리기 때문이다. 상태가 진정되고 일주일 정도 지나면 아픈 부위를 가볍게 눌러본다. 눌렀을 때 아프면서 시원한 쾌감이 들 정도의 압력으로 부위를 바꾸어가면서 누른다. 급성기에는 절대로 자극을 주지 않는 것이 안전하다.

· 아픈 부위를 가볍게 눌러서
  통증이 없고 시원한 느낌이
  있을 때까지 계속 실시한다.
· 손가락 끝의 무게만큼 대고
  10초 이상 누르거나 관절을
  부드럽게 움직인다.

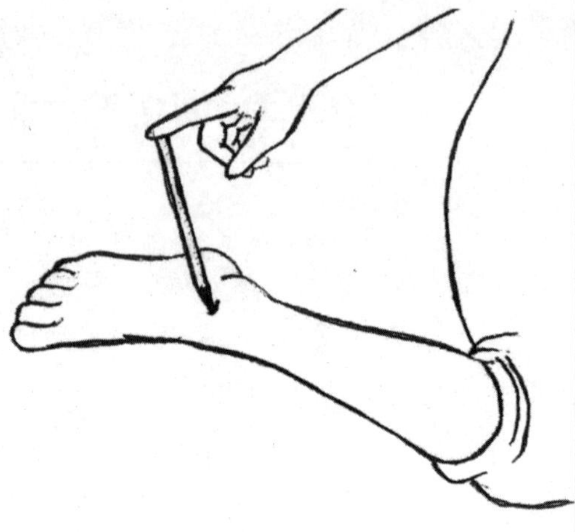

무릎이 아플 때 연필자극요법

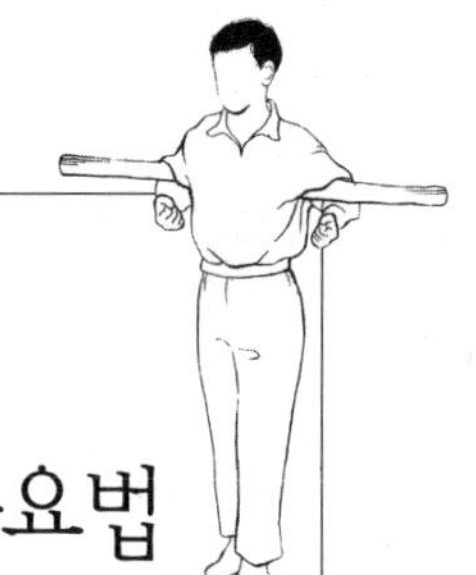

갑자기 등산이나 운동을 무리하게 시작을 하면 약해진 인대와 근육이 힘을 감당하지 못하고 손상을 입을 수 있다. 이런 경우에는 관절 사이나 뼈와 뼈가 서로 연결되어지는 곳, 뼈가 돌출이 되거나 움푹 들어간 부위를 손가락으로 가볍게 눌러서 아픔이 느껴지는 곳을 부드럽게 지그시 누른다. 이때 연필로 누른 상태에서 무릎 관절을 약간씩 움직여주면 더욱 깊숙하게 자극이 들어가서 시원해진다.

관절이 약하거나 아픈 사람은 무릎 뒤 움푹 들어간 오금을 자주 주물러 주거나 슬개골을 아래위로 미끄러지는 느낌으로 눌러주면 회복이 매우 빠르다.

- 뼈와 뼈 사이 움푹 들어간 곳을 가볍게 눌러 준다.
- 누른 상태에서 관절을 약간씩 움직여주면 시원해진다.
- 연필이 없으면 자신의 손톱을 이용해서 슬개골을 잡고 힘줄을 누른 상태에서 굴신운동을 한다.

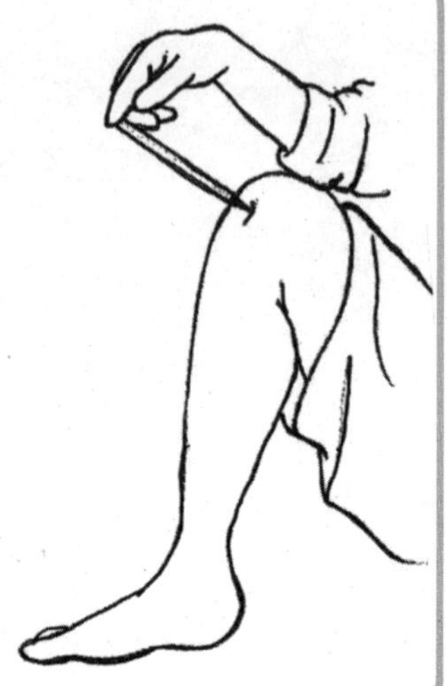

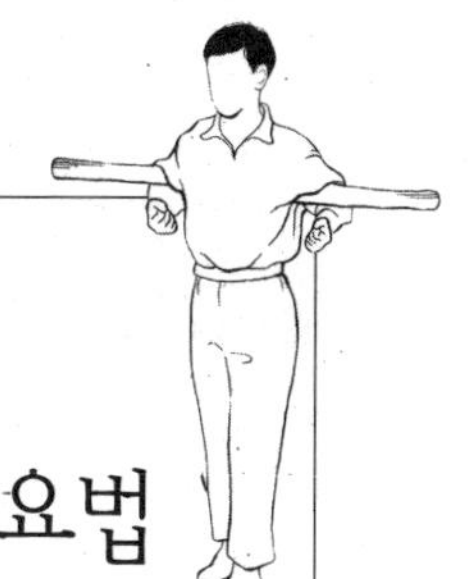

발톱 무좀일 때 연필자극요법

발톱이 나오는 밑뿌리 쪽을 눌러보면 정상인에 비하여 매우 아픈데, 이곳을 틈이 나는 대로 자극을 하여 순환을 증진시키면 좋다. 잠을 자기 전에 숯가루를 성냥 알맹이 정도 크기로 물에 개어 발톱 속에 끼어 넣고(화장품 영양크림처럼 약간 쫀득하게 해서) 랩으로 감싸서 잠을 잔다. 이렇게 일주일을 하면 발톱의 무좀균이 사라져서 두꺼운 발톱이 정상으로 돌아온다.

발톱 밑뿌리 쪽에 연필심을 대고 누르는 이유는 발톱으로 가는 혈액순환을 촉진시키기 위해서이다. 발톱 뿌리뿐만이 아니라 발가락과 발가락 사이의 깊숙한 틈을 누르면 더욱 효과적이다.

·가볍게 누른 상태에서 발가락 굴신 운동을 시켜주면 더 빨리 풀리는 느낌이 들 것
이다.

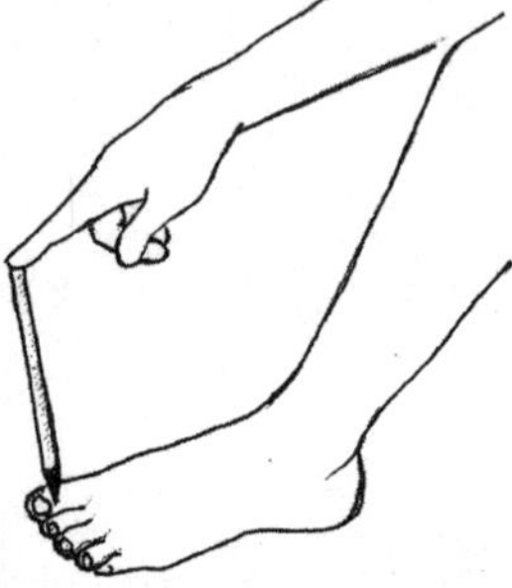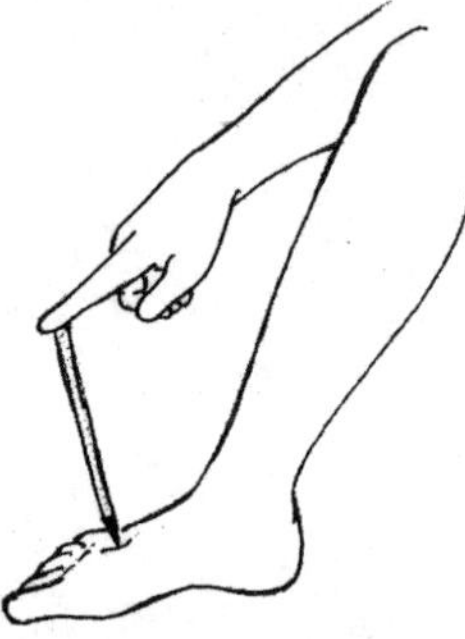

제 7 장

하루 10분 막대요법의 '힘'

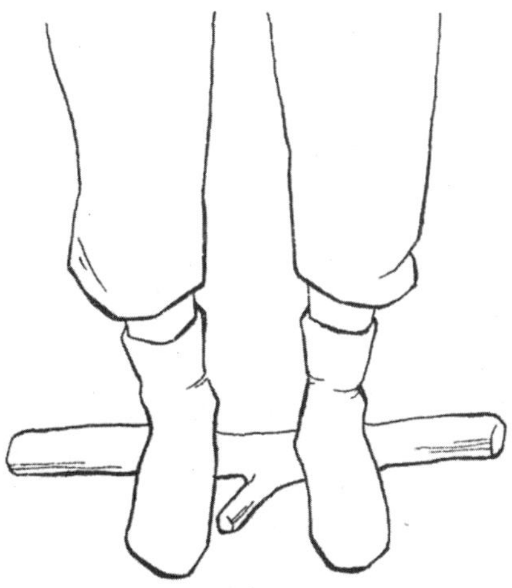

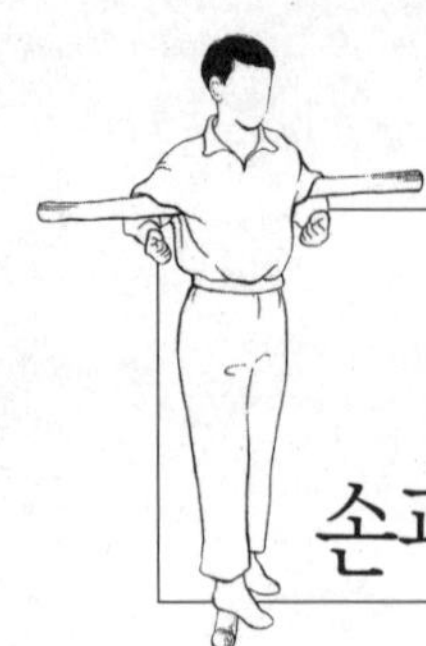

손과 팔이 건강해지는 막대요법

손은 뇌의 명령에 따라 창조물을 만들어내는 '마법의 손'이다. 따라서 손이 부지런한 자는 축복을 받는다. 손에 '님'자를 붙이면 손님이 된다.

손님이란 손을 높여 부르는 말이니, 손을 잘 대접(?)하면 만사가 순조롭다고 한다. 예로부터 손님맞이를 잘 하는 우리 민족은 '손'에 대한 무의식적인 친밀 공감대가 형성되어 있었다. 손으로 만드는 기술은 세계기능올림픽에서도 그 진가를 잘 드러내고 있음이 이를 잘 증명해 주고 있다.

손가락의 안쪽과 손바닥에는 촉각을 느끼는 '마이너스 소체'가 풍부하기 때문에 손은 신체 어느 부위보다도 민감하다. 그래서 사랑하는 연인들은 손을 서로 마주 잡음으로써 느낌을 공유하거나 전달을 하는 것이다.

만일 당신이 누군가에게 손을 만지기를 허락했다면 당신 마음의 대부분을 주었다고 해도 과언이 아닐 것이다.

따라서 이러한 손이 우리의 건강과 직결되어 있다는 말은 전혀 근거 없는 것이 아니다.

어린 시절에 할머니가 "할머니 손은 약손, 네 배는 똥배"라며 손바닥으로 배를 쓰다듬으면 감쪽같이 나았던 기억이 있을 것이다. 이것은 세 가지 원인으로 해석할 수 있다.

▶하나는 손바닥과 장은 서로 밀접한 관련이 있다.

-손을 많이 쓰는 사람은 결코 소화장애를 일으키지 않는다. 세간에 유행하는 수지침에서도 손바닥을 자주 자극하면 속이 편해진다고 한다. 도끼나 삽자루를 잡고 일을 하는 도중에도 손바닥이 계속 자극을 받게 되니 소화기능은 물론 수지침 효과까지 덤으로 얻는다.

죽도나 목검을 잡고 하는 검도 역시 저절로 손바닥을 자극하기 때문에 소화 불량이란 것은 없다. 또한 '호랑이 걸음법'이라고 하여 네 발로 기어서 다니면 사람에게 생기는 각종 질병이 예방된다고 하는데, 이 역시 손바닥을 크게 자극시키기 때문이 아니겠는가.

▶둘째는 손에서 나오는 할머니의 기운이 영향을 미치는 것이다.

-예수와 같은 분은 손바닥만 갖다 대면 무엇이든지 나았다고 한다. 사랑하는 마음이 손바닥을 통해 상대방에게 전해지면 생명의 신비가

기적을 낳는 것이다. 물론 할머니의 기력은 크지 않지만, 손자를 사랑하는 마음이 기氣로 변해 치료 효과를 보는 것이다.

▶셋째는 따뜻해진 손바닥으로 자꾸 문지르면 피가 잘 돌고 내장도 풀려서 서서히 아픔이 사라지는 경우이다.

　-이것이 바로 요즈음 병원 물리치료실에서 사용하는 열치료이자 마사지 운동치료인 것이다.

　따라서 소화기능을 증진시키려면 손바닥을 자주 자극하면 좋다. 한의학적으로 손바닥 가운데에는 피로를 잡는다는 노궁혈勞宮穴이 있는데, 항상 손바닥을 자주 비벼 주거나 적극적으로 박수를 치면 바로 노궁혈이 자극을 받아서 피로도 사라지고 소화도 잘 되는 것이다.

　현대인들의 위장장애는 사실 손바닥을 자극하지 않는 데에 그 원인이 있다고 해도 과언이 아니다. 자극을 해도 화끈하고 땀이 약간은 날 정도로 해야 효과를 본다. 사무실에 앉아서 컴퓨터를 친다면서 손가락만 쓰고 손바닥 전체를 힘 있게 쓰지 않으면 소용이 없다.

　검도나 야구 등 막대를 들고 힘차게 휘두르게 되면 자연스럽게 손바닥을 자극하여 소화가 잘 된다.

　나무꾼이 도끼를 들고 나무를 자꾸 내려치다보면 소화불량은커녕 항상 배가 고프다. 이들에게 소화불량이란 말은 먼 외계인의 일처럼 들릴 것이다. 도끼나 삽을 들 수 없다면 도구를 잡고 하는 운동, 즉 검도나,

테니스, 배드민턴, 철봉, 곤봉 등의 운동을 권하고 싶다.

검도나 테니스, 골프 등 막대를 잡고 하는 운동을 자주 하면 손바닥 전체를 자극하기 때문에 소화기 기능 증진에 매우 도움이 된다.

필자는 저녁 식사를 배불리 먹고 난 다음에 소화가 잘 되지 않으면 죽도를 들고 밖으로 나가서 1시간 정도 검도 연습을 한다. 이렇게 휘두르고 나면 감쪽같이 체기가 사라지고 기분이 좋아진다. 특히 소화가 잘 되지 않는 사람은 상대방이 손바닥을 자주 밟아주면 트림이 나면서 즉시 좋아지는 것을 느낄 것이다.

나무 막대를 사용할 경우에는 가지를 3~5cm 정도 남겨서 잘라 그 돌출부를 이용해서 손바닥을 누르면 된다.

☞따라해보세요!

동작 1

· 손바닥이 차가운 사람들은 일반적으로 위장 기능이 떨어져 있다.

· 손바닥 가운데 움푹 들어간 노궁혈을 지속적으로 누르거나 엄지쪽의 살이 두툼하게 부풀어오른 모지구근 주변을 자극해주면 좋은 효과가 있다.

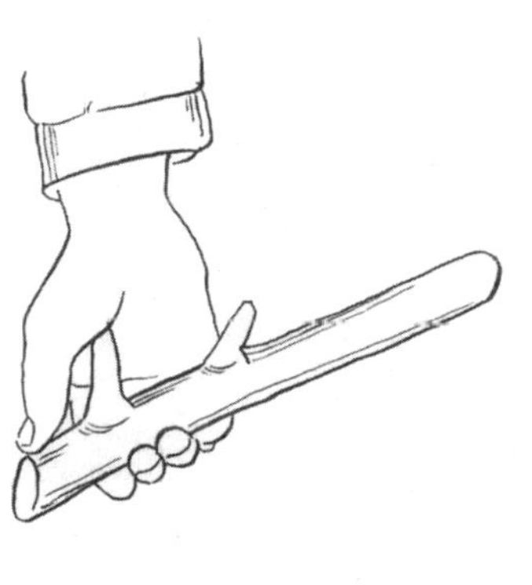

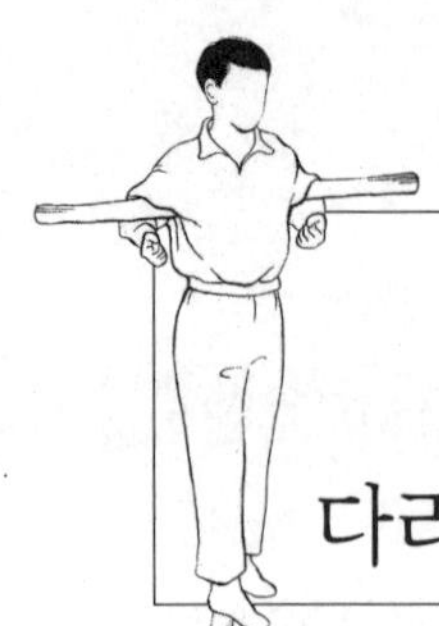

다리를 풀어주는 막대요법

다리는 제 2의 심장이라고 한다. 엄밀히 말해 종아리 근육의 수축력에 의해 피가 다시 심장으로 짜올려진다고나 할까.

물은 항상 밑으로만 흐르지만, 인체의 체액이나 혈액은 근육의 수축과 심장의 펌프작용 따위와 같은 정밀한 메커니즘에 의해 움직여진다.

물은 낮은 곳으로 흐른다. 이것은 자연의 원리이다. 인체에 있는 체액 역시 물이다.

따라서 오래 서있는 사람의 체액은 당연히 아래로 몰리고, 다리는 부어오른다. 만약 우리가 손을 아래로 떨어뜨려서 흔들게 되면 곧 부풀어올라 주머니와 같이 커질 것이다.

그러나 실제로 그런 일은 일어나지 않는다. 그 이유는 인체에 있어서 물의 흐름은 항상 일정한 방향으로만 흐르게 되어 있기 때문이다. 즉, 압력 차에 의해서 압이 낮은 쪽으로 흐르는 것이다. 심장과 근육의 수

축으로 인해 압력이 발생하는 것이다.

그러나 너무 장시간 서있거나 다리를 사용하게 되면 근육이 뭉쳐지고 그 속에 있는 혈관이 눌려 체액의 흐름이 정체되면 다리가 심하게 부어오르거나 아플 수 있다. 이때 여러 가지 방법으로 다리를 주물러 보지만 쉽게 해결되지 않았던 경험이 있을 것이다.

그것은 다리 근육이 손으로 주무르기에는 너무 굵고 단단하기 때문이다. 막대요법은 그런 고민을 아주 쉽게 해결할 수 있다.

동작 1 다리 내측 풀기

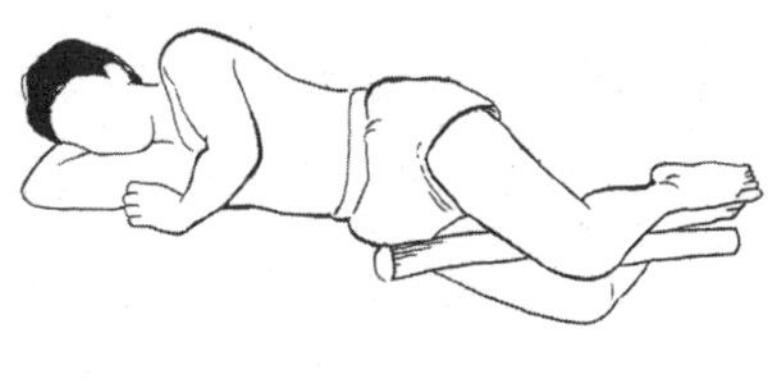

· 임파액이나 혈액이 잘 흘러가지 않는
  사람은 지방이 많아지거나 허벅지가
  굵어진다.

· 이런 경우 잠을 잘 때에 허벅지 사이에 야구 방망이나 굵은 막대를 끼우고 누르고
  있으면 좋다.

동작 2 허벅지 전면 풀기

· 다리 근육을 많이 쓰거나 혹사한 경우에 허벅지 전면 근육이 많이 뭉치게 된다.

· 막대를 깔고 편안하게 엎드려서 허벅지 아래, 위로 이동을 시켜가며 누르면 좋
  다.

· 옆으로 누운 자세에서 막대를 제일 밑바닥에 위치시키고 대퇴부와 하퇴부를 하체의 무게로 지그시 눌러준다.

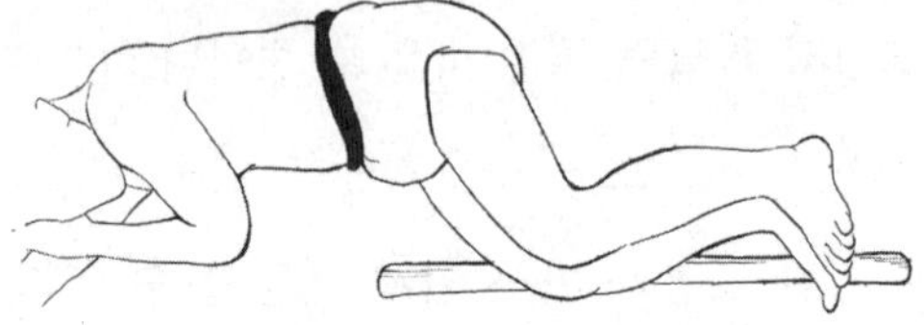

· 종아리가 많이 뭉치거나 자주 붓는 사람은 잠을 잘 때에 굵은 막대를 두고 그 위에 종아리를 걸치고 있는다.

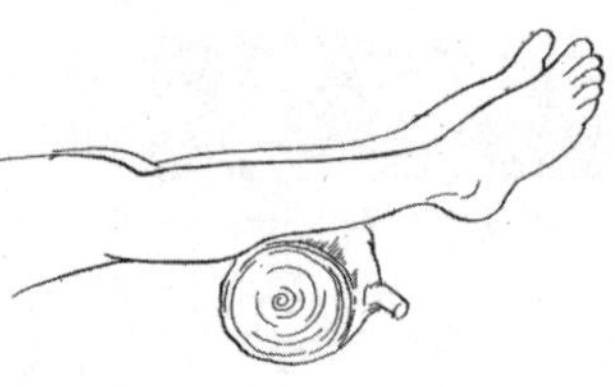

· 이 상태에서 발목을 돌려주거나 움직이면 더욱 잘 풀린다.

· 자극을 강하게 주려면 한쪽 다리를 걸쳐서 무게를 더 주면 된다.

· 왼쪽 하퇴부 종아리와 오른쪽 엄지발가락을 긴 막대로 가로질러 눌러주면 눈의 피로와 시력증진, 발등의 긴장을 해소하는 효과가 있다.

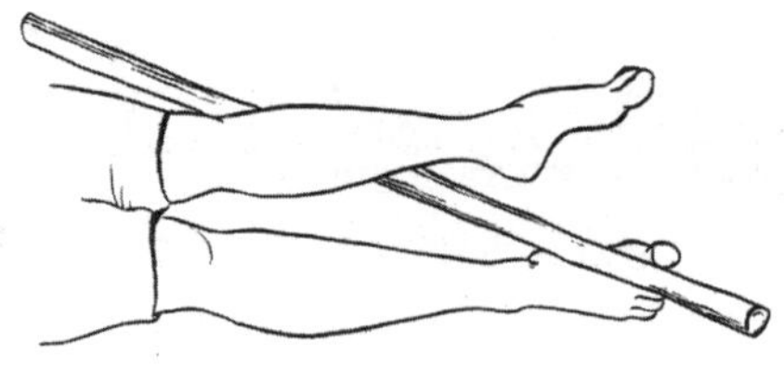

동작 6

· 다리 바깥쪽에 긴 막대를 깔고 발바닥 내측과 엄지발가락 사이에 걸쳐 자극을
주면 눈과 엄지발가락의 피로 해소에 좋다.

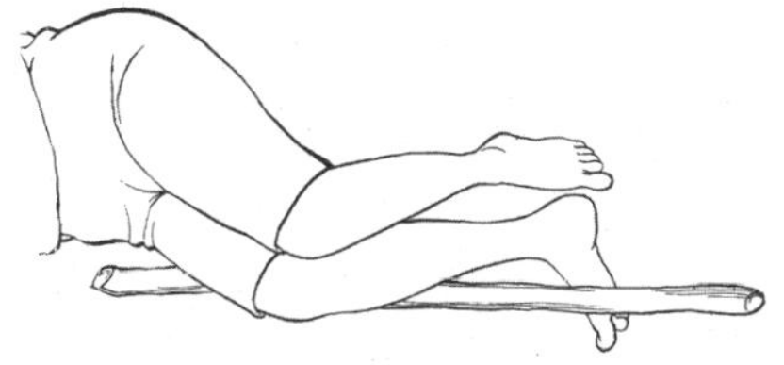

동작 7

· 체중을 이용하여 짧은 막대로 종아리 안쪽을
따라 눌러준다.

· 누른 상태에서 발목을 움직여주면 자극이 깊어
진다.

· 뼈와 근육 사이의 경계 부위를 자극하면 신장,
생식기능이 강화되며, 여분의 지방을 확실하게
제거할 수 있다.

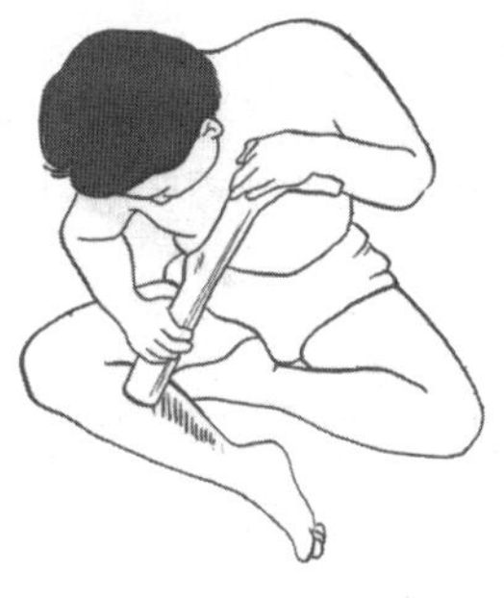

동작 8

· 막대 끝을 약간 둥글게 깎아서 체중을 이용하여
발과 다리를 꾹꾹 누르면서 자극을 주면 수족냉
증이나 성력을 크게 개선할 수 있다.

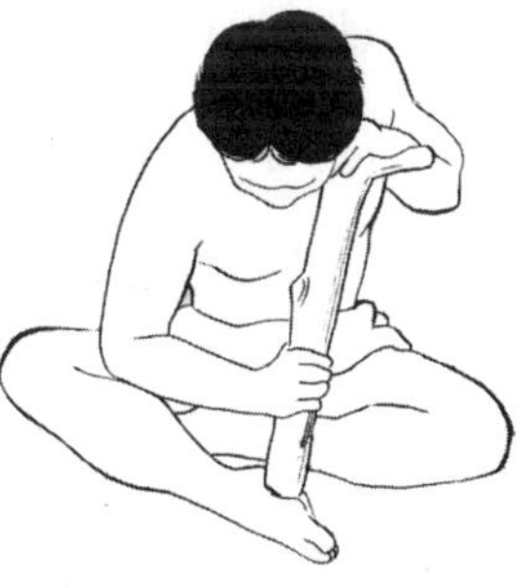

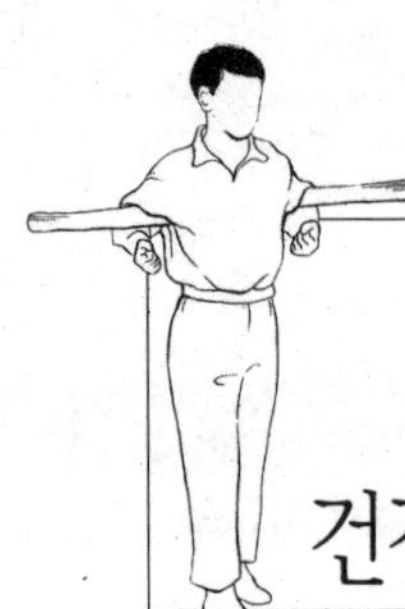

건강한 발 만드는 막대요법

만족^{滿足}, 부족^{不足}, 자족^{自足}, 충족^{充足}, 흡족^{洽足} 등을 말할 때에 공통으로 붙는 글자가 있다. 바로 발 족^足이다. 발이란 부위가 인간의 길흉화복에 그만큼 중요하다는 뜻이다. 족상학^{足相學}으로 발에 광택이 나고 견실해 보이면 만사가 순조롭게 진행되고 있다고 한다.

발은 26개의 뼈와 40여 가지의 작은 근육들이 모여서 체중을 받치고 균형을 잡아준다. 대략 10km를 걸으면 약 1만 보가 되는데, 이때 발이 느끼는 부담은 160톤을 드는 것과 같다. 평소에 운동을 규칙적으로 하지 않거나 제대로 관리를 해주지 않은 사람이 갑자기 운동을 하게 되면 발바닥 근육을 덮고 있는 근막 주위에 염증이나 미세한 열상^{裂傷}이 생기기 쉽다. 말하자면 발은 인체의 가장 낮은 곳에서 가장 많은 부담을 겪고 있는 부위이다. 예수가 제자들에게 머리가 아니라 발을 씻기는 의식을 한 것을 보라. 가장 낮은 자를 귀히 대하는 것이 곧 가장 높은 자를 귀히 대하는 것이다.

발은 우리말로 '밝'이라고 하였다. 발이란 곧 인체의 밝음이요, 희망이었다. 그래서 발을 다치거나 부러지면 희망이 없어지는 것이다.

아리랑 노래에는 "나를 버리고 가시는 님은 십리도 못 가서 발병이 난다"고 했다. 발이 고장나면 더 이상 무슨 큰 기쁨이 있겠는가. 움직이는 동물은 무릇 발이 그 생명 유지의 첫째 조건이다.

내 근본根本, 우리 것을 버리고 가면 발(밝음, 희망)에 병이 생긴다고 하였으니 우리 민족은 남의 것만 무작정 좋다고 따라가면 혼이 나게 된다는 예언이다.

발이 차가운 사람은 장이 약하다. 발을 차게 하면 장 기능도 떨어진다. 발이 차가운 여성은 생식기능도 떨어지고 변비에 잘 걸린다. 그러나 발을 항상 따뜻하게 유지하면 증상은 즉시 좋아진다.

어디에 가다가 발을 삐거나 접질리면 그것이 단순히 발을 헛디뎌서 그렇다고 생각해서는 안 된다. 내가 가야 할 곳이 아닌 자리에는 가지 말라는 경고가 포함되어 있다는 것도 알아야 한다. 이미 저 세상에 가 있는 조상으로서는 사랑하는 자손들이 위험한 곳에 가는 것을 직접 환생하여 제지를 시킬 방도가 없다. 따라서 발목을 삐게 해서라도 경고를 주는 것이다. 믿거나 말거나 이 세상에는 초자연적인 현상도 있고 도를 닦는 세계에서는 이런 일도 왕왕 경험을 할 수 있다.

온몸을 지고 가는 발을 편하게 하면 온몸이 편해진다. 그러나 발의 껍데기, 즉 피부만 주물러서는 효과가 떨어진다. 발을 이루는 뼈와 관절과 이를 연결하는 힘줄까지 풀어주어야 한다. 그리고 남이 주무르는 것보다는 내가 풀어주는 것이 백 배 효과적이다.

발을 자극하면 성력이 높아진다!

M씨 (57세, B그룹 사장)는 대학생 때 술을 마시고 열차에서 떨어져 면상을 크게 다쳐서 한쪽 눈과 코와 입이 다 찌그러지고 얽힌 모습이다. ROTC로 전방에서 소대장으로 근무할 당시에는 유행성 출혈열로 보름간 물 한 방울 못 마시고 피를 갈아가며 기적적으로 살아난 적도 있었다.

그는 자신의 찌그러진 흉한 모습을 가만히 거울에 비춰보고 있노라면 사랑하는 예쁜 아내와 귀여운 자녀 셋, 큰 기업체 사장으로 성공가도를 달리게 해준 과거와 현재가 주마등처럼 스쳐지나가면서 눈물이 주르륵 흘러내린다고 한다. 그리고 이젠 어떠한 역경 속에서도 어려움을 이겨낼 수 있다고 자신한다.

그런데 문제는 이 분의 경우 지나치게 바쁜 업무관계로 녹초가 되어 한 달에 한 번도 부부관계를 갖지 못한다는 것이었다.

그러던 분이 발바닥을 굵은 막대로 누르거나 발로 밟고 자극을 30분 정도 주게 되면 그날은 신기하게도 젊음을 되찾는다고 했다.

우리의 발가락 끝에는 경락(에너지의 통로)의 시발점과 경혈經穴이 있다. 특히 엄지발가락에는 간장肝臟과 깊은 관계에 있는 간경이란 경락의 시발점이 있다.

간장은 근육이나 힘줄과 깊은 관계가 있으므로 발끝을 세워 걸으면 엄지발가락에 무게가 실려 하반신의 쇠퇴하기 쉬운 다리 안쪽의 허벅지가 단련되며, 등과 허리를 펴고 걸으면 자연스럽게 정력이 높아진다.

일본 씨름인 스모 선수들의 준비동작이 발뒤꿈치를 들고 오로지 발가락 끝으로만 쭈그려 앉아 힘을 모으는 자세를 취한다. 이렇게 발가락 끝을 자주 자극하게 되면 자율신경의 기능이 향상되게 되어있다.

또한 장수하는 노인네들의 대부분은 이렇게 수시로 손가락이나 발가락 끝을 까닥거리면서 자율신경을 도와 건강을 유지하고 있다.

이렇듯이 건강은 멀리서 해결하는 것이 아니라 내 몸 가까이에서 사실은 해결을 다할 수 있다.

또한 백화점 종사원이나 학교 선생님 등 오래 서 있어야 하는 직업에 종사하는 사람들은 발을 제대로 관리해 주어야 한다. 지나치게 혹사를 하여도 발에 무리가 오지만, 너무 걷지 않아도 문제가 생기기 쉽다. 이런 분은 잠을 잘 때에 종아리 밑에 막대를 깔고 있으면 피로가 감쪽같이 좋아진다.

종합병원 중환자실에 입원한 환자분들은 24시간을 누워서 지낸다. 그들은 모두 변비 혹은 사지 관절이 굳고 근육 경화로 이중고통을 당하고 있다. 그 이유는 발바닥을 지면에 붙이고 움직여 주는 기립보행을 하지 않기 때문이다. 발바닥을 자극하고 발과 다리를 움직여야 건강해진다.

TV를 시청하거나 책을 읽으면서 막대요법을 해보라. 자기 체중을 이용하여 지긋하게, 발끝에서부터 차근차근 막대를 밟아주면 된다. 떼는 속도를 빨리 하지 말고 지속압을 충분히(10초 이상)주면 더욱 좋다.

발이 편하면 만사가 편하다

매끈매끈하게 광택이 흐르는 발바닥은 혈액순환이 말초 끝까지 막힘이 없이 자연적으로 잘 돌아가고 있다는 증거이며, 자율신경도 내장과 각 기관에 부담을 주지 않으며 원활하게 기능을 다하고 있다는 증거이다.

이것은 발을 깨끗하게 씻어서 상태가 좋아지는 것이 아니다. 건강한 생활과 리듬 있는 활력에 의해 발바닥이 깨끗해져야 하는 것이다.

그런 반면 몸의 기능이 떨어진 사람, 예를 들면 척추관 협착증으로 하지마비가 온 경우, 혹은 순환장애로 전신이 쇠약한 경우 발바닥이 얼음장처럼 차갑다.

이럴 경우 발로 발바닥을 밟아주면 혈액순환이 잘 된다. 발로 발바닥을 누르면 그 차가운 정도가 발을 타고 올라오는데 마치 얼음 위를 맨발로 올라선 느낌이 들 정도이다.

이렇게 발이 차가운 사람도 양말은 또 쉽게 벗고 맨발로 지내는 경우가 많다. 발을 차갑게 하면 얼마나 위험한지 모르고 하는 사람들이다.

발이 차가운 사람을 성격적으로 분석해보니 필요 이상으로 주위 사람들의 눈에 신경을 쓰거나, 남들의 눈에 자신이 어떻게 비칠까 끊임없이 신경을 쓴다. 따라서 언제나 안달복달하거나 사소한 일에 걱정하거나 하여 침착하지 못하다.

발이 차가우면 피가 머리위쪽으로 모두 옮겨가 버리기 때문에 감정이 격렬하여 화가 나기 시작하면 끝이 없으며, 모든 것을 털어놓을 때까지 안절부절하게 된다.

발이 차고 머리 쪽으로 피가 갑자기 오르면 뇌일혈로 급사하거나 반신불수가 되는 등 최악의 상태가 될 수 있으므로 자주 발을 따뜻하게 만들어 주어야 한다.

발이 차갑다는 것은 인생의 운도 차가운 '겨울' 상태라고 보아야 한다. 사람이 죽을 때에도 사지 끝쪽부터 차가워진다. 일단 손발이 차가우면 경각심을 갖고 발이 따뜻해지도록 노력하여 예방해야 한다.

발바닥 사이의 무좀이나 상처가 있는 사람은 노이로제나 이비인후 계통의 질환에 걸릴 가능성이 있다. 정신적인 성숙도와 자립심을 키워야 한다. 순환이 잘 되도록 발가락과 발 주위를 막대나 연필을 이용해서 잠들기 전에 눌러주면 좋아진다.

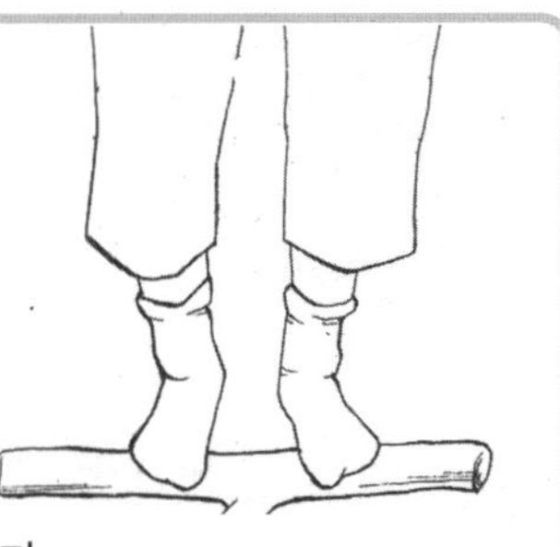

· 막대를 바닥에 두고 올라서서 가로, 세로로 자극을 줄 수도 있고, 나무 젓가락을
이용해서 올라서서 있어도 좋다.

· 그림과 같이 체중을 발 뒤꿈치에 싣고 발끝으로 서서히 자극을 높여주면 스트레스
해소와 함께 목 주위의 근육 긴장과 피로회복에 좋다는 것을 느낄 수 있을 것이다.

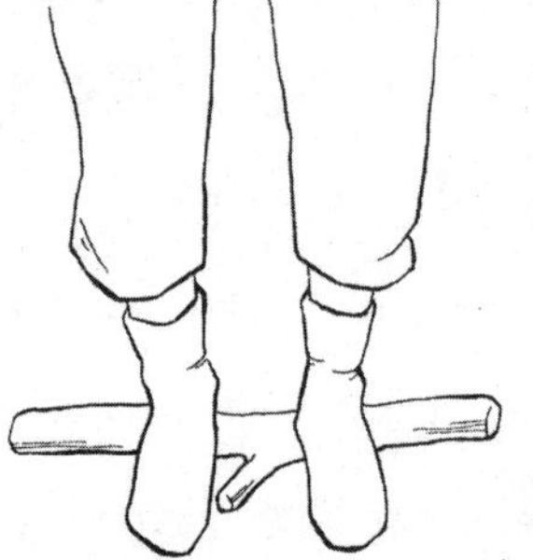

동작 2

· 발 뒤꿈치를 중심으로 밟아주면 호르몬 증가와
생식기능 회복에 효과적이다.

· 흙이 닿지 않는 발바닥 움푹 들어간 곳을 자극하면
변통과 변비에 뛰어난 효과를 볼 수 있다.

벽을 이용해서 근육 피로 푸는 막대요법

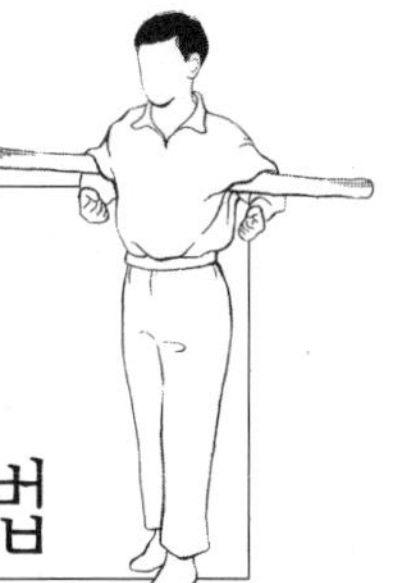

아프리카 들소들은 몸이 가렵거나 근육이 뭉칠 때에는 말뚝이나 나무, 언덕, 바위 등 단단하고 돌출된 부분을 이용해 몸을 문질러서 문제를 해결한다. 태극권에도 갖가지 용맹한 동물들의 흉내를 내면서 수련을 하는 건강무예도 있다. 이처럼 만물의 영장인 사람도 동물들에게 많은 것을 배울 수 있다.

우리 속담에는 "소도 비빌 언덕이 있어야 비빈다"는 말이 있다. 맨숭한 바닥이나 부드러운 모래 언덕에서는 비빌 수도 없다. 뭔가 단단하고 모가 나거나 돌출이 된 부분에 비벼야 제대로 시원한 맛을 느낄 수 있을 것이다. 그런 면에서 벽의 모서리는 멋진 물리치료 기구가 될 수 있다.

단단한 것과 단단한 것이 부딪치고 비벼지면 그 사이에 있는 조직들은 전부 부숴진다. 절구와 절구 공이가 쇠로 만들어진 단단한 물체이기 때문에 그 사이에 들어가 있는 콩이 가루가 되는 것이다.

사람들은 지나치게 오래 긴장하면 근육이 단단하게 뭉쳐진다. 하지만 아무리 근육이 단단하게 뭉쳐져도 뼈처럼 단단하게 굳지는 않는다.

벽의 모서리는 대단히 날카롭고 강하다. 사람의 뼈도 단단하기는 마찬가지이다. 단단하고 모가 난 모서리에 뼈를 대고 몸을 돌리면 그 사이에 있는 근육은 제 아무리 강하게 뭉쳐져 있어도 풀리고 만다.

그러나 한꺼번에 완전히 다 풀려고 너무 강한 자극을 주어서는 안 된다. 벽 모서리만 보면 조금씩, 자주 습관을 들이다 보면 근육통 따위로 고생하는 불행은 결코 없을 것이다.

여하튼 아픈 곳을 대고 있는 상태에서 몸이나 팔을 밀고 돌리면서 비벼주면 근육이 풀리고 혈액순환도 잘 되어서 얼마 지나지 않아 아픔이 감쪽같이 사라진다.

☞벽 모서리 이용법

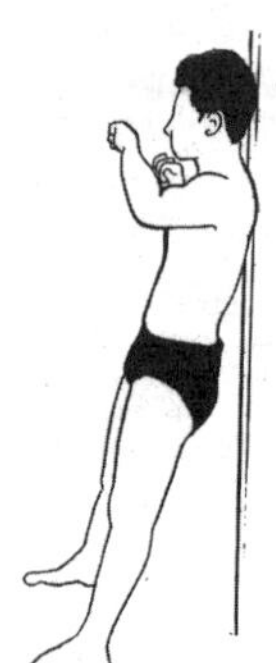

▶어깨가 아플 때

아픈 부위를 벽 모서리에 대고 있는 상태에서 팔을 둥글게 돌려준다. 발이 벽에서 멀어질수록 압은 더 강해진다.

▶등줄기가 뻐근할 때

아픈 부위를 모서리에 대고 좌우로 등을 비벼준다. 굵고 단단한 척추 기립근이 따그닥 거리면서 시원하게 풀어진다.

▶옆구리가 뻐근할 때

몸을 약간씩 틀면서 옆구리를 눌러준다.
몸과 발의 방향과 각도에 따라 강약을 조
절한다.

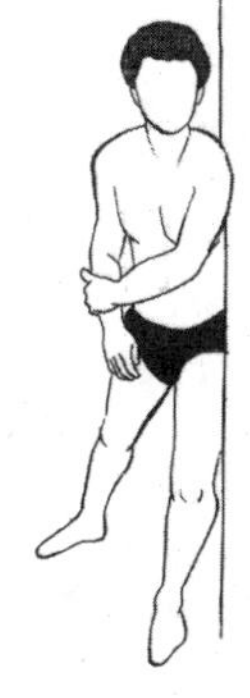

▶삼각근이 아플 때

아픈 부위를 모서리에 대고 지그시 있으면 시원해진다.

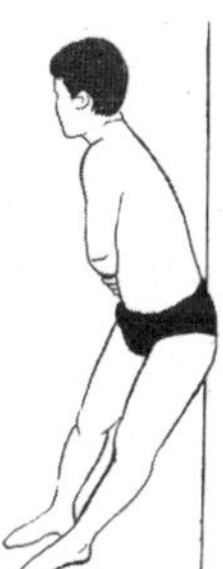

▶엉치 주위가 아플 때

아프거나 근육이 뭉친 곳을 찾아가며 서서
히 압력을 가해준다. 이때 미끄러지지 않도
록 주의한다.

▶막대를 이용하여 요추 바로 옆 근육 풀기

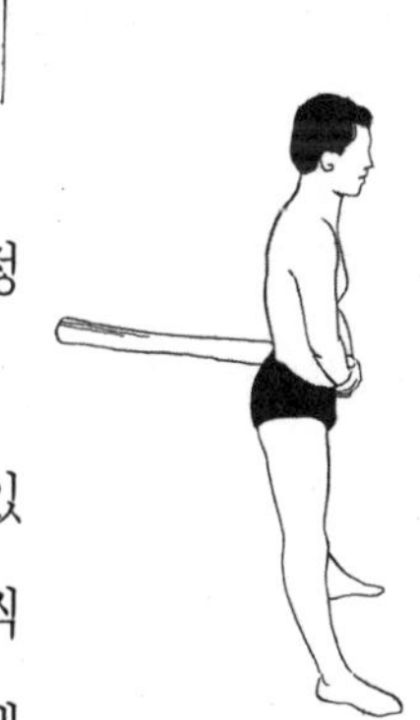

막대를 향해 등을 지그시 밀고 있으면 아픈 곳과 정
상인 곳의 느낌이 서로 다르다.
처음에는 가볍게 시원한 느낌이 들 정도로 누르고 있
다가 차츰차츰 자극이 부족하다 느껴질 때에 조금씩
압박을 세게 준다. 자기 스스로 압을 조절하기 때문에

의외로 안전하며 요통이 빠르게 풀어진다.

▶막대를 이용한 고관절 근육 풀기

발을 모아 벽으로부터 멀리 떨어져서 막대를 한 손으로 잡고 지그시 누른다.

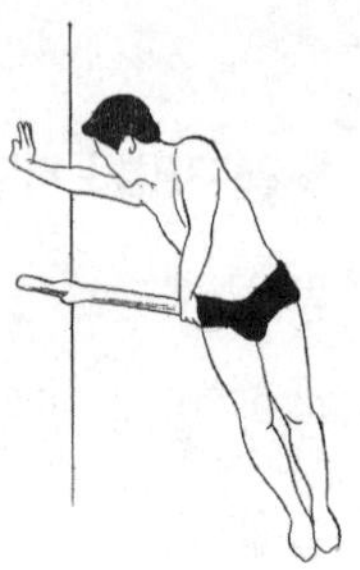

▶복직근 풀기 ①

열중 쉬어 자세에서 상체를 앞으로 하며, 막대기를 수평으로 하여 복부를 누른다. 이 동작을 할 때는 복식호흡을 수련할 수도 있다.

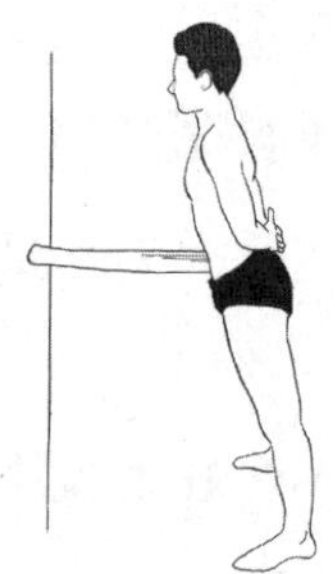

▶복직근 풀기 ②

손을 위로 위치하며 왼발을 들어올린 자세로 복부에 막대를 대고 중심을 잡는다. 다리를 들어올리기가 불안한 사람은 뒤꿈치를 들고 두 발로 실시한다.

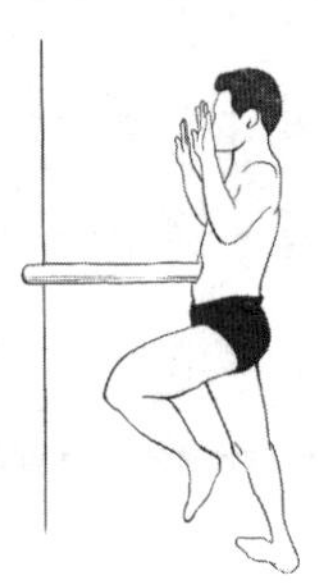

▶복직극 풀기 ③

막대 하단부를 손으로 잡고 엎드린 자세로 복부에 압력을 가한다.

이때 다리는 넓게 벌려서 넘어지지 않도록 주의한다. 초심자는 주의 요망.

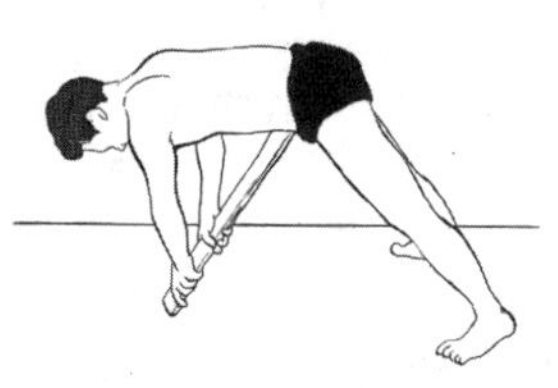

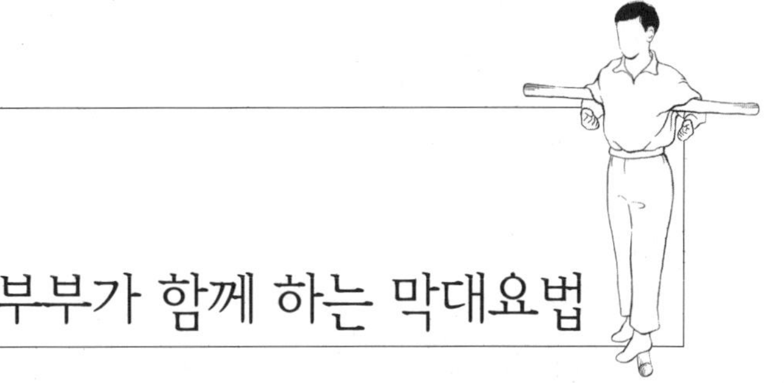

부부가 함께 하는 막대요법

전혀 다른 환경에서 살다가 만난 부부란 이름의 두 사람. 이들이 함께 살다보면 때로는 웃지 못할 해프닝이며 사소한 오해에서 비롯된 전쟁을 한바탕 치르기도 한다.

새털 같이 많은 날들, 그러나 반복되는 일상 속에 결혼생활은 무미건조해지기 쉽다. 가슴 아픈 과거의 사연이나 함께 살아온 시간들을 되돌아보면 좋은 일보다는 힘든 일이 더 많을 것이다. 사소한 말 한마디에도 상처받는 아내의 마음을 무심한 남편들은 모른다.

돌부처 같은 남편에게 불만이 있거나 섭섭했던 일들도 많다. 차마 말하지 못했던 말들도 함께 막대요법을 하다보면 의외로 쉽게 풀린다.

막대요법은 얼마든지 다양한 체위로 편하게 적용을 할 수가 있다. 결혼을 하지 않은 사람은 벽이나 나무에 막대를 대고 할 수도 있다.

산에 오를 때에는 혼자서 막대를 배에 대고 걸어 오르다보면 복부가 편안하게 풀린다.

그것은 막대를 잡은 손과 팔의 무게가 보행의 반동에 의하여 자연스럽게 복부를 자극해주기 때문이다.

둘이서 등산을 가면서 즐겁게 할 수도 있다. 두 사람이 서로 마주보며 배에 막대를 대고 걸어가거나 앞뒤로 막대를 대고 걷는다.

변비가 있는 분은 배에 막대를 대고 뒤에 서고, 요통이 있는 분은 돌아서서 허리에 막대를 대고 앞에 선다.

이 자세에서 막대가 떨어지지 않도록 손으로 잡고 적당히 압박을 유지하며 걷게 되면 변화무쌍한 압박이 근육에 가해지면서 굳은 근육들이 다 풀린다.

가정에서는 부부가 쉽게 할 수 있다. 한쪽 사람이 벽을 이용하여 버티고 양손으로 막대를 잡아주고 있으면 더욱 안정감이 크다.

막대요법은 앉거나 선 자세에서는 될 수 있는 한 등을 곧게 편다. 항상 허리를 편 자세로 실시해야 자세와 기력이 좋아진다.

한 사람은 벽에 기대고 앉거나 서서 하면 안정감이 좋다. 마주보고 앉아 배에 야구 방망이나 막대를 댄다. 천천히 복부에 힘을 넣어 막대로 상대방을 밀어대듯이 교대로 힘을 준다. 씨름을 하듯 너무 강하게 힘을 줘서 밀지 않는다.

부부가 함께 하는 막대요법 ①

동작 1 앉은 자세

· 등이 뻐근하거나 허리가 아플 때 부위를 손으로 옮
기면서 스스로 뒤로 밀면서 풀어준다.

· 남편은 벽에 기대 앉아서 밀려나가지 않도록 한다.

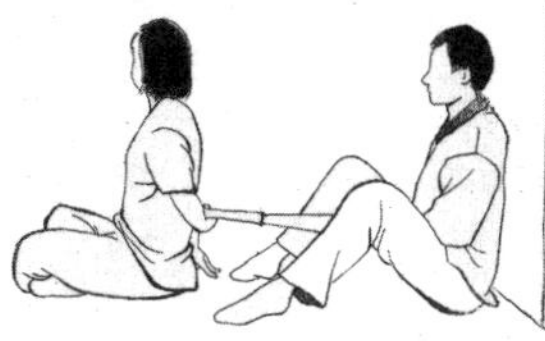

동작 2 무릎 꿇고 앉기

· 단전부위를 중심으로 옮겨가며 서로 지그시 밀어준다.

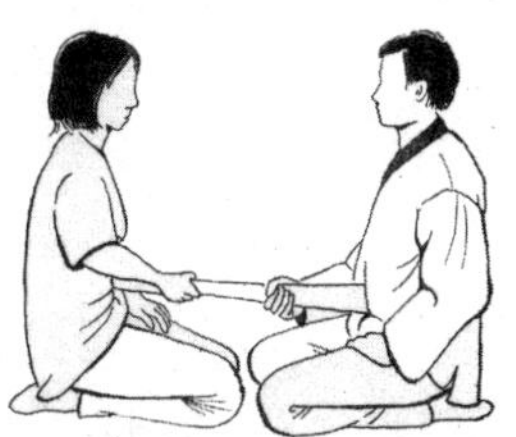

동작 3 양반 자세

· 속이 더부룩하거나 답답할 때는 누른 상태로 심호
흡을 한다.

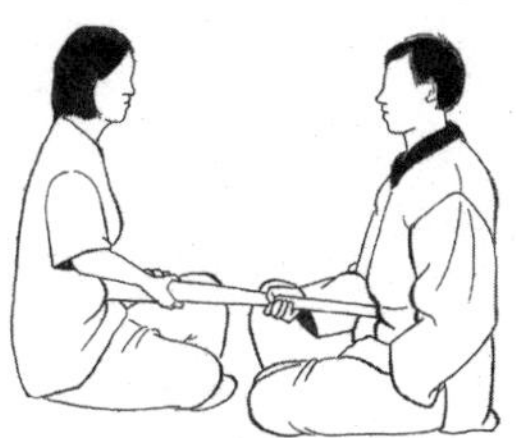

동작 4 선 자세

· 허리가 아픈 부위의 근육에 막대를 대고 전후 좌우로 움직이며 눌러준다.

· 서로 마주보고 막대를 복부에 댄 채 가볍게 움직인다.

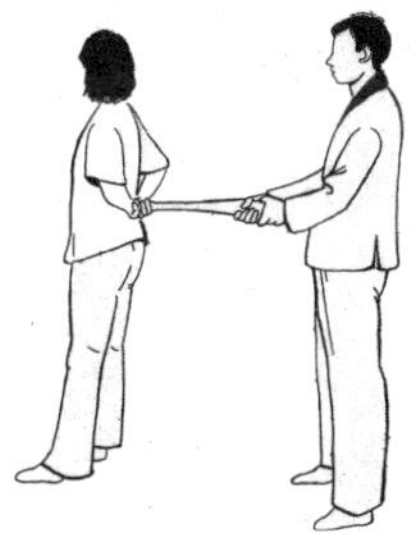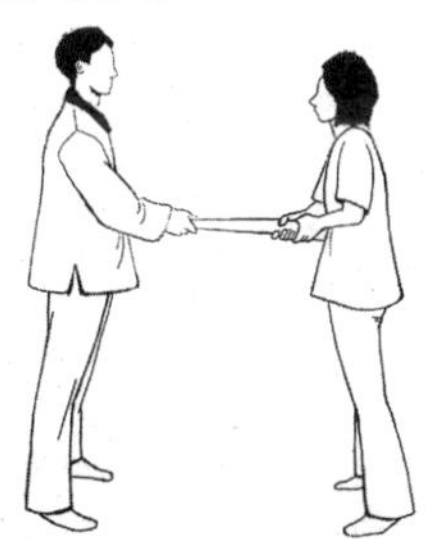

하루 20분 | 막대체조 따라하기

〈막대체조 ①〉

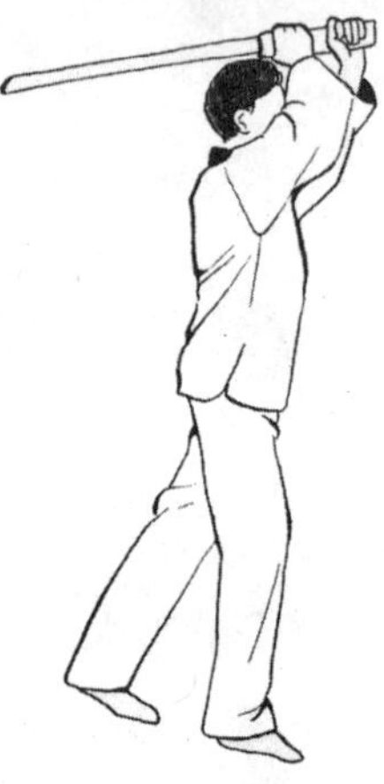 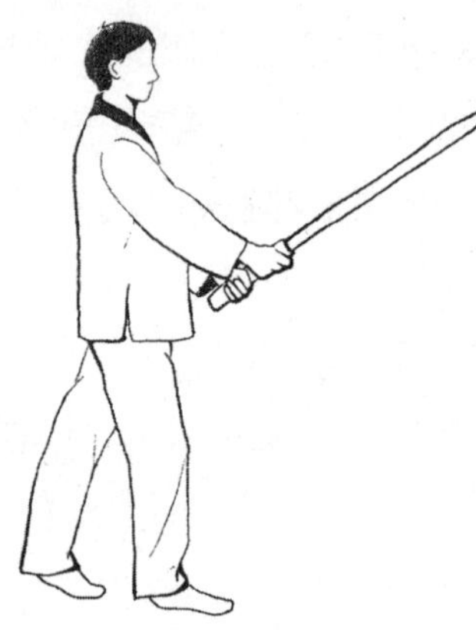

▲목검을 크게 휘둘러 손목 아래까지 내리친다. 혹은 두발을 동시에 뛰면서 100회씩 큰머리치기를 한다.

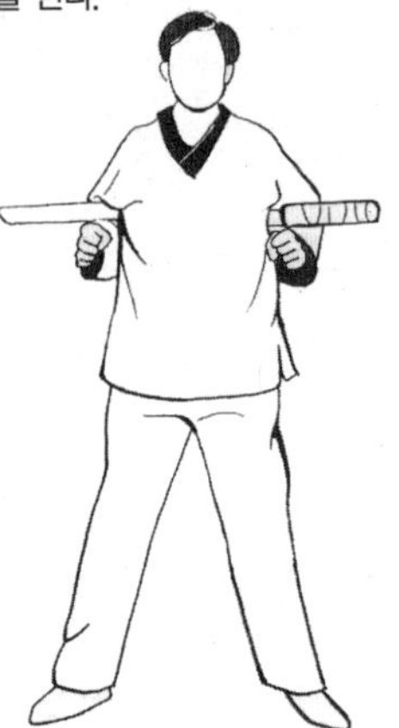 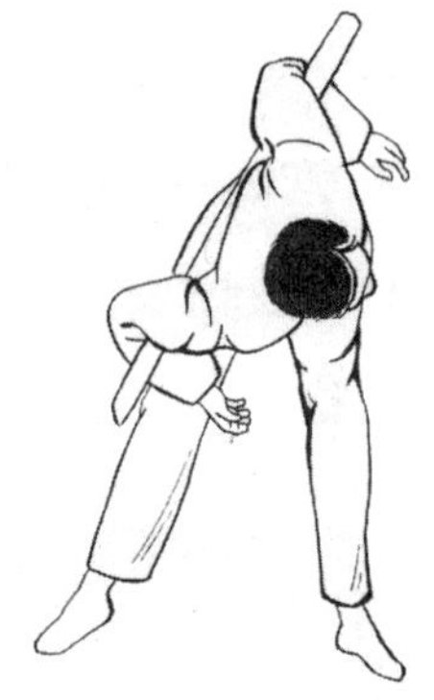

▲등 뒤에 막대를 끼우고 서서 몸을 좌우로 힘껏 비튼다.(20회)

▲상체를 굽힌 상태로 좌우로 비튼다.(20회)

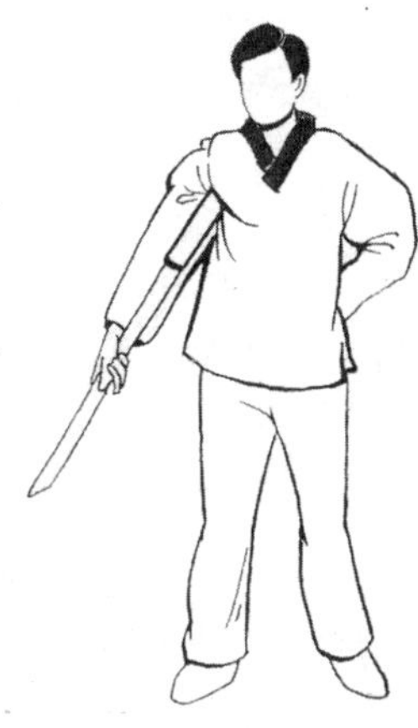

▲겨드랑이에 막대를 올려 끼워 붙이고 팔을 크게 회전시킨다.(20회)

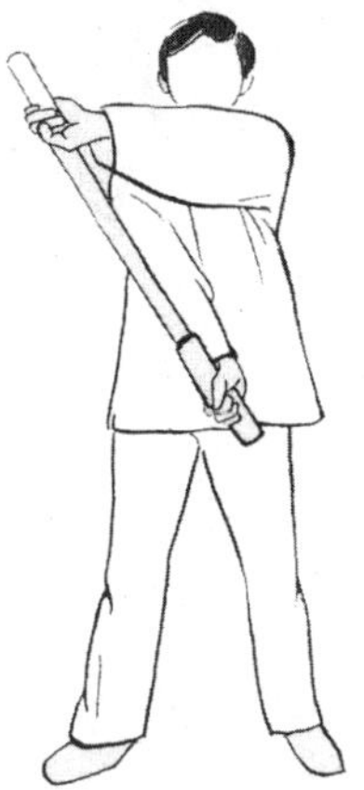

▲막대 가장자리를 손을 엇갈리게 잡고 상하로 틀어준다. 손을 바꾸어 20회씩 실시한다.

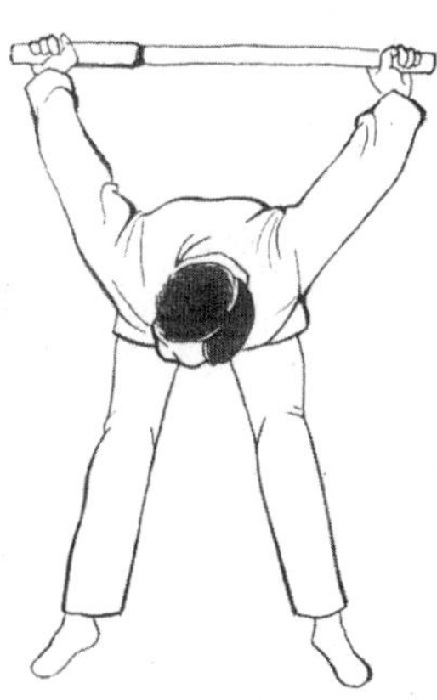

▲상체를 굽히면서 막대를 힘껏 뒤로 들어올린다.(20회)

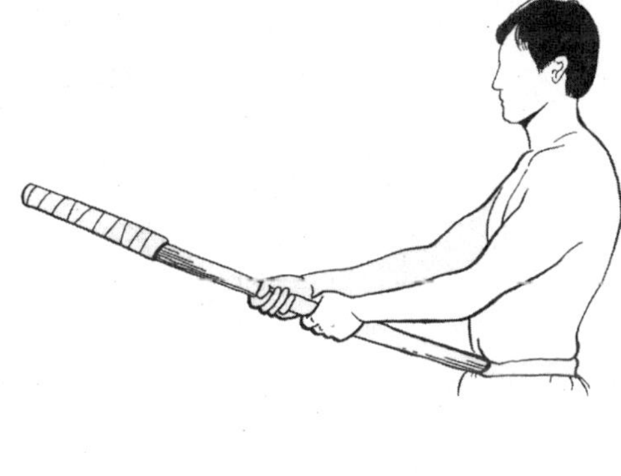

▲막대를 복부에 댄 상태로 전후좌우로 몸을 굴신시키며 눌러준다.

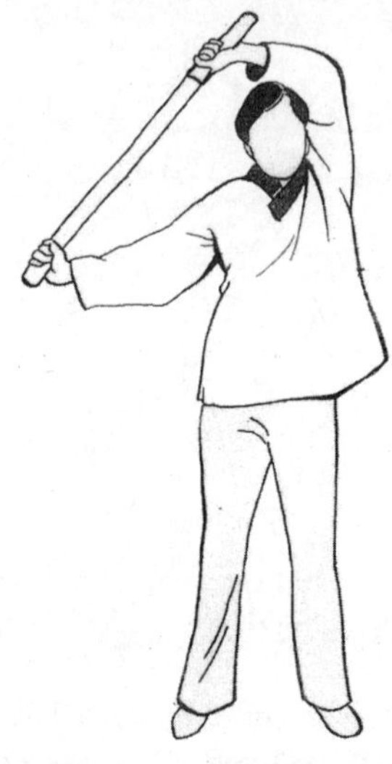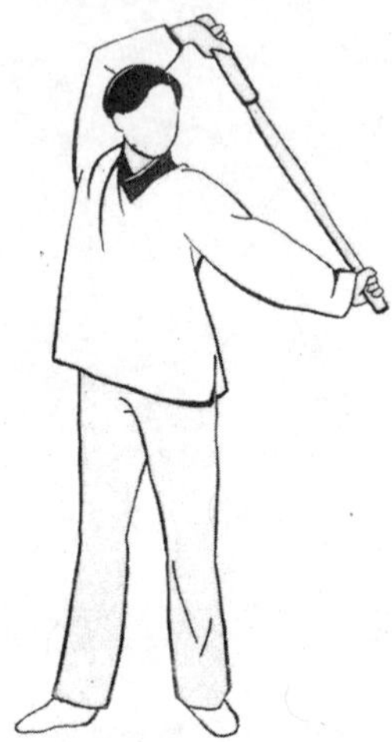

▲숨을 내쉬면서 좌우로 측굴운동을 한다. (20회)

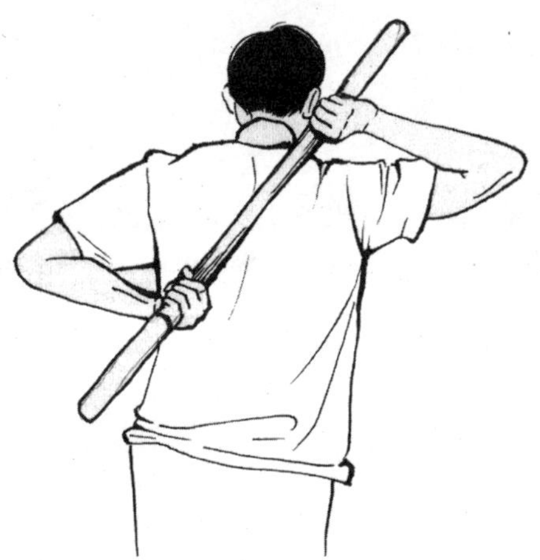

▲대각선으로 잡은 상태에서 상하로 움직인다.

의자에 앉아서 등과 다리의 피로를 푸는 법

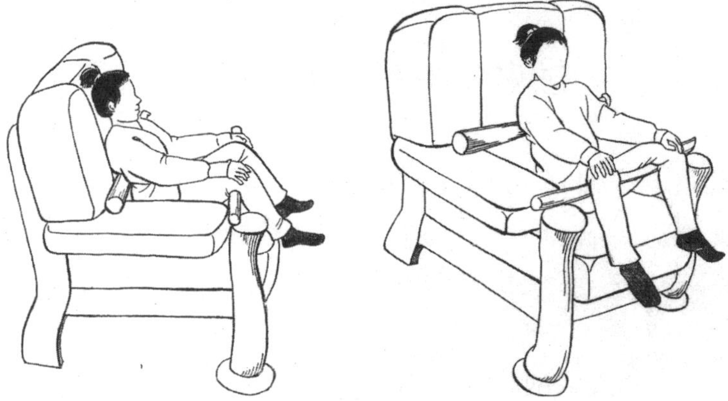

▲등을 펴고 숨을 내쉬면서 복식호흡을 한다. 다리는 천천히 굴신 운동을 한다. 5분 정도로 충분하다.

등이 굽거나 자세가 나쁜 청소년일 때

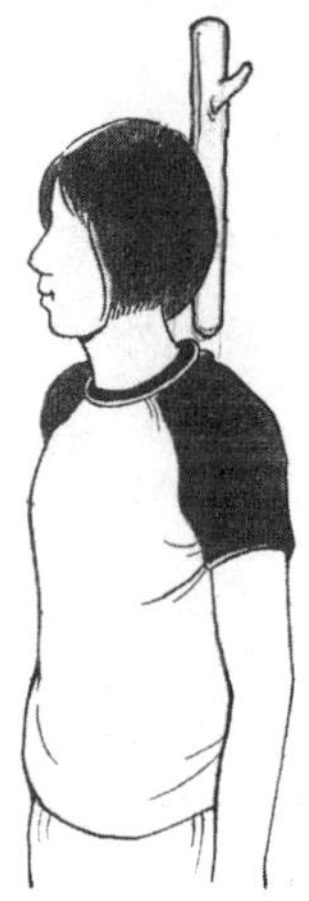

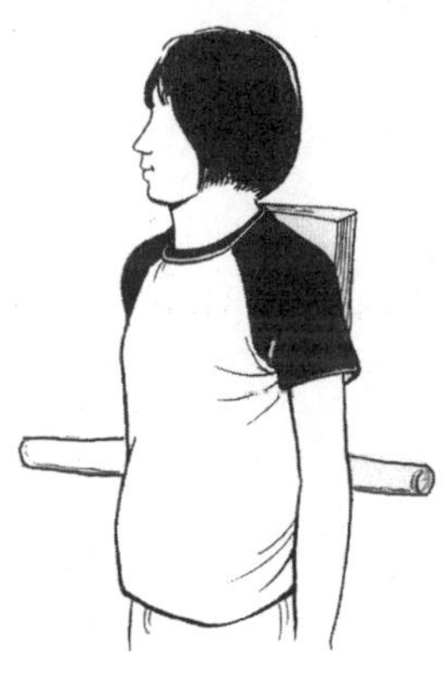

▲발뒤꿈치와 몸을 벽에 붙인 상태에서 뒷머리에 막대를 끼우고 서있게 한다.

▲등 뒤나 허리에 책과 막대를 끼우고 서 있는다.

행복이 싹트는 '막대요법'

대화를 했다 하면 3분이 못 되어서 대판 싸움이 난다는 어느 부부가 선사님을 찾아왔다.

"우리 부부는 전생에 악연이 틀림없습니다. 각 방을 쓴지도 7년이 넘었고 부부 관계는 아예 없습니다. 제발 우리가 싸우지 않도록 도와주십시오."

"이 세상에 제일 높은 부처가 어느 부처인가?"

"예에? 글쎄요…. 잘 모르겠습니다."

"바로 옆에 앉은 안방부처일세. 그 안방부처를 화나게 하면 될 일도 이루어지지 않네. 집에 가거든 집사람에게 매일같이 절이나 열심히 하게."

절에 가서 백팔 배 절하고 철야기도만 할 것이 아니라 가까운 아내＝생불(生佛)부터 잘 모시라는 뜻이다.

성경에도 "자기 아내를 사랑하는 만큼 곧 자기를 사랑하는 것이요"(엡5:28) "땅에서 나를 돕는 자는 하나밖에 없는 자기 아내뿐이다." (창2:18) 라고 했다. 가까운 가족을 잘해주는 것이 모든 것의 근본이라는 뜻일 것이다. 믿거나 말거나 이를 실천한 부부는 현재 화목하게 잘 지내고 있다.

필자의 통쾌법 전수관에는 70이 넘은 노인부부가 건강법을 배우겠다고 찾아오신다. 평생을 시부모 모시느라 몸 고생, 마음 고생한 것 늘그막에나마 통쾌법을 배워서 직접 보답하겠다는 뜻이다. 앞으로 잘 살아봐야 고작 10년이다.

한때는 어깨에 빛나는 전직 장군도 진지한 자세로 배우고 있다.

"소새끼 개새끼 소리 들어도 이젠 우리 집사람 몸만 아프지 않다면 뭐든 다 하겠습니다."

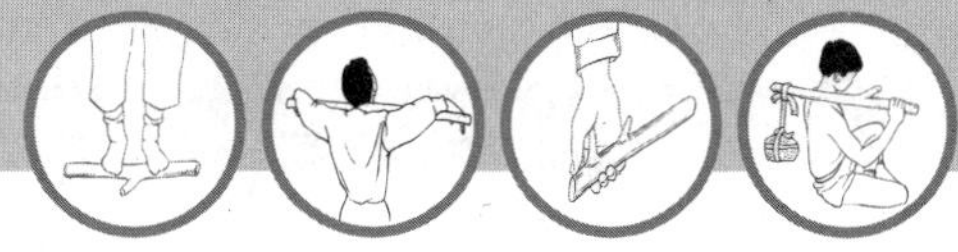

어느 오십대 교육생은 "이 건강법을 터득하니 부부싸움이 날 일도 없어지고 사랑이 늘어나며, 가족도 다함께 건강해집니다."라고 말했다.

또 어떤 분은 통쾌법과 막대요법을 배운 뒤로 제일가는 일등 신랑이 되었다며 만날 때마다 웃으면서 자랑을 한다.

그 분들이 건강을 되찾고 가정이 화목해졌다는 이야기를 들을 때면 필자는 그 어떤 재벌도 전혀 부럽지 않다.

매사에 그렇지만 사후약방문死後藥方文이 무슨 소용인가. 소를 잃고 난 뒤에 외양간을 고친들 무슨 소용이 있겠는가. 소도적에게 고삐를 잡혀 끌려간 그 소는 살아서는 결코 돌아오지 못한다.

값비싼 금은보화를 줄 수 없더라도 당신의 자상한 손길로, 한때 눈이 멀어 선녀처럼 아름다웠던 아내의 지친 몸을 풀어줄 수 있다면 잃어버린 점수를 만회할 수 있을 것이다. 만일 기력이 없고 피곤하다면 통쾌법과 막대요법을 배워 손수 풀어 주거나 스스로 하도록 가르쳐 주자.

직접 산에 올라가 쓰러져 죽은 나무 가지 하나를 잘라다 막대를 만들어 선물하면 더욱 감동을 받을 것이다. 어차피 무통증으로 살 수 없는 이 세상에 통쾌법과 막대요법은 지쳐가고 늙어가는 우리에게 그런 위안을 줄 것이다. ♠

막대요법 創案者 運功 金宥在